발건강관리

Foot Health Care Therapy

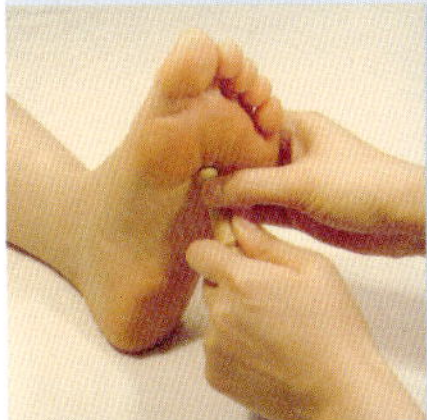

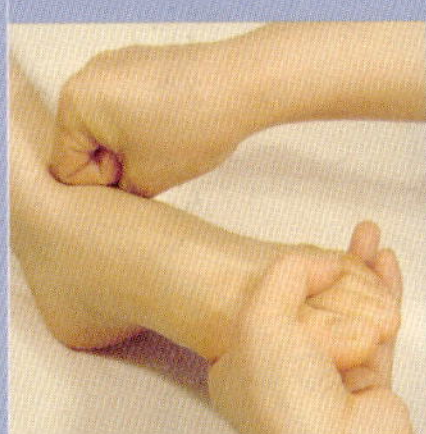

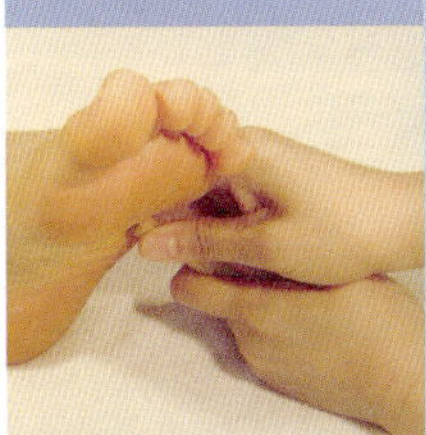

권영랑 권혜영 이계영 채수형 최성임

도서출판 예림

저자

권 영 랑 교수
한성대학교 예술대학원 뷰티에스테틱과 석사과정
현)권영란 Skim & body원장
사)한국피부미용사회중앙회 기술강사
현)구미1대학 피부미용테라피과 교수

권 혜 영 교수
숙명여자대학교 향장미용전공 석사 졸업
재능대학 미용예술과 겸임교수 역임
대진대학교 뷰티메이크업과정 전담교수 역임
현)국제대학 뷰티디자인학부 교수

이 계 영 교수
한국피부미용사회 중앙회 기술강사
한국피부미용사회 순천지부장
제주시서귀포뷰티테라피 자문위원
현)순천제일대학 초빙교수

채 수 형 교수
한성대학교 대학원 뷰티예술학석사 졸업
중앙대학교 공과대학원 박사 졸업
대한피부미용전문가협회 부회장
대한피부미용교수협의회 상임이사
현)여주대학 뷰티디자인과 피부관리전공 교수

최 성 임 교수
성신여자대학교 대학원 이학박사 졸업
사)한국피부미용사회중앙회 부회장 역임
성결대학교, 서경대학교대학원, 신흥대학, 재능대학, 수원여대, 안산1대학 강의역임
현)명지전문대학 뷰티아트과 교수

머리말

평균수명이 늘어난 현대인들은 삶을 영위하는 기본적인 목표로서 의식주를 해결하려는 차원을 넘어 건강한 아름다움에 대한 추구가 최대의 관심사가 되었다. 생활수준의 향상과 물질적 풍요로움 속에서 각종 환경공해와 스트레스로 인한 병리적 원인이 심화됨에 따라 건강에 대한 관심이 날로 증가되어 대체요법의 한 맥락으로 받아들여지고 있는 발 건강관리에 대한 관심이 높아지고 있는 현실이다. 이러한 발 건강에 대한 관심은 역사 속에서도 나타나는데 중국 고대 의서인 "황제내경"에서도 발의 혈도를 자극하고 반사요법을 이용하여 치료효과를 나타내는 관지법 또는 족심도에 대한 기록을 찾아 볼 수 있으며, 이집트 파피루스에서 발마사지 그림이 발견되는 등 고대로부터 관심이 이어져내려 오다가 20세기 초 미국의 윌리엄 피츠레랄드에 의해 반사요법에 대한 과학적 이론 근거가 마련된 이후 인체의 균형과 조화의 상태를 유지하며 자연치유능력을 강화시켜 주는 대체요법으로 각광 받고 있다.

발은 인체를 지탱하며 체중을 고르게 분산시켜 몸의 균형을 유지하며 이동의 수단이 되는 구조이다. 우리 인체에서 어느 한 부분이라도 중요하지 않는 곳이 없겠지만 발은 인체의 말단에 위치하며 "제2의 심장"으로 불리어지면서 실제 심장에서 뿜어져 나온 혈액이 발끝까지 내려와 하지근육의 수축과 이완, 발 모세혈관과 신경반사의 도움으로 다시 심장으로 돌아가게 하는 중요한 작용을 하고 있다. 발의 생리기능이 약해지면 혈액의 흐름이 나빠지고 이를 통한 노폐물의 배설 또한 이상이 나타나는 등 순환기능의 제 역할을 하기 어려워진다. 그러므로 발의 건강 유지가 전체건강과 맞물려 인체의 기능강화와 면역력 증강 등 건강증진의 한 수단으로 자리 잡고 있다.

현재 피부미용학 분야에서도 활발한 연구가 이루어져 다양한 관리방법들이 제시되고 있다. 이러한 관점에 맞추어 발 건강관리 영역에 관한 다양한 정보와 전문지식을 정리한 전공교재의 필요성을 느껴 이 책을 펴내게 되었다. 가능한 많은 그림과 자세한 임상실무에 대한 사진을 실어서 발 반사구와 정맥마사지, 족부경락의 이해를 도우려 했고, 의도했던 바와 같이 피부미용 전공자를 비롯하여 이 분야에 관심이 있는 여러분들에게 좋은 지침서가 되기를 바란다.

출판을 앞두고 조금 더 보충했으면 하는 아쉬움이 남지만 부족한 점들은 다음 개정판에서 충분히 다룰 것을 약속드리며 완성도 높은 책을 만들기 위해 정성을 다해 애써주신 도서출판 예림의 석종환사장님과 편집부 여러분들께 깊은 감사를 드린다.

2010. 3. 5.
저자일동

Contents

Chapter 1. 발 관리의 개요 및 역사

1.발관리의 원리 ······ 10
2.발관리의 역사 ······ 11

Chapter 2. 해부학

1.인체의 기능과 구조 ······ 16
2.인체의 근육 ······ 18
3.인체의 골격 ······ 19
4.전신의 림프계 ······ 20
5.발의 구조와 이해 ······ 21
6.발의 뼈구조 ······ 22
7.발근육과 건(腱) ······ 23
8.인 대 ······ 24
9.혈 관 ······ 24

Chapter 3. 발 관리를 위한 소독학

1.소 독 ······ 26
2.관리실환경 조건및 관리사의 개인위생 ······ 27
3.기기 소독법 ······ 28

Chapter 4. 발 관리 매뉴얼 준비

1.원 칙 ······ 32
2.관리사의자세 ······ 32
3.준 비 ······ 33
4.수기법 ······ 32
5.발반사구 종합도표 ······ 38
6.발산사구의 위치도 ······ 40

FOOT HEALTH CARE THERAPY

Chapter 5. 발 반사구와 매뉴얼 테크닉

Ⅰ.왼발 반사구 실기방법 ························· 44

1. 부신 (Adrenal gland) ························· 44
2. 신장/콩팥 (Kidney) ························· 45
3. 수뇨관 (Ureter 오줌관)························· 46
4. 방광 (Bladder) ························· 47
5. 요도 (Urethra) ························· 48
6. 전두동 (Frontal sinus 이마뼈 동굴)························· 49
7. 뇌하수체 (Pituitary gland)························· 50
8. 소뇌 (Cerebellum)························· 51
9. 삼차신경 (Trigeminal Nerve)························· 52
10. 코 (Nose) ························· 53
11. 대뇌 (Cerebrum) ························· 54
12. 목 (Neck) ························· 55
13. 경추 (Cervical vertebrae 목뼈) ························· 56
14. 부갑상선 (Parathyroid gland) ························· 57
15. 갑상선 (Thyroid gland) ························· 58
16. 눈 (Eye)························· 59
17. 귀 (Ear)························· 60
18. 승모근 (Trapezius muscle 등세모근) ························· 61
19. 폐 (Lung 허파), 기관지 (Bronchial tubes) ························· 62
20. 위 (Stomach) ························· 63
21. 췌장 (Pancreas 이자)························· 64
22. 십이지장 (Duodenum 샘창자)························· 65
23. 복강 신경총 (Solar Plexus 명치) ························· 66
24. 심장 (Heart)························· 67
25. 비장 (Spleen 지라) ························· 68
26. 소장 (Small intestine 작은창자) ························· 69
27. 횡행결장 (Transverse colon 가로주름창자) ························· 70
28. 하행결장 (Descending colon 내림주름창자) ························· 71
29. 직장 (Rectum 곧은창자) ························· 72
30. 항문 (Anus) ························· 73
31. 생식선 (Ovary 난소, Testis 고환) ························· 74
32. 흉추 (Thoracic vertebrae 복장뼈) ························· 75
33. 요추 (Lumbar 허리뼈) ························· 76
34. 천골 (Sacrum 엉치뼈)························· 77
35. 내미골 (Coccy 꼬리뼈) ························· 78
36. 생식기 (자궁/전립선) ························· 79
37. 고관절 (Hip joint 엉덩관절) ························· 80

Contents

38. 직장근 (Musculus puborectalis) ········ 81
39. 견관절 (Articulatio humeri 어깨뼈) ········ 82
40. 주관절 (Elbow 팔꿈치) ········ 83
41. 슬관절 (Knee Joint 무릎관절) ········ 84
42. 외미골 (Coccyx 꼬리뼈) ········ 85
43. 생식선 (ovary 난소, testis 고환) ········ 86
44. 고관절 (Hip joint 엉덩관절) ········ 87
45. 비골근 (Peroneal muscles 종아리근) ········ 88
46. 윗턱 (Maxillary) ········ 89
47. 아랫턱 (Mandible) ········ 90
48. 편도 (Tonsil) ········ 91
49. 흉부 임파선 (Breast Lymph 가슴림프) ········ 92
50. 성대 (True vocal cord)/인후기관 (Throat 목구멍) ········ 93
51. 가슴 (Breast 유방) ········ 94
52. 평형기관 (Static organ) ········ 95
53. 견갑골 (Scapula) ········ 96
54. 횡격막 (Diaphragm 가로막) ········ 97
55. 늑골 (Ribs갈비뼈) ········ 98
56. 서혜부 (Inguinal region 샅굴부위) ········ 99
57. 상반신 임파선 (Upper lymph) ········ 100
58. 하반신 임파선 (lower lymph) ········ 101
59. 좌골신경 (Sciatic nerve 궁둥신경) ········ 102

Ⅱ. 발반사의 전반적인 순서 ········ 103

Ⅲ. 오른발 반사구 실기방법 ········ 111

24. 간장 (Liver 간) ········ 112
25. 담낭 (Gall Bladder 쓸개) ········ 113
27. 맹장 (Caecum 막창자) ········ 114
29. 회맹판 (Ileocecal valve 회장맹장판막) ········ 115
30. 상행결장 (Ascending colon 오름주름 창자) ········ 116
31. 횡행결장 (Transverse colon 가로주름 창자) ········ 117

Ⅳ. 정맥 매뉴얼 테크닉 ········ 118

Chapter 6. 발 경락관리

1.경락의 개요 ··· 130

2.족부 경락 ··· 145

Chapter 7. 건강과 발 관리

1.아로마 테라피 ··· 174

2.족욕법 ··· 180

3.테이핑 요법 ··· 182

4.보행법 ··· 191

5.증상별 발 건강관리법 ··· 196

Chapter8. 문제성 발과 질환

1.진단방법 ··· 200

2.발에나타나는 증상 ··· 200

3.발의 질환 ··· 203

4.발의 기형 ··· 205

5.계통별 관리부위 ··· 208

Foot Health Care Therapy

Chapter 1

발 관리의 개요 및 역사

1. 발관리의 원리
2. 발관리의 역사

1. 발관리 원리

인체에서 발은 가장 밑에 위치하고 있으며 해부학적 구조로는 206개의 골격계 중 전체의 1/4에 해당되는 56개의 골격과 33개의 관절, 100개 이상의 인대, 20개의 근육으로 통합되어 있으며 신경과 30억개의 모세혈관, 피부로 구성되어 있다. 발은 체중을 지탱하고 가장 하단에 위치하므로 구조적 변이에 따라서도 체형의 변화를 초래하기도 한다. 예를 들어 발의 아치가 무너져 평발의 형태를 띠면 중심의 변화가 생겨 발목과 무릎에 약화를 초래하고 골반에는 후만, 허리에는 전만의 증상이 나타난다. 발에 축적된 노폐물 중 가스는 발바닥 아치부분에 주로 생기기 쉽고, 발등 부위는 수분대사의 저하로 축척되며, 비만이나 고관절의 상태가 나쁠 때 주로 복사뼈 둘레에 지방이 쌓이기 쉽다.

또한 요산은 주로 발가락 지골과 지골 사이, 발바닥 등에 잘 생기고 통풍성 관절염을 유발하기도 한다. 발에 분포된 말초 신경계는 모든 장기와 내부기관에 밀접하게 연결되어 있어 비비고 누르고 문지르고 주므르는 행위 등 발관리 방법을 실시하여 자극을 줌으로써 발에 쌓인 노폐물을 정맥과 신장을 통하여 체외로 배출시키고, 신경전달 체계에 의해 저하된 장기와 기관에 활성화를 주어 인체의 총체적인 균형과 조화를 이룬다. 발건강 관리는 증상만을 다루는 관리가 아닌 육체와 정신 영혼을 포괄적으로 포함한 총제적인 자연치유요법이라 할 수 있으며 인체의 항상성을 유지시켜 주기 위한 방법이다.

현재 많은 사람들은 건강관리를 위하여 대체요법으로 발관리를 실시하고 있고, 수많은 과학적 입증과 임상발표로 인하여 발전되고 있다. 일본의 경우에 많은 논문발표로 과학적으로 입증됨으로써 대중화를 이루었고, 미국의 경우 여러 가지 대체요법과 적용하여 함께 발전하고 있다. 우리나라는 80년대 오약석 신부에 의하여 발 건강법이 도입되어 대중화되면서 많은 임상과 논문발표로 학문화 되고 있다.

발건강 관리는 언제 어디서나 손쉽게 관리를 행할 수 있다는 장점이 있고 특히, 당뇨병 발과 불면증에 임상효과가 있는 것으로 발표되었다. 발건강 관리를 통해서 질병의 조기예방 및 면역력 강화로 자연 치유력을 향상시킴으로써 건강한 생활을 영위할 수 있으며 발을 건강하게 잘 관리하는 것은 모든 사람에게 강조해도 지나치지 않을 것이다.

2. 발의 역사

1)동양

(1)한국

예로부터 신랑의 발을 매달아 나무 막대기로 두드렸던 결혼 풍습이 있었다. 이는 새신랑의 생식기 부위인 신경 반사부위를 자극하여 다산의 의미로 발반사 요법의 대중화의 시초라 할 수 있다. 조선시대 문헌 중 세종대왕의 발관리 요법은 일상 생활에서 버선속에 날 콩을 넣어 지압효과를 줌으로써 자신의 건강을 증진시키고자 한 기록이 있다. 현대에 이르러 1984년 일본과 미국의 잡지에 발건강학이 일간지에 간헐적으로 소개되면서 우리나라에 전파되기 시작하였으며, 1987년에 오약석(吳若石)신부가 2년여간 한국에 체류하면서 대만의 약석 건강법을 우리나라에 보급하는 계기가 되었다. 그 후로 10여년이 흐르면서 발건강 관리에 대한 사회적 인식이 높아졌고, 여러 단체도 생겨 났다. 각 대학 및 교육기관에서 발관리에 대한 교육이 이루어지고 발관리 학문으로서 지속적으로 발전이 거듭되고 있는 실정이다.

(2)중국

5,000년전의 역사를 갖고 있는 고대 의학서 '황제내경' 의 소녀편에 기록되어있는 관지법(觀趾法)은 발 반사와 혈도(穴道)의 기원이 되어 한나라때 명의 '화타' 는 관지법과 족안마법을 집대성해서 '화타비급' 을 저술하였다. 이것이 족심도(足心道)의 시초이다. 그 후 천재지변 및 정권등의 교체로 수많은 발관리 자료가 소실된 실정이다. 진시황제의 분서갱유로 혼란을 거치면서 족심도는 중국의 의학서에서 자취를 감추게 되었으며, 그나마 남은 자료는 모택동의 문화혁명으로 거의 전승되지 못하고 민간요법 차원에서만 그 명맥이 이어져 오고 있다. 그러나 최근에는 전 대륙으로 발건강 법이 전해져 이를 계획적, 체계적으로 전수하는 학교가 설립되었고, 대중화 되면서 외국인의 여행자들을 대상으로 관광 수입원으로 크게 자리매김하고 있다.

(3)일본

중국의 당나라 때 전해졌다는 족심도라고 하는 민간요법이 전해지고 있다. 현대에 이르러 우리나라와 비슷한 시기에 발반사 요법이 보급되었으나 일본의 경우는 발반사 요법의 효과가 과학적으로 검증되면서 방송매체를 통하여 대중화가 시작 되었으며 1990년 동경에서 개최된 세계학술연구회에서 국제보건기구(WHO)가 발반사 요법이 건강에 미치는 효과를 인정하면서 발전의 계기가 되었다. 또한 나라지방에서는 천년 이전의 것으로 보이는 '불족석' 이라고 하는 것에 족심도와 유사한 오장육부의 그림이 발바닥에 그려져 있어 발반사 요법의 반사구와 유사한 민간요법이 전해지고 있다.

(4)대만

대만에서 선교활동 중이던 스위스 신부 오약석 (Fr. Josef Eugster)은 오랫동안 류머티스즘으로 고생을 하던 중 발반사 요법을 받고 난 후 호전반응을 느끼게 되었다. 이에 발반사 요법에 매력을 느낀 신부 오약석은 헤디 마자프렛의 Good health for the Future (미래의 건강)을 책을 번역하였으며, 그 후 대만인 이백령에 의해 중문판 (병리안마법)으로 다시 번역 출간 되었다.

신부 오약석의 호전반응은 대만에 발관리에 대한 센세이션을 불러 일으켰으며, 이를 널리 보급하기 위하여 국제약석건강연구회를 발족시켜 세계 50여개의 지회를 두는 단체로 발전 시켰다.

2)서양

(1)미국

미국인 의사 윌리엄 피츠제럴드(Dr. William Fitzgerald)는 이비인후과와 외과의사로 근무 당시 똑같은 부위를 수술함에도 환자들의 통증이 각기 다르다는 것을 알 수 있었고 이로 인해 환자들이 스스로 수술부위를 제외한 신체의 일부 부분을 지속적으로 세게 자극함으로써 통증이 경감된 사실이 발견되어 연구하는 계기가 되었다.

피츠제럴드(Dr. William Fitzgerald)박사는 신체의 일부 부위에 압력을 가하면 신체의 다른 부위의 통증이 경감되거나 멈추는 등 마취효과가 있는것을 발견, 연구를 시작하여 수직Zone을 발표하기에 이르렀다. 이것이 반사요법의 첫 걸음인 구역치료법(Zone Therapy)이며, 당시에는 인정받지 못했다. 그 후 Bowers박사에 의해 확산 되었으며 현대 발반사 요법의 어머니로 불리는 정형외과 물리치료사인 Eunice Ingham에 의해 신체와 반사된 부위를 발에 적용하여 반사구 그림을 실질적으로 확립하게 되었으며 최초로 물리치료과에서 소개하게 되었다.

■ 피츠제럴드의 반사학설(경락 10줄)

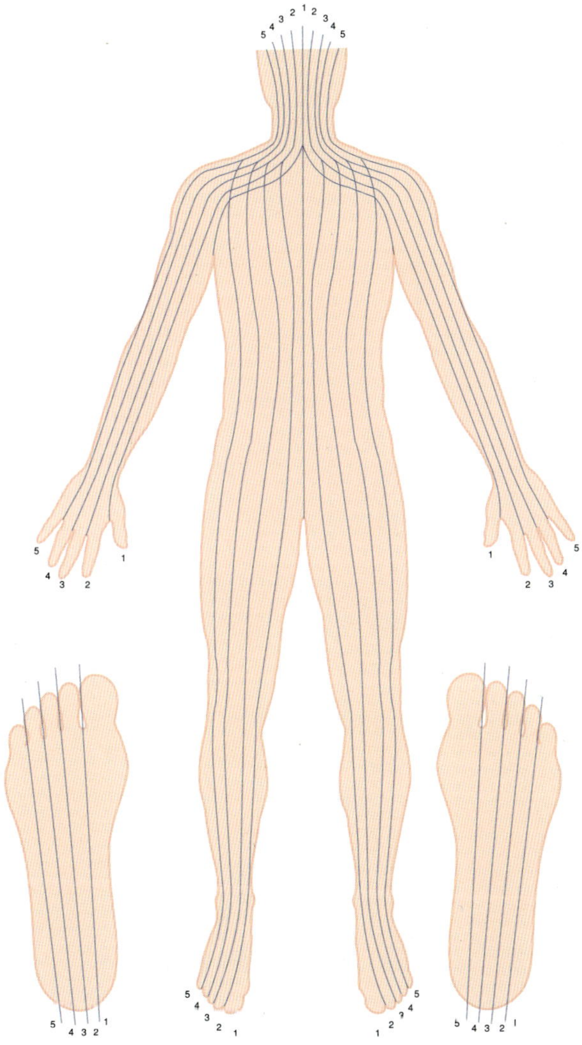

머리에서 손과 발의 끝까지 수직으로 10개의 구역과
손 • 발의 특정 반사구 포인트가 있다.

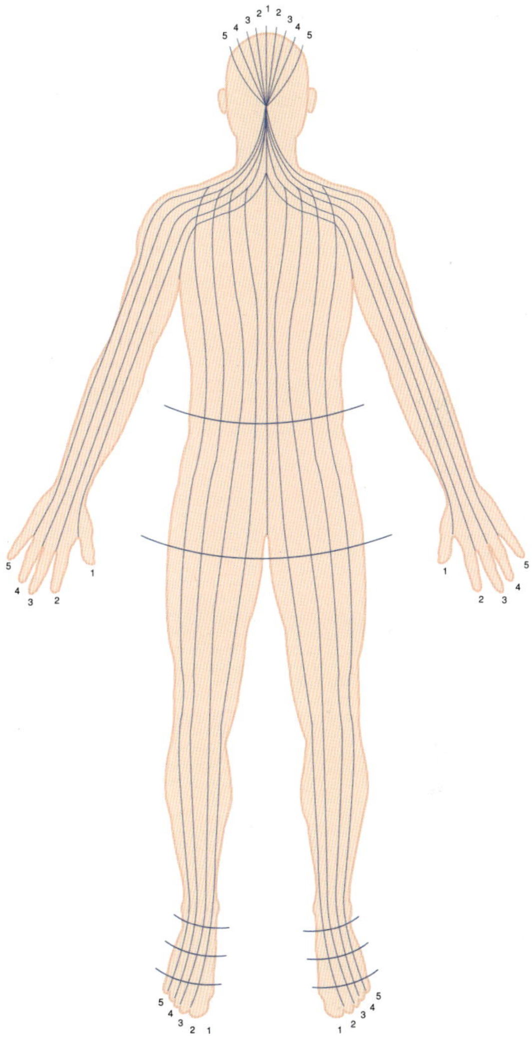

구역선은 수직으로 올라가 연수에서 교차된다.

발반사 요법이 환자들의 통증치료 및 운동성의 향상에 도움이 될 뿐만 아니라 수술직후의 환자에게도 치유능력이 향상된다는 것을 검증하였다. 그리고 Eunice Ingham 은 1938년 '발이 우리에게 하는 이야기' 라는 책을 출간하면서 대중에게 발관리에 관한 지식을 널리 알리기도 하였다. 약 10년전부터 자연요법이 유행되면서 현재 대체의학으로 각광 받고 있으며 일반 가정에서도 널리 시행되어지고 있다. 발 전문의에 대한 제도적 확립으로 주정부나 연방정부로 부터 자격증을 얻어 발의 구조 및 기능 등 광범한 치료와 수술을 담당하고 있으며 발반사 요법인 리플렉스 요법 또한 일반인에게 실시하고 있다. 1992년 국립보건원내에 대체의학국을 발족하고 대체의학에 대한 관심과 30여개의 의과대학과 병원이 대체의학을 정규과정에 포함시켜 교육하고 지속적인 연구를 하고 있다.

(2)스위스

간호사 헤디 마자프레드(Hedi Masafret)는 '미래의 건강'(Good Health for the Future)저서를 통해 발 건강 관리를 국민에게 보급 하였다.

(3)독일

14~15세기 '바데' 라는 직업을 가진 사람들이 목욕탕에서 때를 밀어주기도 하고 발톱정리, 이빨 빼기, 염증 치료등의 행위가 발전하여 외과의사, 크로이더(허브 마사지사), 발관리사로 구분되어 발전되었다. 동독과 서독은 의료보험이 적용되었으나 통일이 된 후 독일은 의료보험 적용이 되지 않고 있다. 발반사요법의 체계는 미국 Eunic Ingham으로부터 배운 Marquardt에 의해 발전되었으나, 현재의 발관리는 강한 테크닉 보다 부드러운 마사지 기법이 사용되고 있다.

(4)영국

1890년대 런던 시장이었던 헨리경의 신경학 연구를 시점으로 반사학이 시작되었으며, 1898년 헨리경은 피부는 신경과 연결되어 자극에 반응한다는 새로운 사실을 밝혀냄으로써 '통각 과민구역' 을 확립 시켰다. 1978년 반사요법 학교가 설립되었고, 1984년 반사학 협회가 설립되었다. 현재 발관리 반사 효과에 대한 연구들이 활발하게 이루어지고 있으나, 대부분 소규모로 운영되고 있다.

Chapter 2

해 부 학

1. 인체의 기능과 구조
2. 인체의 근육
3. 인체의 골격
4. 전신의 림프계
5. 발의 구조와 이해
6. 발의 뼈구조
7. 발근육과 건(腱)
8. 인 대
9. 혈 관

1. 인체의 기능과 구조

사람의 몸은 두부, 상체, 하체 세 부분으로 나눌 수 있다. 두부에서는 뇌가 인체를 조절하며, 상체는 오장육부를 조절하고, 하체는 두부의 명령에 따라 인체를 보호 활동하게 한다. 뼈는 우리 몸 중에서 가장 단단한 부분으로 조직되어 인체의 내장기관을 보호하는 역할을 한다.

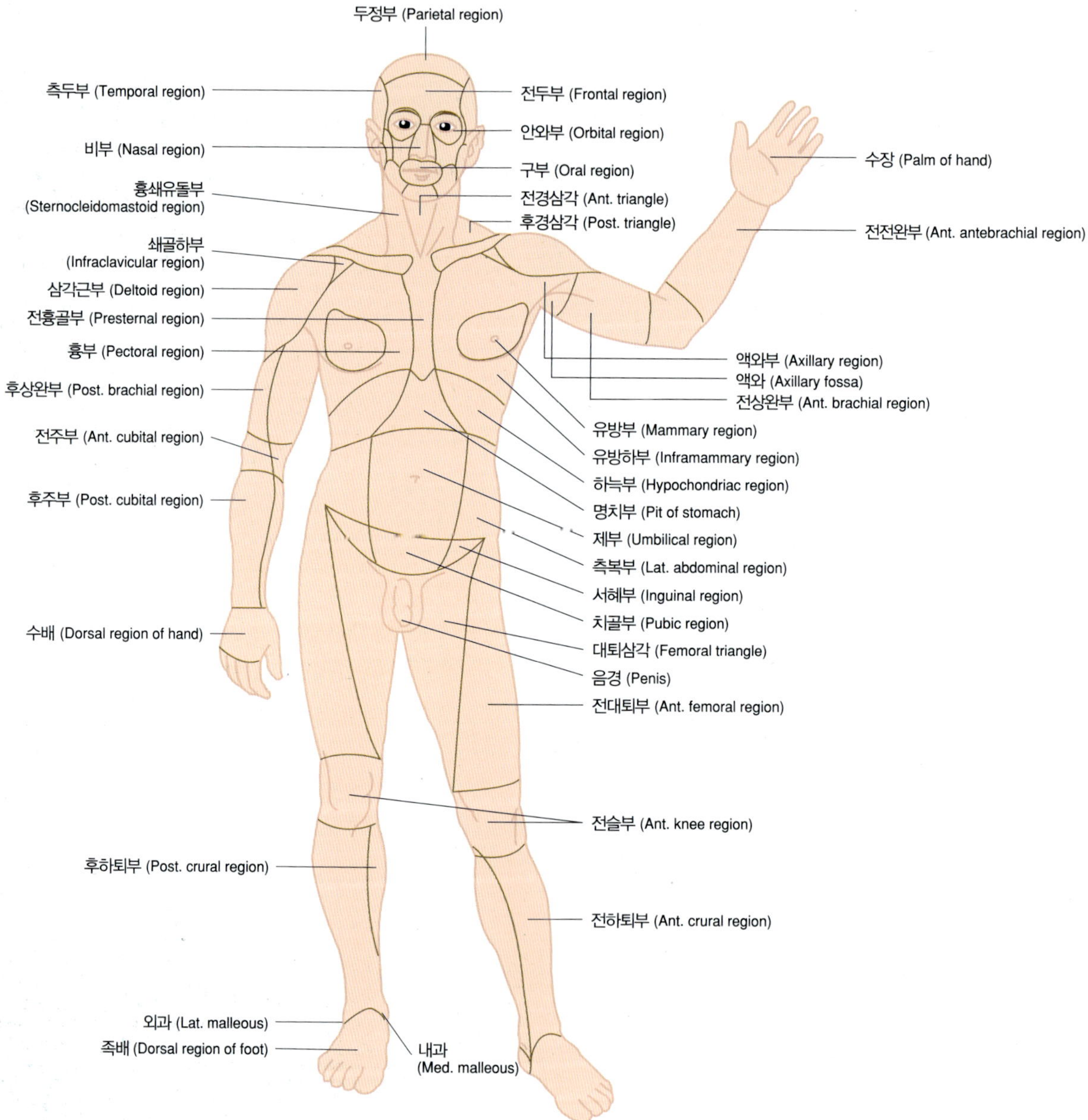

인체정면

그리고 뇌수는 두개골로 싸여져 있으며, 척추에 있는 척수에 연결되어 있으며 척추의 구멍을 통하여 일정하게 흐르고, 전신의 신경을 지배하고 있는 것이다. 이것을 중추신경이라 한다. 또 심장, 폐는 늑골이 보호하고 있고 간, 위, 장, 비, 췌, 신, 방광 등은 복부 속에 있다. 이들 기관은 뼈에 부착되어 있는 근육으로 복강 속에서 보호받고 있다.

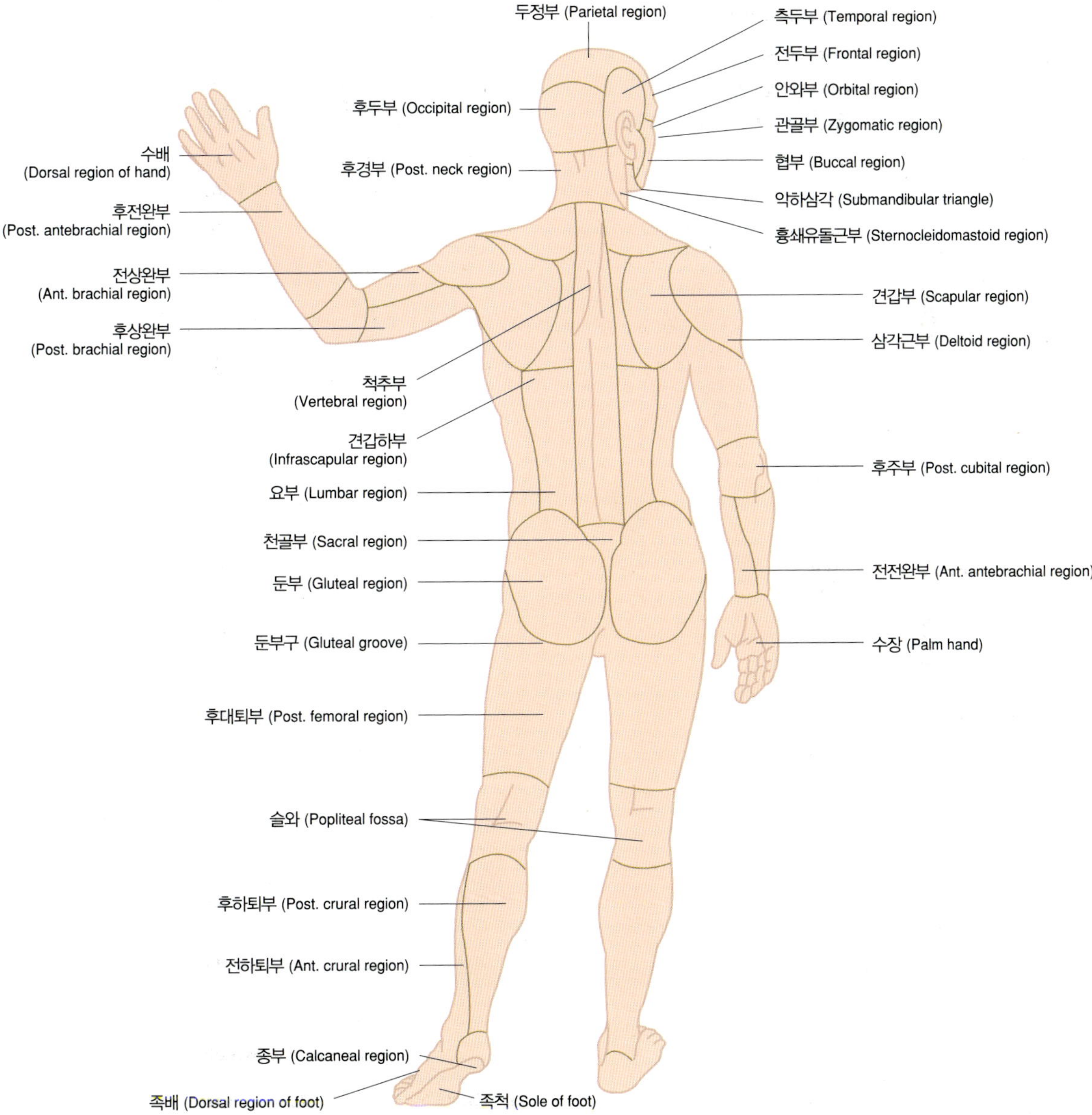

인체후면

2. 인체의 근육

사람 몸의 근육은 약500개로 구성되어 있고 이것은 골격을 덮어, 몸의 깊은 곳을 차지하고 있다. 골격에 붙어있는 근육은 가늘고 실 같은 근육섬유로 구성되어 내장의 근육막과 같은 것은 특수 한 세포에 의해 구성되어 있다. 이것이 움직이는데 관계하는 근육은 자신의 의지에 의해 지배를 받아 수의근이라 부른다. 예를 들어 점프할 때 수의근은 의식적으로 근육을 수축시킬 수 있지만 그렇지 못한 근육은 불수의근으로 몸의 체력과는 완전히 독립되어 있다.

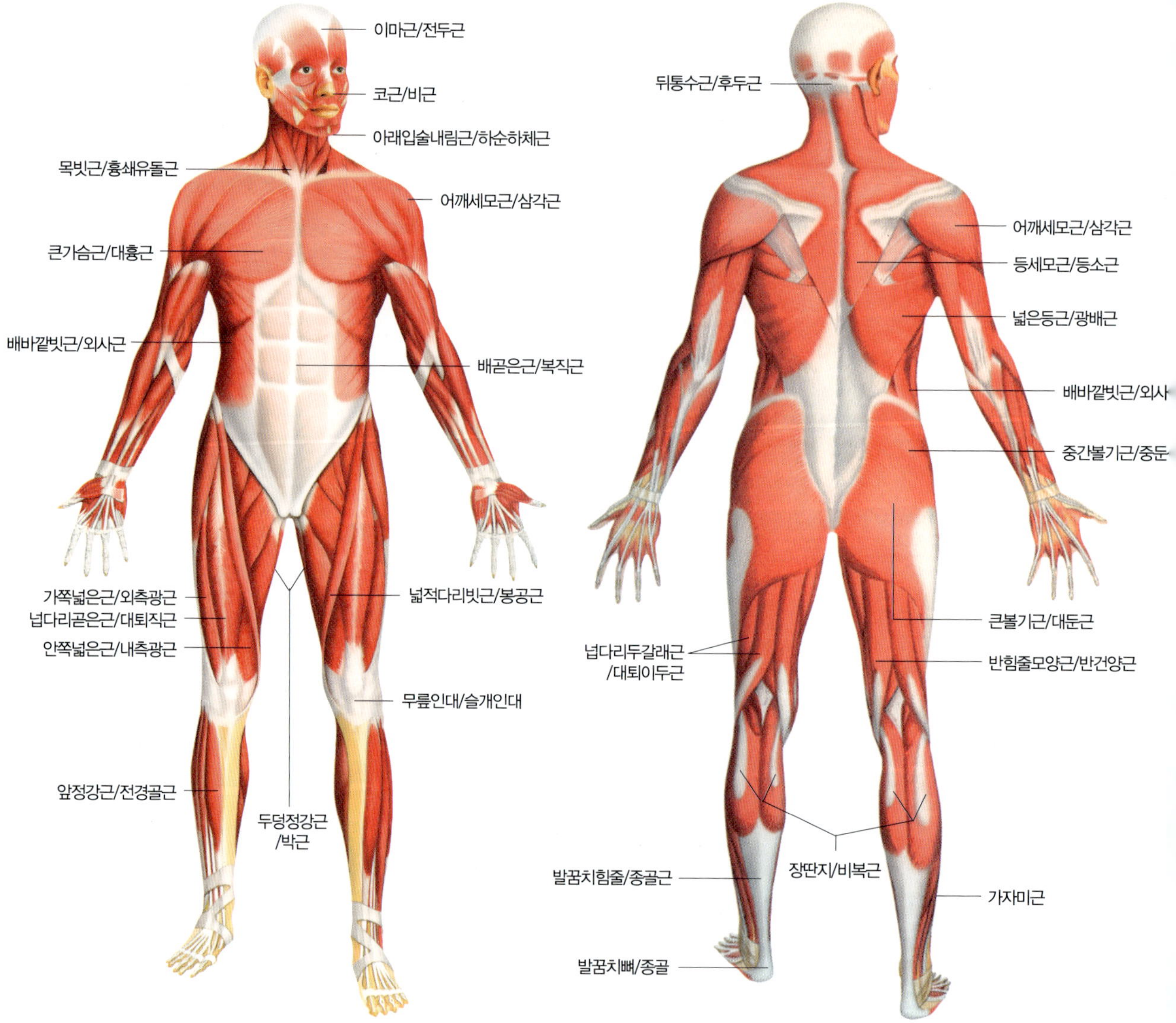

3. 인체의 골격

성인의 골격은 206개의 뼈로 구성되어 있다. 인체의 기둥 역할을 하고 있는 척추는 모두 합해 26개이며 그 중에서 7개의 경추(목뼈), 12개 의 흉추, 5개의 요추(허리뼈), 천추와 미골로 구성되어 있다.

■골격의 구조

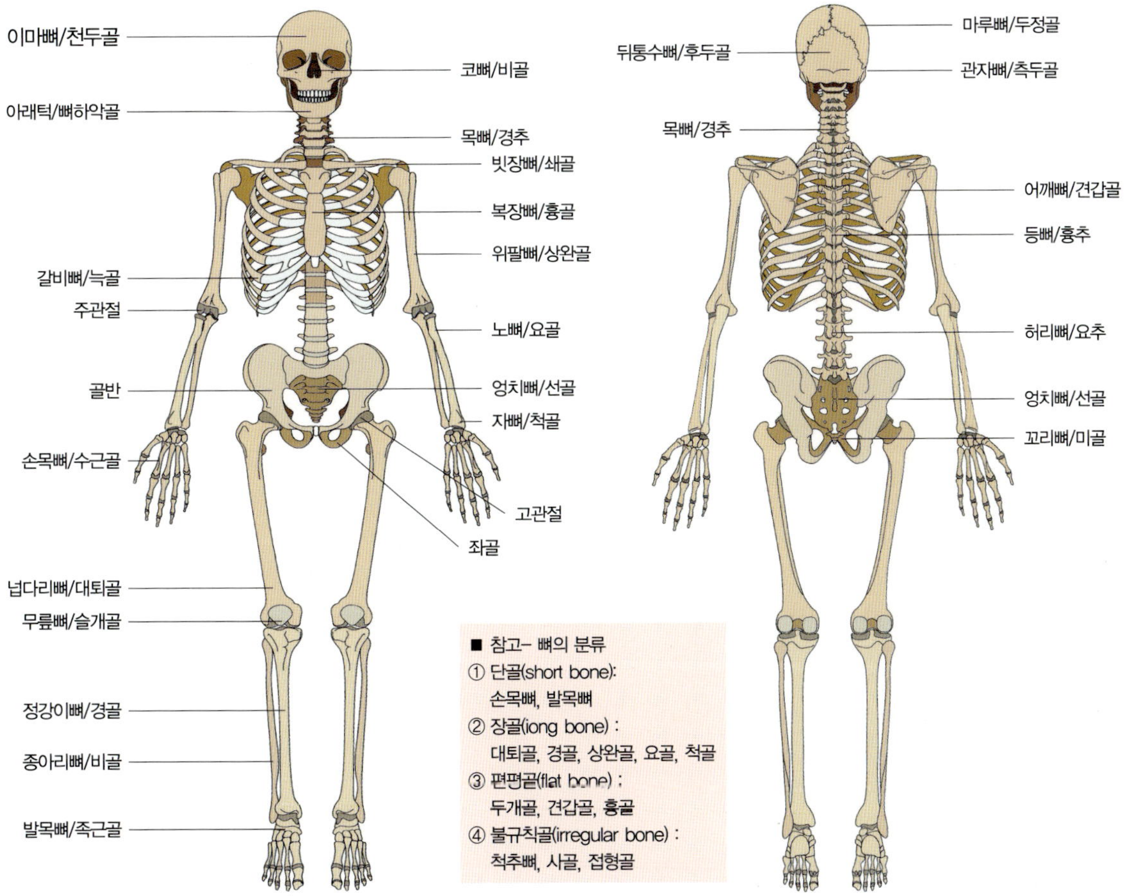

■ 참고- 뼈의 분류

① 단골(short bone): 손목뼈, 발목뼈

② 장골(iong bone) : 대퇴골, 경골, 상완골, 요골, 척골

③ 편평골(flat bone) : 두개골, 견갑골, 흉골

④ 불규칙골(irregular bone) : 척추뼈, 사골, 접형골

4. 전신의 림프계

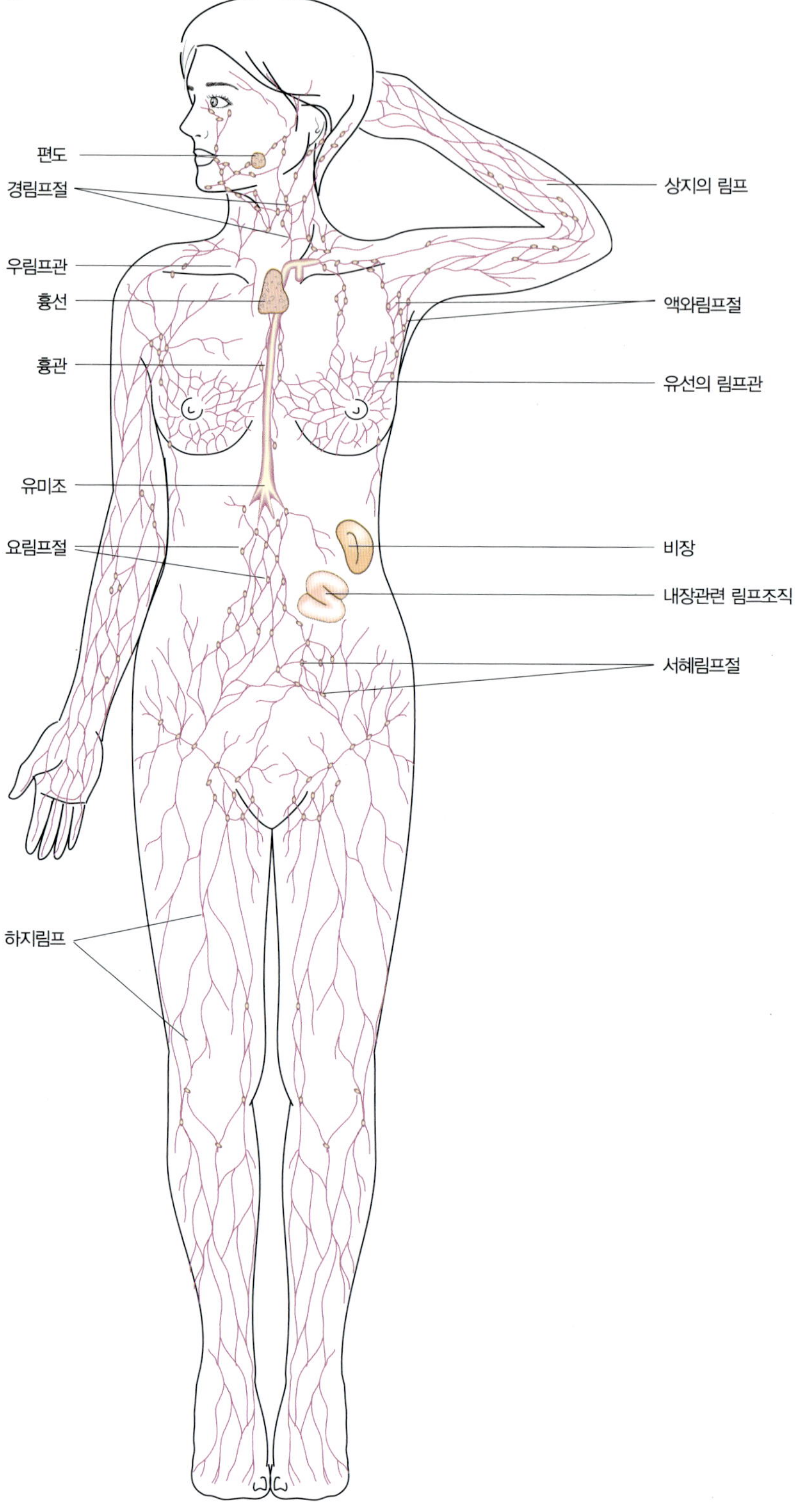

편도
경림프절
우림프관
흉선
흉관
유미조
요림프절
하지림프
상지의 림프
액와림프절
유선의 림프관
비장
내장관련 림프조직
서혜림프절

5. 발의 구조와 이해

레오나르도 다빈치는 사람의 발을 “인간 공학상 최대의 걸작이며, 최대의 예술품”이라고 했듯이 이는 사람의 발이 아치구조이며, 여러 가지 충격에도 손상되지 않고 인체를 지탱하는 귀중한 부위임을 알 수 있다. 또한, 발은 손과 대조적으로 정적인 기능을 가지며, 앞발, 중간발, 뒷발뒤꿈치, 세부분으로 나뉜다. 뒤발과 뒤꿈치는 기본적으로 서 있을 거나 걷거나 달릴 때 지지 역활을 하며, 지면에 닿을 때 충격을 흡수한다. 중간발은 발의 중간 부위이며 움푹 패인 아치 형태이고, 프로네이션(내전작용)의 과정에서 충격을 흡수하는 중요한 역활을 한다. 프로네이션은 사람이 걷거나 달릴 때 뒤꿈치의 바깥 측에서부터 안쪽으로 구르는 현상이다. 중간발은 뒤꿈치에서 앞꿈치로의 운동을 전달해 준다. 앞발은 걷거나 달리는 도중 신체의 체중을 지탱하며 앞으로 나아가도록 전진 운동을 하게 해준다. 발의 해부학적 구조는 골격을 중심으로 건(腱), 근육, 인대, 혈관으로 구성 되어있다.

6. 발의 뼈구조

발의 뼈 구조는 3부분으로 구분되며, 한발에 26개의 뼈로 양발 합계 52개가 된다. 이는 우리 몸의 총 206개의 뼈 중 약 25%에 해당하는 부분이 발에 밀집되어 있어 발이 중요한 부위임을 알 수 있다. 발가락 부분(지골)14개, 발 중간 부분(중족골) 5개, 발뒤꿈치 부분(족근골) 7개 또한 발은 좌우 대칭의 삼각으로 비유된다.

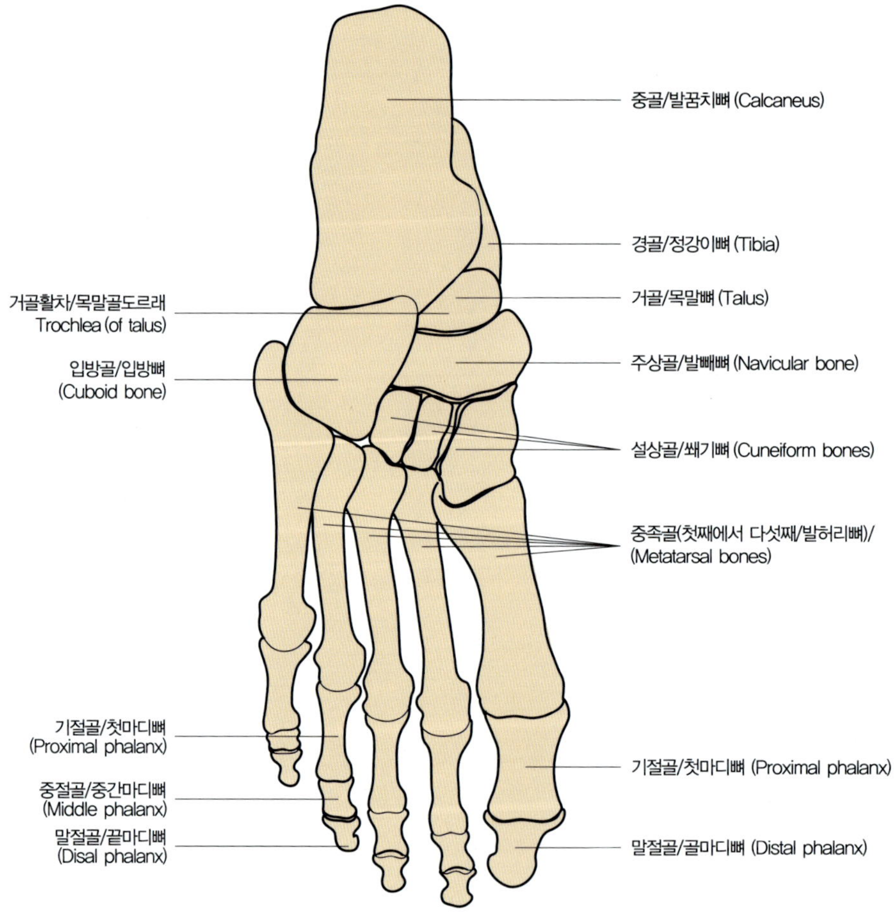

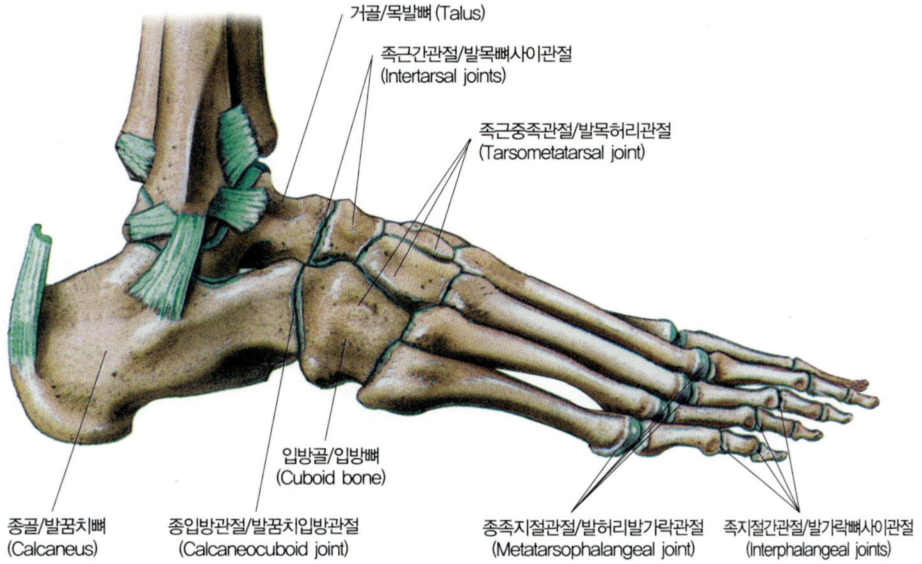

7. 발근육과 건(腱)

발에는 64개의 근육과 건이 있으며, 몸 전체의 피부표면에 비해 발은2%에 불과하나 몸 전체의 98%를 지탱하고 있다. 몸 전체에서 가장 굵고 강한 근육과 건은 발에 있으며, 이러한 근육과 건이 발의 움직임 전반에 걸쳐 작용한다.

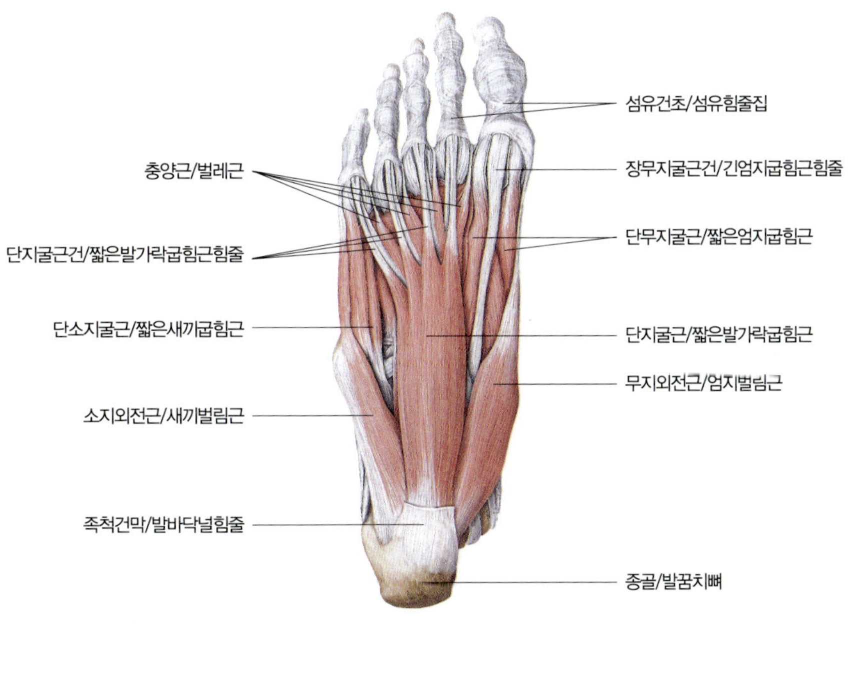

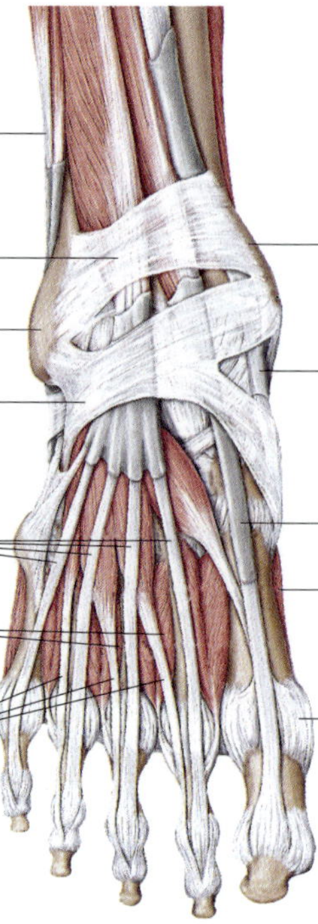

8. 인대

발에는 우리 몸의 인대 중에서 가장 많이 밀집되어 있으며, 112개가 복잡한 뼈와 관절을 연결하여 발의 비틀림과 하중을 잘 조절하고 있으며, 견고한 결합조직의 다발이다. 가장 중요한 역할은 관절의 운동을 일정한 범위 내에서 통제하는 것이다. 특히 인대는 신축성이 없어 강한 압력에 일정 부분은 늘어나나 한번 끊어진 인대는 재생 불가능하므로 조심해야한다. 발바닥에 있는 '족저근막' 이라 불리는 가장 큰 인대는 완충작용을 하며, 발의 모양을 유지하고 손상을 받지 않도록 하는 기능을 수행하고 있다.

9. 혈관

발에는 수많은 혈관들이 흐르고 있으며 이 혈관의 순환에 문제가 발생되면 발이 차거나 뜨거워지는 경우가 발생되고 각종 질병의 원인이 되며 또한 심장에 부담을 주기도 한다. 발에도 맥박을 알 수 있는 곳이 있는데 이 맥박을 통해서 하반신의 건강상태를 감지할 수 있는 것이다. 발등과 아킬레스건에서 살펴볼 수 있는데 맥박이 일정한 간격으로 강하면 하반신의 혈액순환이 원활하고 건강하다는 것을 의미한다.

Chapter 3

발 관리를 위한 소독학

1. 소 독

2. 관리실환경 조건및 관리사의 개인위생

3. 기기 소독법

1. 소독 (Disinfection)

1)소독의용어 해설

(1)소독

비교적 약한 살균력을 이용하여 병원미생물의 성장을 억제하거나 파괴하여 감염의 위험성을 없애는 방법으로 소독은 감염시킬 수 있는 병원균의 수를 감소 시키는 작용이기에 일부 미생물은 살아 있을 수 있다.

(2)살균

병원 미생물을 물리적 화학적 방법으로 신속히 죽여 없애는 것이다.

(3)멸균

강한 살균력을 이용해 병원성 및 비병원성과 각종 미생물, 진균 등 아포까지도 멸살 시키는 것이다.

(4)방부

약한 살균력을 이용해 병원미생물의 발육과 그 작용을 정지시켜서 부패와 발효를 방지하는 것을 말한다. 예를 들어 음식물의 부패와 발효를 방지하는 것을 방부라 한다.

(5)위생

건강의 보전 및 증진을 도모하기 위해서 질병의 예방이나 치료에 힘쓰는 일을 말한다.

(6)아포

세균은 불리한 환경이 조성되면 아포를 생성한다. 수분이 극도로 적은 아포는 휴면상태 후 영양과 환경이 조성되면 다시 발아하여 증식한다.

2)소독제의 조건

1. 살균효과가 우수하고 세균뿐만 아니라 바이러스에 대해서도 효과가 있어야 하며 빠른 시간내에 효과가 나타나야 한다.
2. 안전성과 안정성이 있어야 하며 빛과 온도 습도 비누 세제와 물의 경도 등 외부적인 요인에 의해서도 그 효과가 없어지지 않아야 한다.
3. 용해성이 높아야 하고 분해가 잘 되어야 한다.
4. 표백 및 부식성이 없어야 한다
5. 소독제의 냄새로 인해서 불쾌감을 주지 않아야 한다.
6. 소독 대상물에 내부까지 소독효과를 발휘할 수 있도록 침투력이 좋아야 한다.
7. 사용이 간편하고 경제적이어야 한다.

2. 관리실 환경 조건 및 관리사의 개인위생

1)발관리실의 위생적 환경조건

1. 실내환경과 기자재 등 먼지가 없어야 한다.
2. 작업공간은 밝고 환기가 잘 되어야 한다.
3. 쓰레기통은 뚜껑이 있는 용기를 사용한다.
4. 버퍼와 파일을 사용할 때 마스크를 착용한다.
5. 사용한 지압봉과 기기(족문관찰기, 발판, 족탕기)는 반드시 소독하여 사용한다.
6. 베드위에 셋팅된 비닐은 70%의 알코올을 이용하여 닦아준다.
7. 크레도날은 반드시 1회용으로 사용한다.
8. 관리 중 떨어진 물건은 반드시 소독하여 사용한다.

Tip!

- 지압봉 소독방법은 락스와 물을 (1:10) 희석한 용액에 20분 이상 담 근후 물로 헹구어 타올로 닦고 통풍이 잘되는 그늘에서 말린 후 자외선 살균 소독기에 넣어 보관한다.
- 족문 관찰기는 (Photo Scope) 70% 알코올을 적신 솜으로 소독한다.
- 크레도 호불은 70% 알코올에 20분 가량 담그었다 물기를 제거한 후 자외선 살균 소독기에 보관한다.

2)발관리사의 개인위생

1. 오염되지 않은 깨끗한 유니폼을 착용한다.
2. 손톱은 짧게 자르고 발 관리시, 액세서리는 착용하지 않는다.
3. 구취나 체취가 나지 않도록 몸을 청결하게 한다.
4. 지나치게 강한 향수를 사용하여 고객에게 불쾌감을 주지 않는다.
5. 시술전과 시술 후에는 반드시 손소독을 하도록 하고 손에 상처가 나지 않도록 주의한다.

3)발관리 시술전 고객의 발 소독 방법

1. 족탕을 할 경우 항균제가 첨가된 바스크린, 약초 등을 이용하여 1차 소독을 실시한다.
2. 발의 무좀균 및 박테리아, 바이러스를 소독하는 차원에서 항균처리 되어있는 스프레이를 고객의 발등과 발바닥 발가락 사이사이에 도포하여 소독하며 젤타입 또는 워터타입의 항균제품은 솜에 묻혀서 닦아준다. 이때 관리사의 손 또한 소독을 실시한다.

3. 기기소독법

발 관리의 기구와 기기들은 소독의 종류와 기구의 재질에 따라 소독용액 및 소독방법이 다르므로 잘못 사용하여 기구와 기기가 손상되지 않도록 유의한다.

Tip!

◇ 발관리실 내에서 질병을 일으키는 병원균 종류

곰팡이류, 효모(칸디다), 사상균과 박테리아, 바이러스 등은 포자를 형성하므로 물리 · 화학적 변화에 강하다. 따라서 이와 같은 병원균은 제거하기가 힘드므로 오염되지 않도록 각별히 유의 하여야 한다.

1)소독기의 종류

(1)알코올 소독기

알코올이 담겨 있는 용기에 기구를 담가 소독하는 기기이다.
일반적으로 사용되나 소독력이 약하므로 아포에는 효과가 없다.
알코올의 살균력은 탄소수가 많을수록 증강된다.

(2)건열 멸균기

180~200℃의 온도에 맞추어 열을 가함으로써 기구를 소독하는 방법의 기기이다. 소독 소요 시간은 약 30분 정도이며, 건열 멸균기 외부에 있는 열조절 장치와 온도계로 조절한다.

(3)고압증기 멸균기

삶아서 소독하는 방법의 원리이며 120℃온도로 소독할 경우 약 20분 정도이며, 134℃이상 온도로 소독할 때는 약 5분정도 한다. 이때 중탄산 나트륨(소다)을 0.5%정도 넣어 주면 소독효과가 상승된다.

(4)자외선 살균 소독기

소독약품 또는 중성 세제를 활용하여 기구를 소독한 후 물기를 닦아 자외선 살균 소독기 안에 넣고 자외선 광선을 조사하는 방법으로 소독하고자 하는 부위가 광선을 받을 수 있도록 한다. 가장 많이 사용되는 소독기기이다.

Foot Health Care Therapy

Chapter 4

발 관리 매뉴얼 준비

1. 원 칙
2. 관리사의자세
3. 준 비
4. 수기법
5. 발반사구 종합도표
6. 발산사구의 위치도

1. 원칙

발반사 요법 전에 손을 이용한 부드러운 발관리 매뉴얼 테크닉을 시술하게 되면 통증감소 및 혈액순환에 큰 도움을 주게 된다. 따라서 발관리 매뉴얼 테크닉은 건강한 신체를 유지하는데 도움을 주며 체내에 싸이는 노폐물을 배출시키는 효과 또한 우수하다. 하지의 정맥은 혈액역류를 막기 위한 판막이 발달되어 있으므로 강한 압의 자극은 피하며 천천히 부드럽게 관리하도록 한다.

2. 관리사의 자세

1. 손톱 정리 및 개인위생 청결(헤어 스타일, 복장 등)
2. 액세서리 착용 금지
3. 긴장 이완
4. 연결성, 리듬감, 적당한 압, 적당한 속도 유지
5. 매뉴얼 테크닉에 따라 피부관리사의 자세 변경

3. 준비

환기가 잘 통하고 청결하여야 하며, 시술자와 피술자에게 있어 충분한 공간과 시술에 필요한 도구를 꼼꼼이 챙겨 관리에 편리하도록 작업대에 정리한다. 시술자가 시술시 시끄럽지 않도록 하며, 피술자가 온도 변화에 급작한 변화가 생기지 않도록 면으로 된 가벼운 모포를 준비한다. 항상 위생 및 소독으로 청결를 유지하여야 하며 시술전에는 발관리 차트를 작성한다. 순서에 의하여 시술하며 시술이 끝난뒤 깨끗한 마무리와 손님 사후관리 까지 항상 친절함을 잊어서는 안된다.

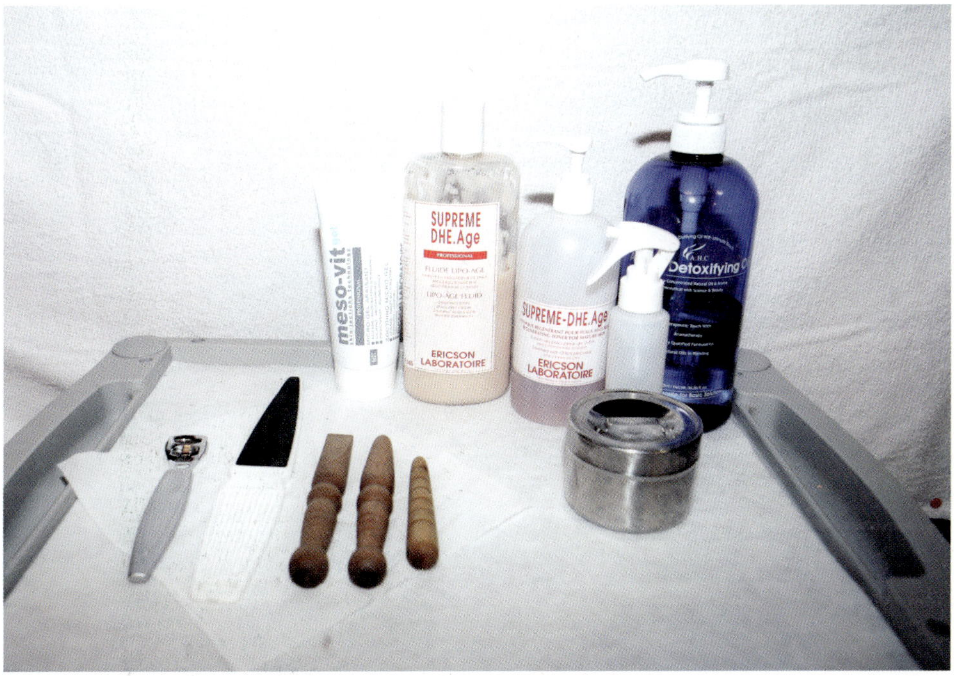

4. 수기법

1)발 자극시 손모양

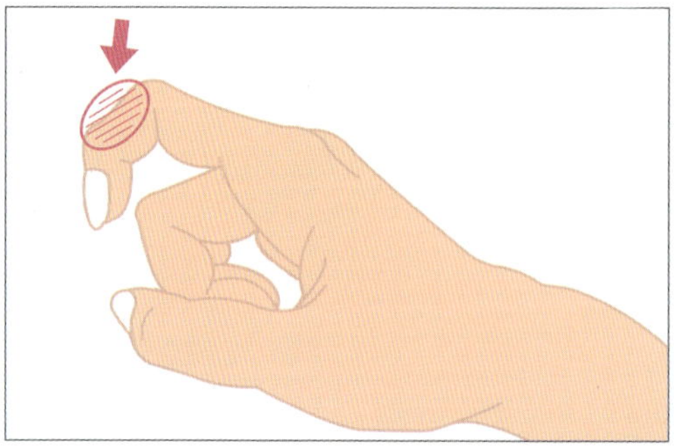

1. 단식지구장법 [응용반사구] 평형기관, 성대 · 인후기관, 흉부임파선, 갑상선, 내 · 외미골

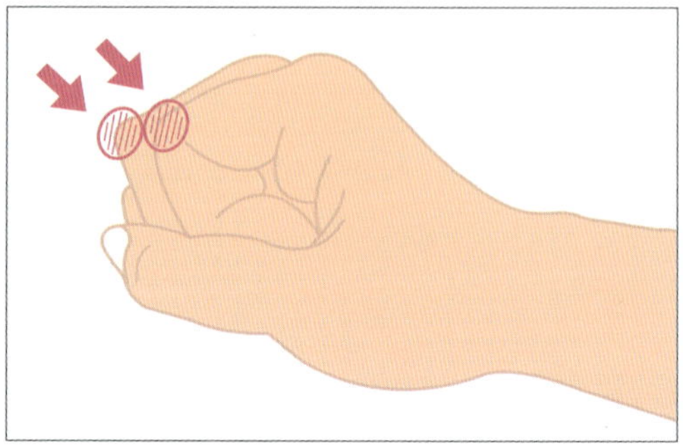

2. 쌍지권법 [응용반사구] 대장, 소장, 직장, 가슴

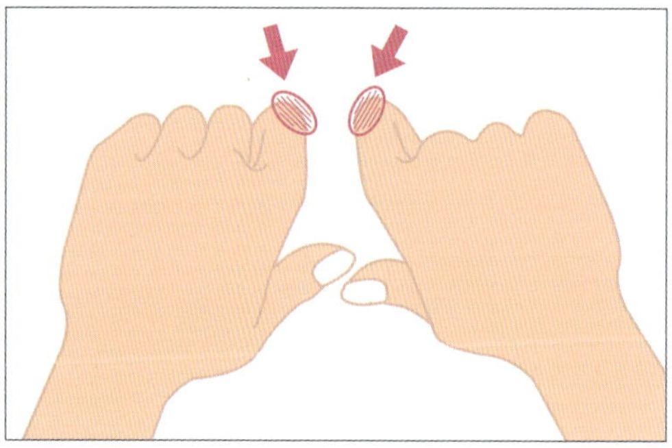

3. 모식지구권법 [응용반사구] 상 · 하 신임파선

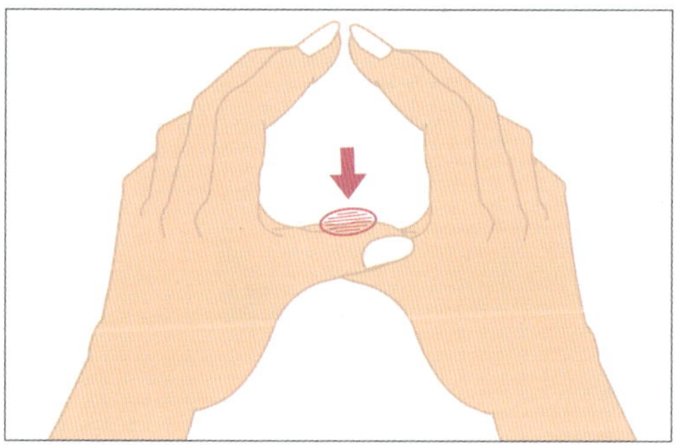

4. 쌍모지구장법 [응용반사구] 어깨, 자궁, 전립선, 요추

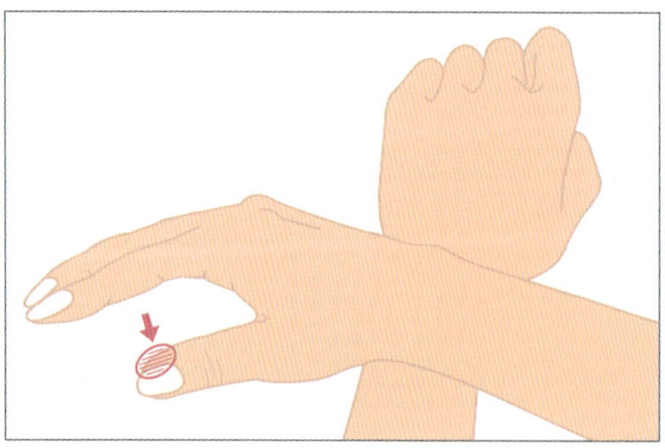

5. 쌍장악추법 [응용반사구] 고환(난소), 요도, 자궁, 직장근, 내 · 외측 좌골신경, 비골근

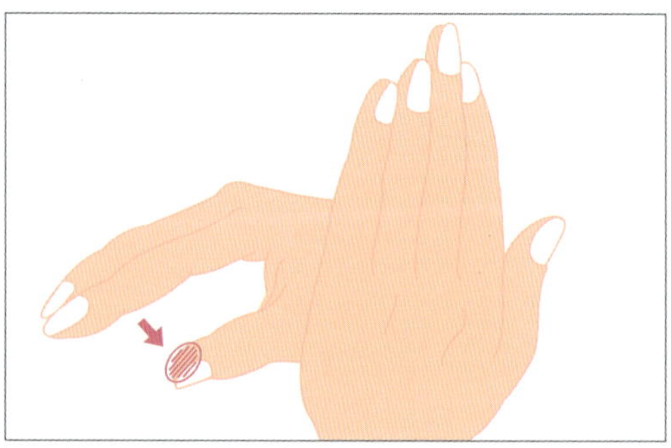

6. 추장가압법 [응용반사구] 요추, 흉추, 선골, 미골, 좌골신경

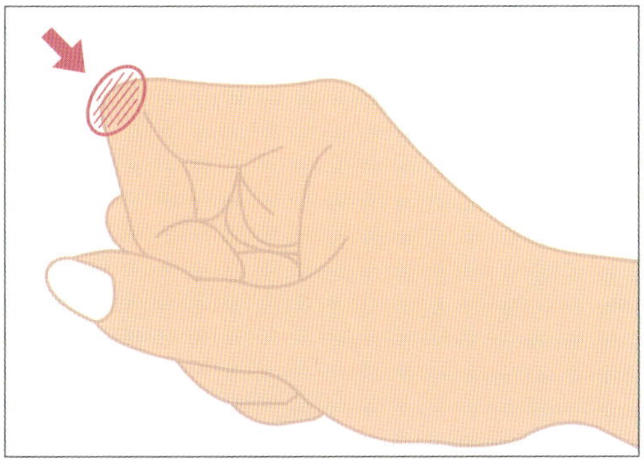

7. 단식지구권법 [응용반사구] 전두동, 승모근, 눈, 귀, 위, 췌장, 십이지장, 간, 담낭, 신장, 수뇨관, 방광, 부신, 복강신경총, 심장, 비장, 소뇌, 삼차신경, 코, 항문, 맹장, 회맹판

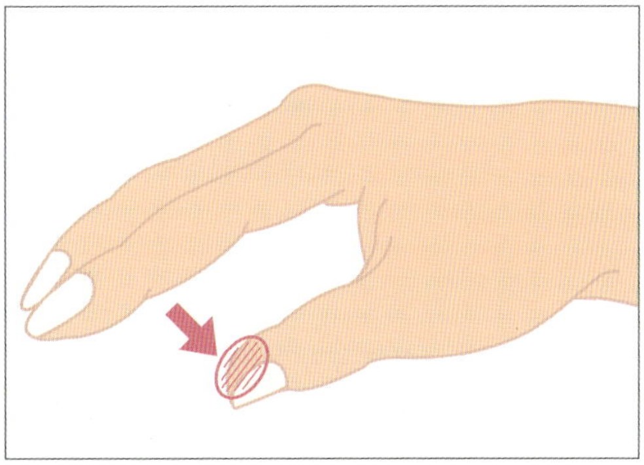

8. 날지법 [응용반사구] 수완, 서혜부, 고관절, 슬관절, 어깨, 주관절

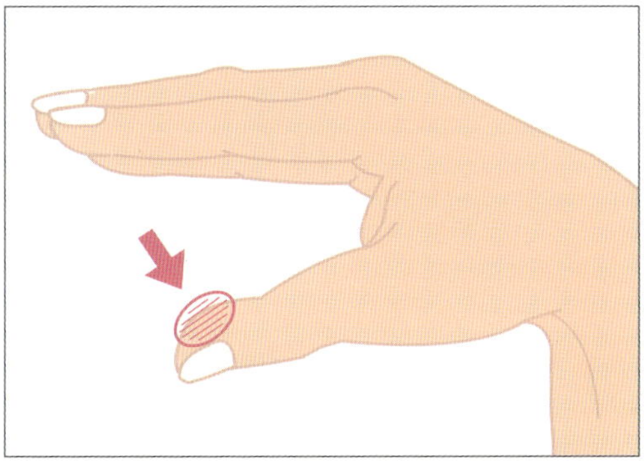

9. 모지추장법 [응용반사구] 견갑골, 늑골, 횡격막

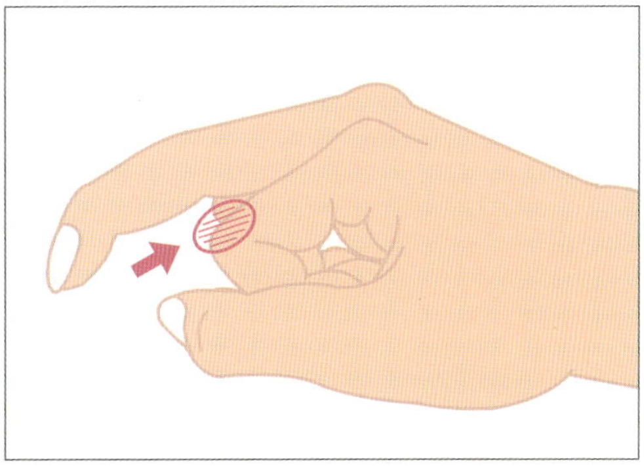

10. 쌍지감법 [응용반사구] 경추, 부갑상선, 눈, 귀

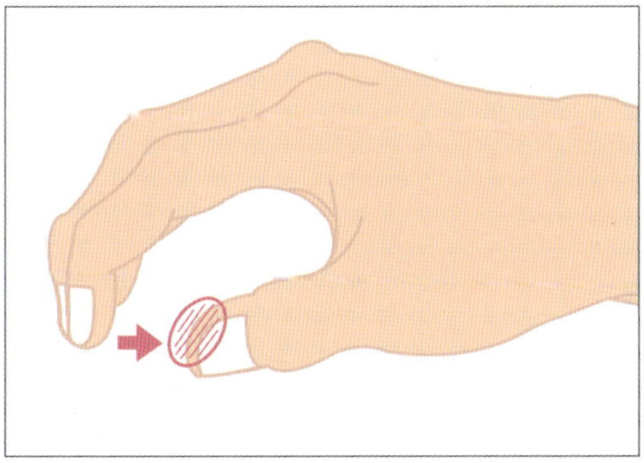

11. 구지법 [응용반사구] 삼차신경, 소뇌, 코, 편도선, 윗턱, 아랫턱, 목

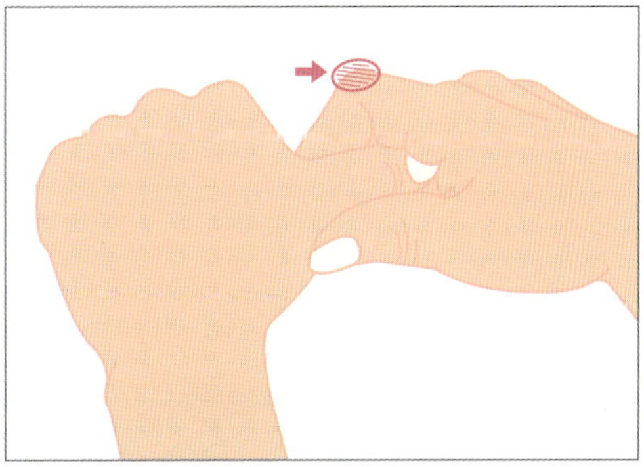

12. 악족구지법 [응용반사구] 신장, 부신, 수뇨관, 뇌하수체, 위, 췌장, 십이지장, 승모근, 폐와 기관지, 비장, 간, 담낭

2)지압봉

지압봉을 사용시 손가락 관절로 누르는 힘보다 강하게 압력을 가할수 있으며, 시술자의 관절보호와 수고를 덜어준다.

▪ A봉

기본적인 힘(3kg)을 가할 때나, 자가 사용 및 초보자의 경우 해당 반사구를 측면으로 문지르거나 수직으로 누를 때 용이하다.

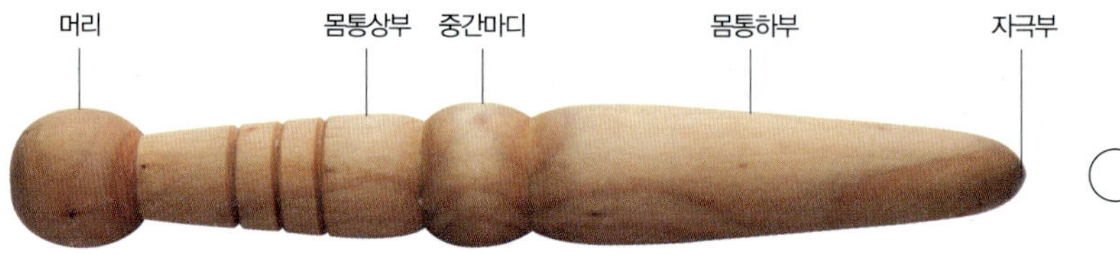

▪ B봉

자극해야 할 반사구가 넓을 경우 쓸어 올리거나 쓸어 내릴 때 사용하며, 발등, 발 뒤꿈치, 발가락 사이 등에 사용하기 편리하다.

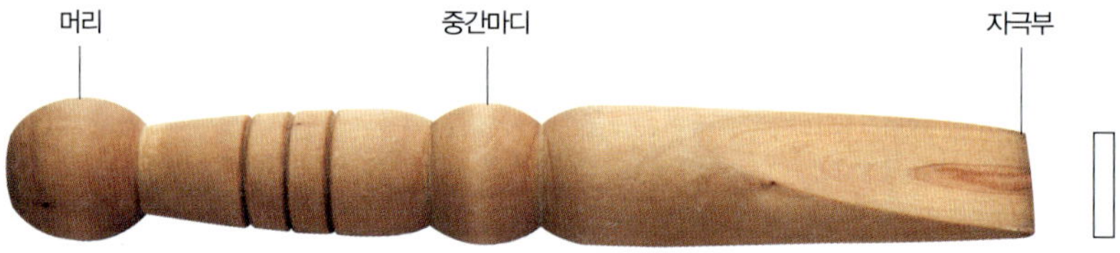

▪ C봉

반사구가 좁거나 깊게 자극해야 할 때 사용하며, 강한 압이 필요할 때, 또는 자신의 발을 강한 자극을 원할 때 많이 사용한다.

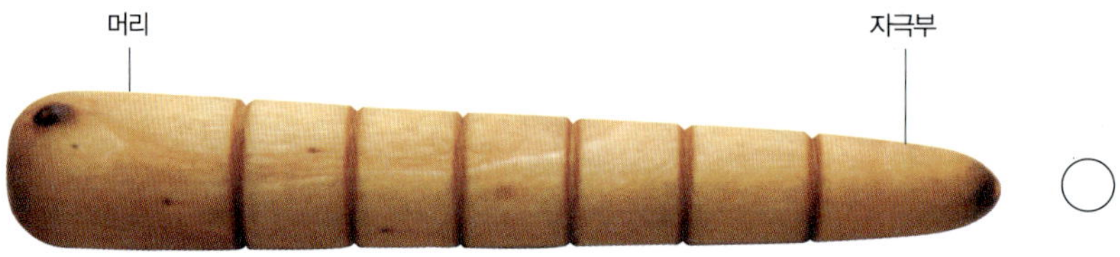

■지압봉 잡는법

■ A봉

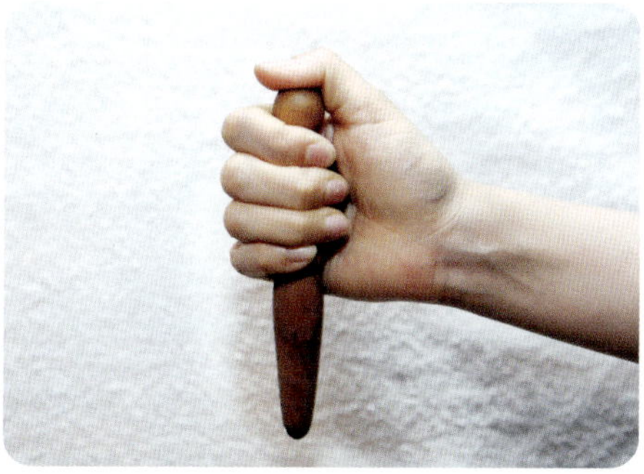

엄지손 머리 잡기

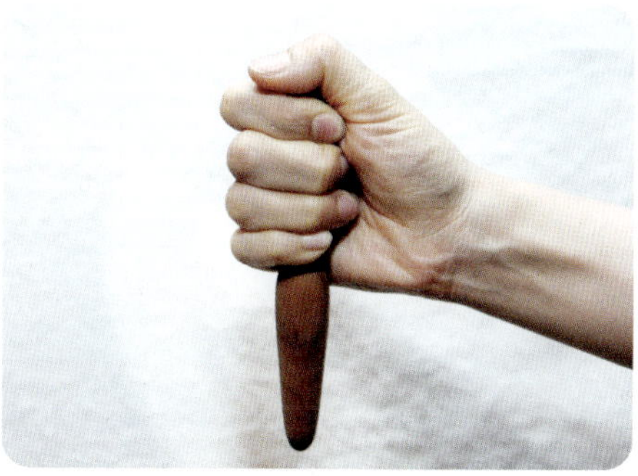

새끼손가락 중간마디 잡기

■ B봉

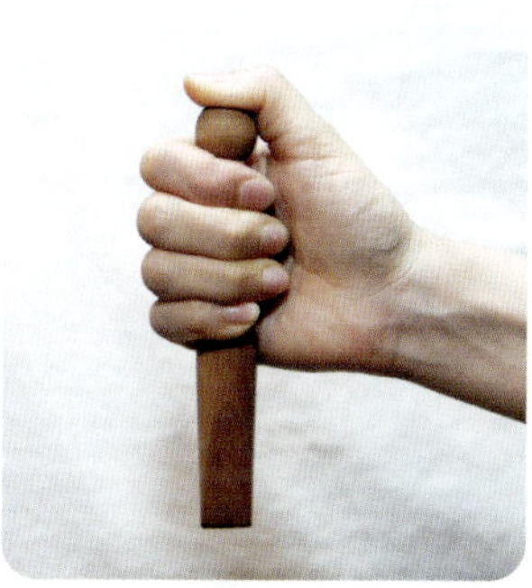

엄지손 머리 잡기

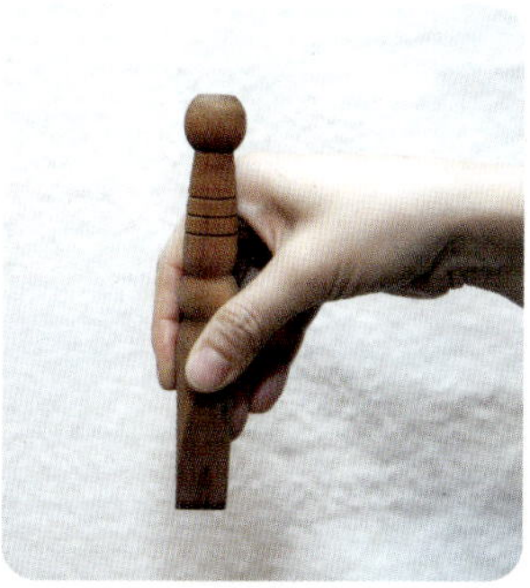

손가락 몸통 잡기

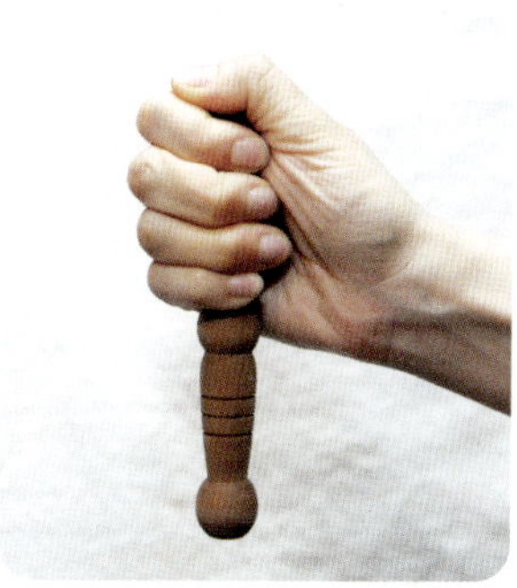

새끼손가락 중간마디 뒤로잡기

■ C봉

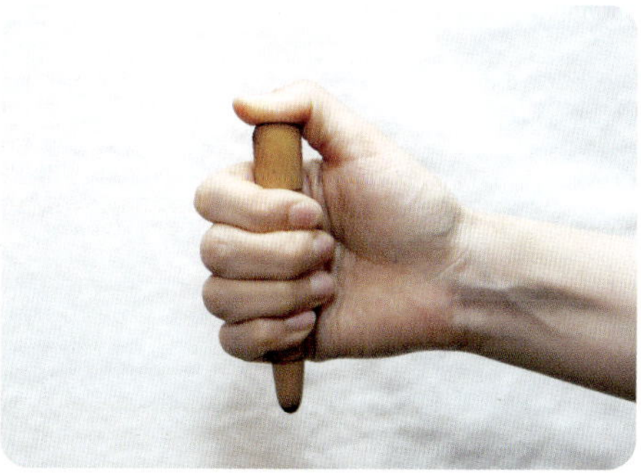

엄지손 머리 잡기

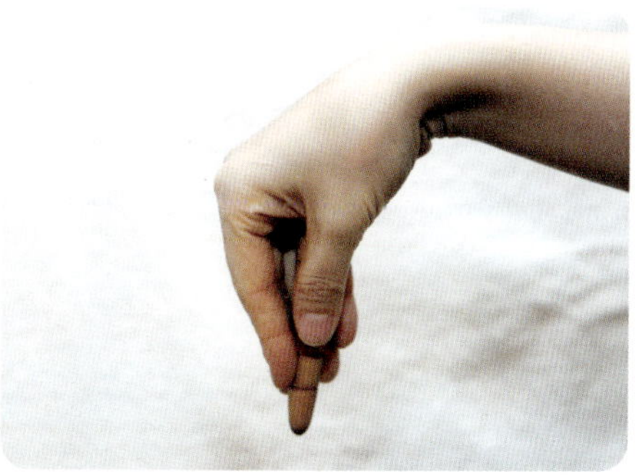

손바닥 눌러 잡기

5. 발반사구 종합도표

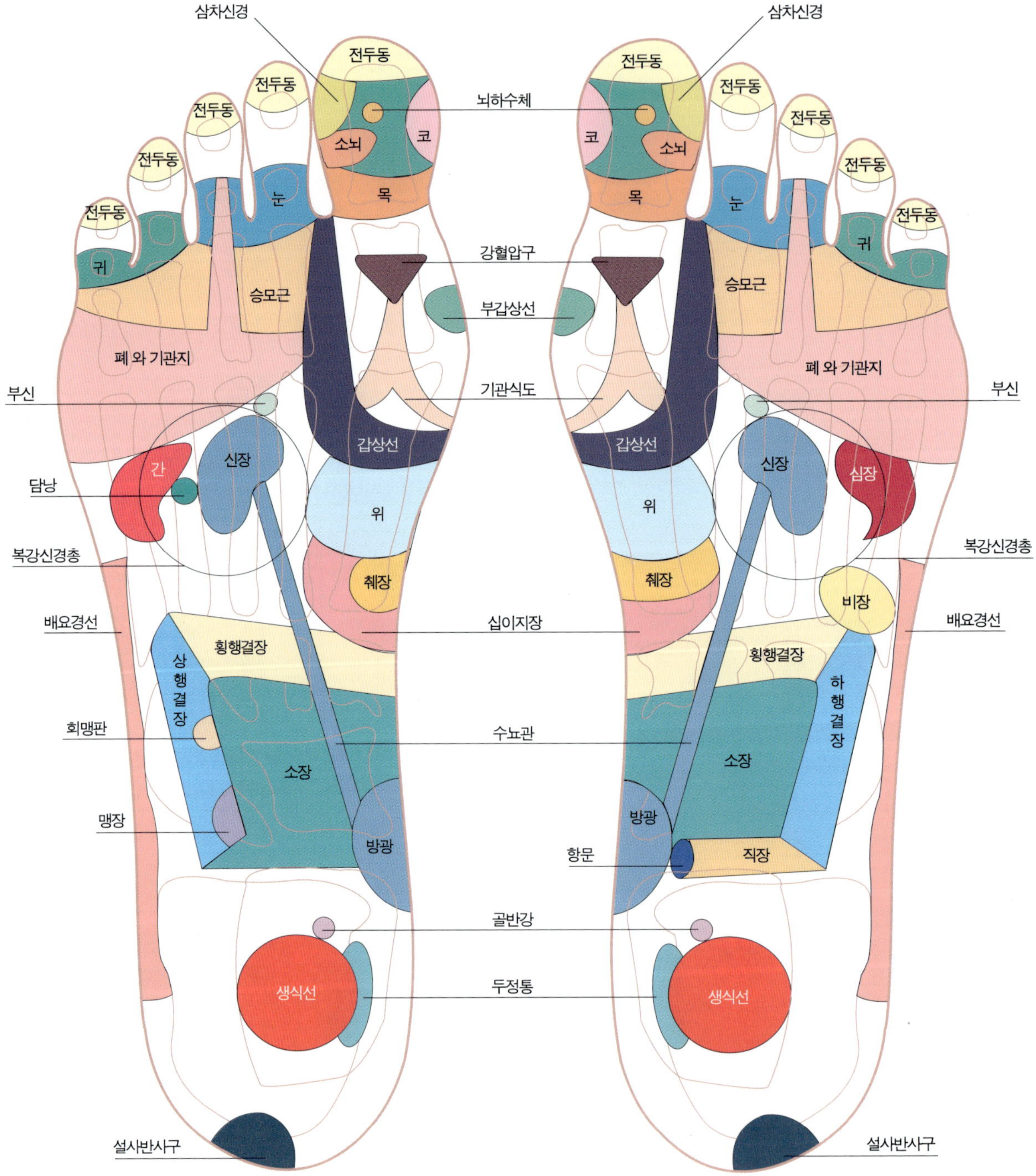

삼차신경
전두동
뇌하수체
소뇌
코
목
눈
귀
강혈압구
부갑상선
승모근
폐 와 기관지
기관식도
부신
갑상선
신장
간
심장
담낭
위
복강신경총
췌장
비장
배요경선
십이지장
횡행결장
상행결장
하행결장
회맹판
수뇨관
소장
맹장
방광
항문
직장
골반강
두정통
생식선
설사반사구

■발반사구 종합 도표

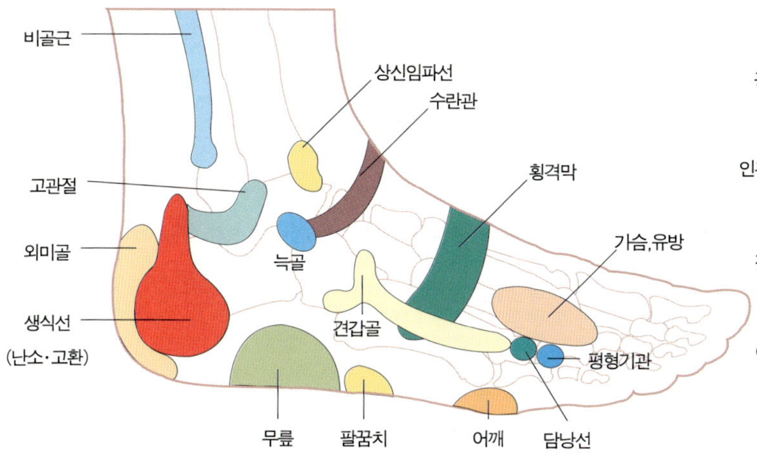

발(외측)

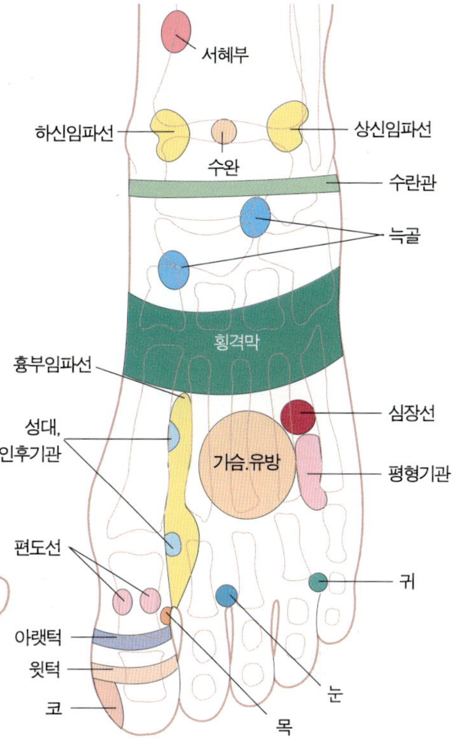

발등

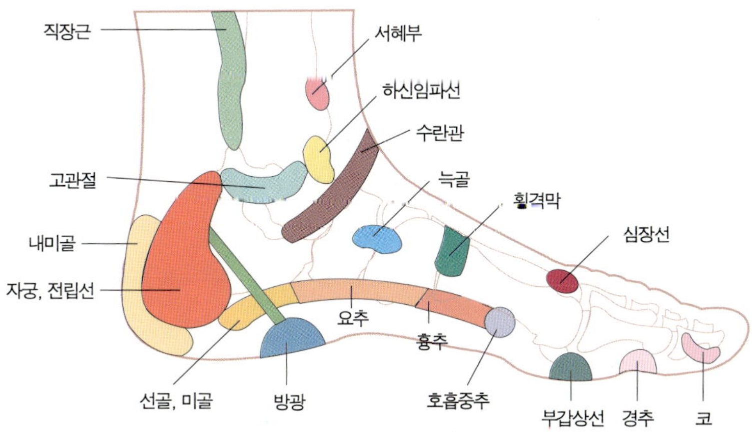

발(내측)

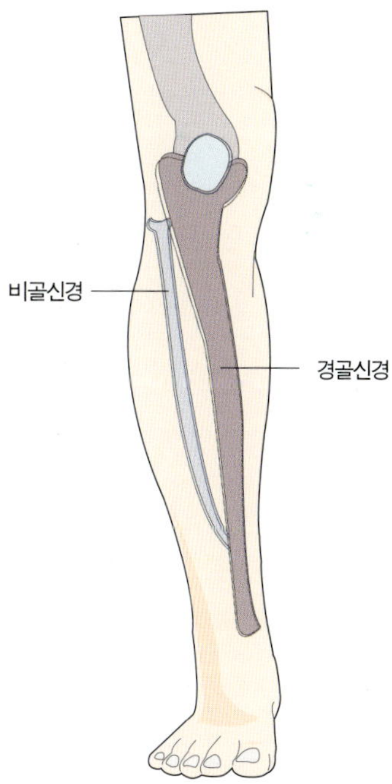

좌골신경

6. 발산사구의 위치도

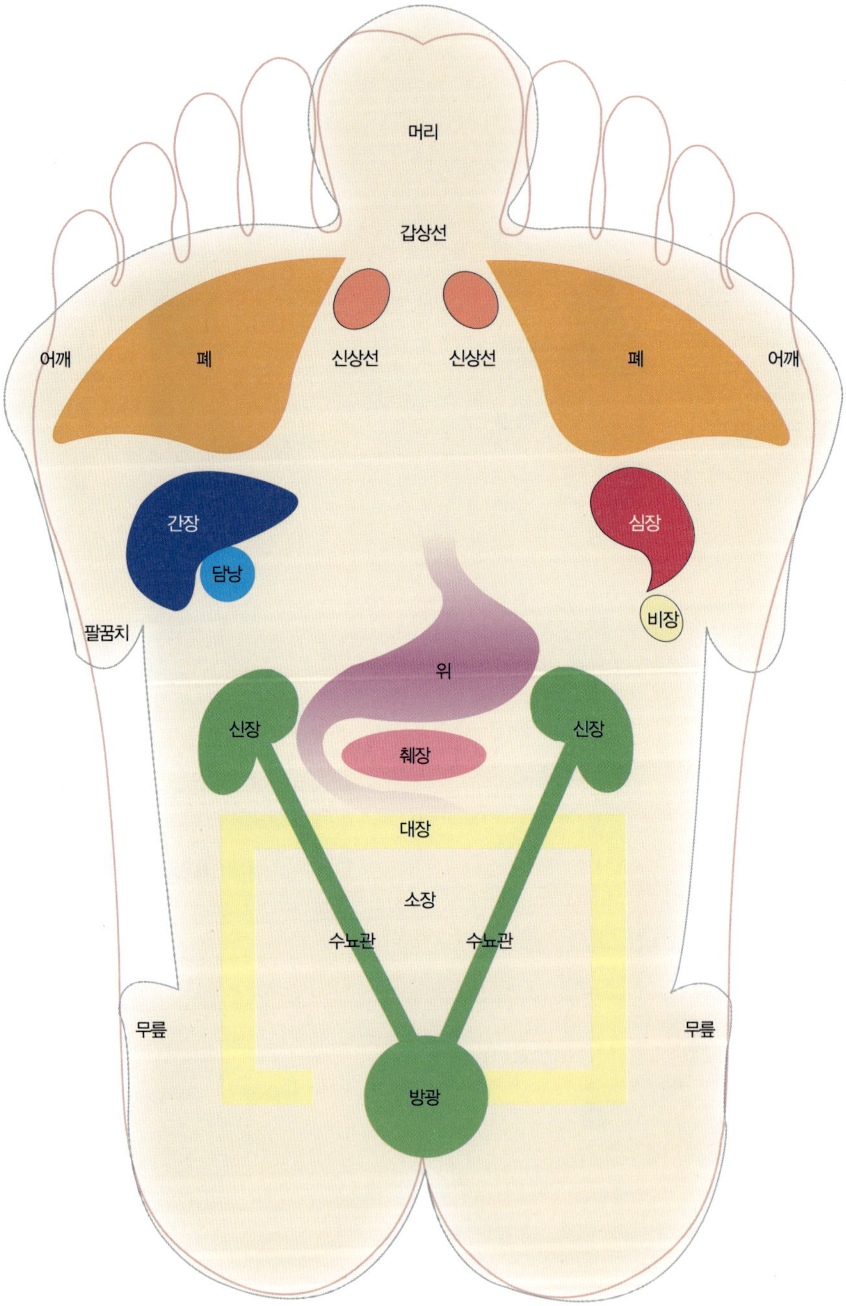

머리
갑상선
어깨
폐
신상선
신상선
폐
어깨
간장
담낭
심장
비장
팔꿈치
위
신장
신장
췌장
대장
소장
수뇨관
수뇨관
무릎
무릎
방광

고객관리챠트

<table>
<tr><td>고객번호</td><td colspan="3"></td><td>가입일시</td><td colspan="3">년 월 일 시</td></tr>
<tr><td>성 명</td><td colspan="3">남/여</td><td>생년월일</td><td colspan="3">(세)</td></tr>
<tr><td rowspan="2">주 소</td><td rowspan="2" colspan="5"></td><td>전화</td><td></td></tr>
<tr><td>핸드폰</td><td></td></tr>
<tr><td rowspan="3">예약형태</td><td colspan="3">1</td><td rowspan="3">병력 및
주요증세</td><td rowspan="3" colspan="3"></td></tr>
<tr><td colspan="3">2</td></tr>
<tr><td colspan="3">3</td></tr>
<tr><td rowspan="3">포인트</td><td>기본반사구</td><td colspan="6"></td></tr>
<tr><td>직접반사구</td><td colspan="6"></td></tr>
<tr><td>간접반사구</td><td colspan="6"></td></tr>
<tr><td rowspan="6">포지션</td><td colspan="3">발바닥</td><td colspan="4">발 내/외측</td></tr>
<tr><td rowspan="2">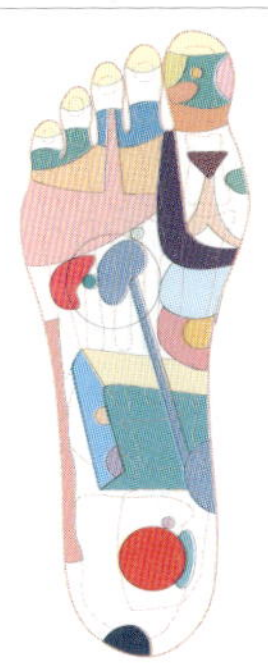</td><td rowspan="2" colspan="2">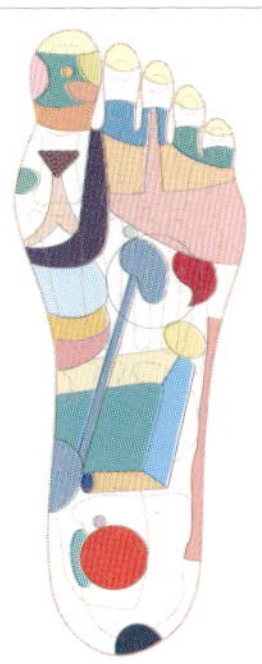</td><td>내측</td><td colspan="3">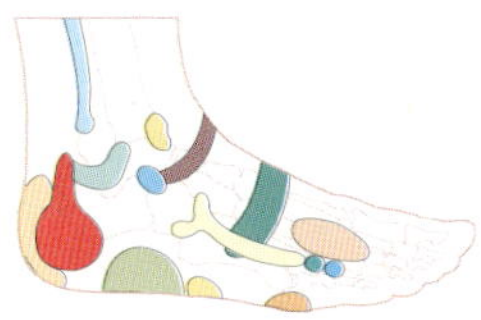</td></tr>
<tr><td>외측</td><td colspan="3">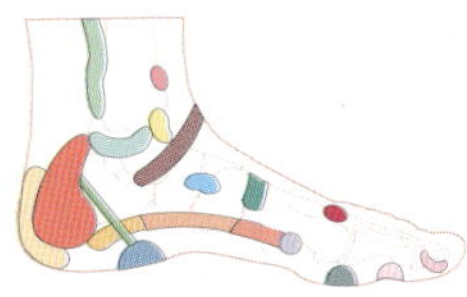</td></tr>
<tr><td colspan="3">발등</td><td colspan="4">다리</td></tr>
<tr><td>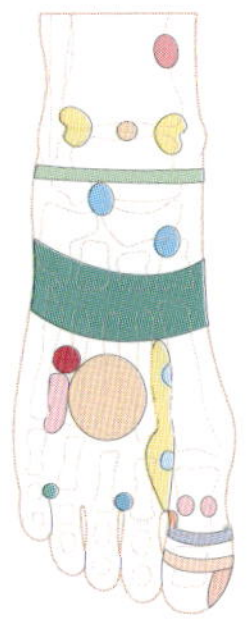</td><td colspan="2">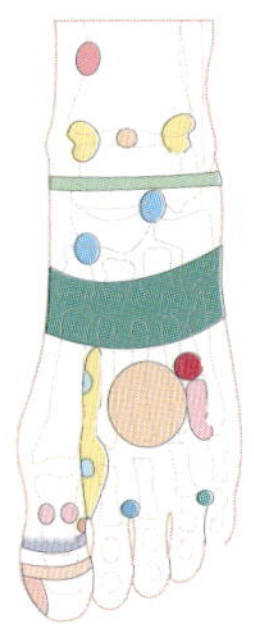</td><td colspan="2">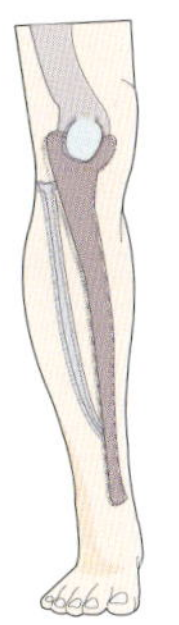</td><td colspan="2">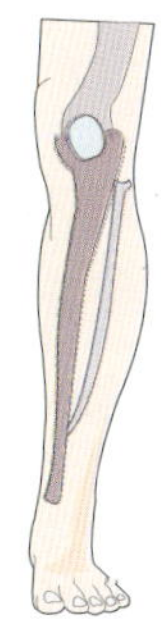</td></tr>
</table>

시술내용 및 소견

	일시	증상	시술내용	결과	소견	확인
시술내용 및 소견						

기타	자각 증세						
	특기사항						
	건의사항 및 개선점						
	고객 서비스	1차		2차		3차	4차
	입금기록	1차		2차		3차	

Chapter 5

발 반사구와 매뉴얼 테크닉

1. 왼발 반사구 실기방법
2. 발 반사의 전반적인 순서
3. 오른발 반사구 실기방법
4. 정맥 매뉴얼 테크닉

1. 부신 (Adrenal gland)

좌,우 신장의 상단에 밀착되어 위치하며 수질과 그것을 둘러싸고 있는 피질로 이루어져 있고, 피막으로 쌓여 있으며, 중량 7~8g, 너비 4~5cm, 높이 2~3cm, 이다. 혈관조직이 풍부한 장기로 모든 부신 세포는 혈관의 내피세포와 인접하고 있다. 부신은 생명유지에 매우중요한 내분비 기관으로 부신수질은 아드레날린이 분비되며 심장박동조절 및, 소화, 혈압 조절, 인체의 긴장등에 영향을 미치며, 부신피질은 인체에 염분량을 조절하는 전해질 호르몬과 난소와 고환을 발달시키는 성선호르몬, 스트레스로부터 저항력을 갖게 해주는 당질호르몬이 분비된다.

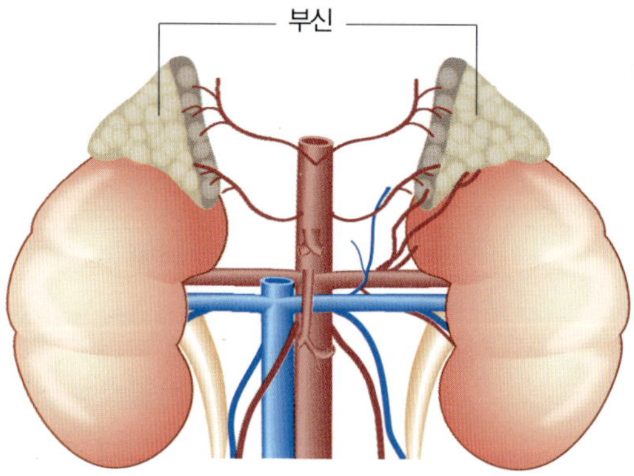

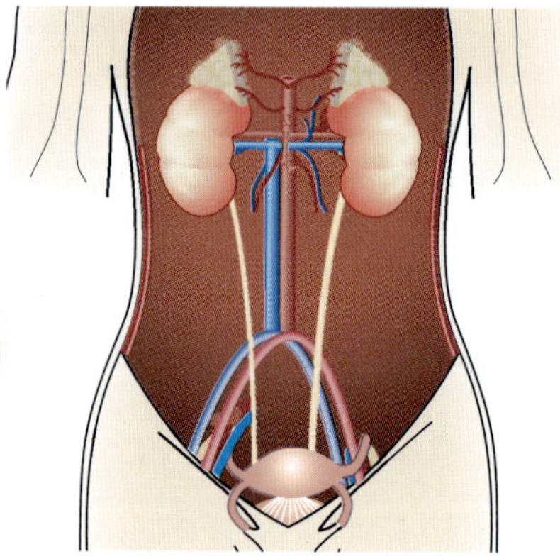

■ 발 반사구 위치

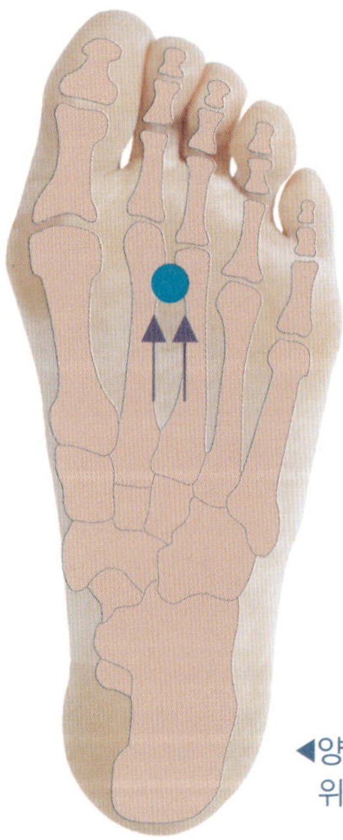

◆관련증상

쿠싱증후근, 갈색소세포종, 애디슨병, 부신크리제, 졸도, 어지럼증, 기관지천식, 류마티스, 고혈압, 천식, 부정맥, 관절염, 종양 등

◆자극시 효과

기관지 및 천식기에 대한 면역력 증강, 호르몬 불균형조절, 긴장완화, 신부전증 치료의 보조요법, 관절염 등의 예방 및 면역력 증강

◆자극방법

신장반사구 방향에서 발가락 방향으로 자극한다.

◀양발의 둘째, 셋째 발가락 사이 아래에 八자 모양의 교차되는 지점에 위치하고 용천혈이라 한다.

2. 신장/콩팥 (Kidney)

횡격막 아래에 등쪽으로 좌우에 1개씩 자리잡고 있으며, 무게는 양쪽 신장을 합해서 약 200g정도이며, 너비 5cm, 신장의 길이는 10cm, 두께 3cm 정도의 강낭콩의 모양으로 왼쪽 신장이 오른쪽보다 약간 작다고 알려져 있다. 신장은 비뇨기계통의 대표적인 기관으로써 무기염류를 오줌으로 만들어 내보냄으로써 노폐물과 불필요하게 많은 수분과 혈액 내의 이온 농도와 pH, 그리고 혈압을 조절한다. 또한 비타민 D를 활성화시켜서 소장에서 칼슘이 흡수되도록 도와주며 여러 가지 호르몬의 합성에도 관여한다.

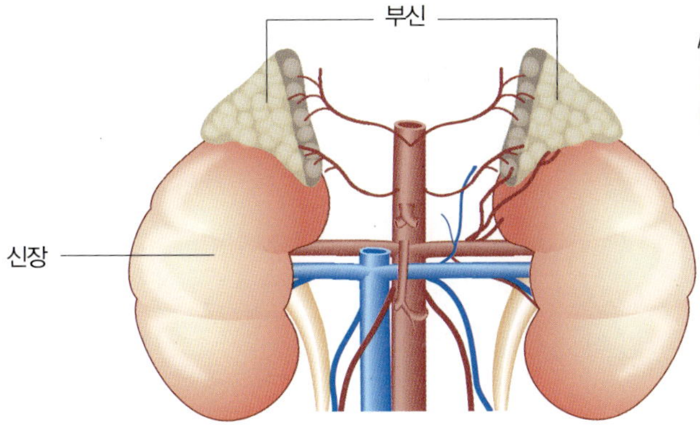

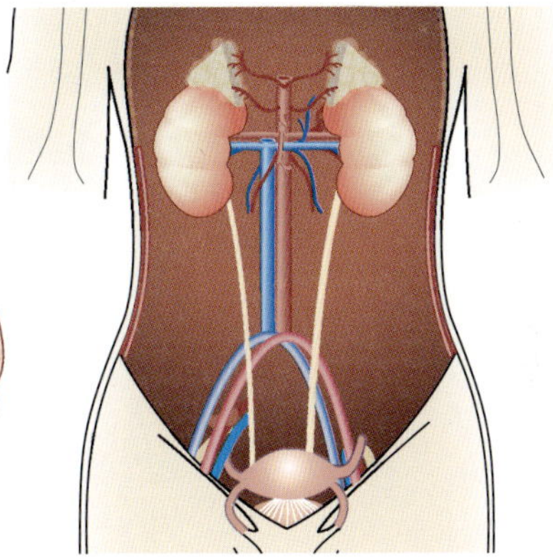

■ 발 반사구 위치

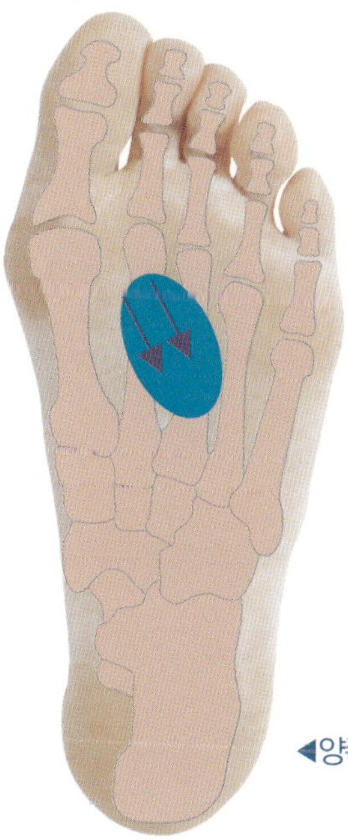

◀양쪽 발바닥 부위의 八자형 아래 오목한 부분

◈관련증상

요독증, 무좀, 급성 신부전, 부종, 동맥경화, 결석, 발진, 고혈압성 신장질환, 관절염, 요독증, 류마티스, 신장암, 당뇨병성 신장질환, 통풍, 칸디다증, 레지오넬라증 등

◈자극시 효과

요도염에 대한 면역력 증강, 혈액 속의 노폐물 배출, 신진대사 원활, 부종, 신장염, 관절염, 신부전, 동맥경화, 동맥경화, 류마티즘 등의 예방 및 면역력 증강

◈자극방법

부신 반사구에서 수뇨관 반사구 방향으로 가볍게 눌러 자극한다.

3. 수뇨관 (Ureter 오줌관)

신장에서 방광으로 이어지는 곳에 위치하며, 길이는 약 25~30cm, 직경은 3~6mm의 근육성 관이다. 신장의 신우에 모아진 오줌을 방광까지 운반해주는 배설을 담당하므로 요관이라고 하며 신장에서 만들어진 소변이 두 개의 가늘고 긴 수뇨관을 통해 방광으로 가서 저장되어 있다가 요도를 통해 몸 밖으로 배설된다. 이때 신장에서 여과된 염분, 독소, 혈류의 노폐물들이 배출되기 위한 통로이다.

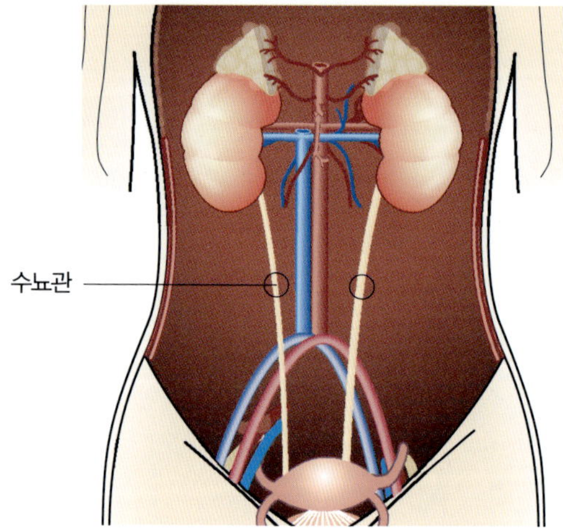

■ 발 반사구 위치

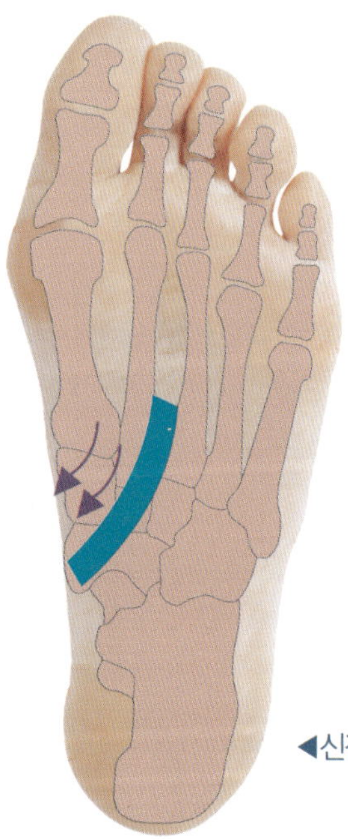

◈관련증상

신장결석, 고혈압, 수뇨관결석, 관절염, 동맥경화, 요관염 등

◈자극시 효과

혈류의 노폐물배설 촉진, 요로결석, 면역체계의 증강으로 병원체에 대한 저항력 강화, 고혈압, 배뇨곤란, 요도염, 방광염, 수뇨관결석, 신장결석, 동맥경화 등의 예방 및 면역력 증강

◈자극방법

신장 반사구 방향에서 방광 반사구 방향으로 가볍게 눌러 밀듯이 자극한다.

◀신장 반사구와 방광 반사구 사이에 이어지는 연결 부위

4. 방광 (Bladder)

여자의 경우 치골결합과 자궁사이에 위치해 있고, 남자의 경우 치골결합과 직장사이에 위치해 있으며, 요량의 증감에 따라서 크기, 형상, 벽의 두께는 변할 수 있으며 그 용량은 성인 남성은 약 600ml이고 여성은 성인 남성의 6분의 5정도이다. 비뇨기관 중에서 근육질의 확장부분으로 신장에서 보내는 요를 저장했다가 일정량이 되면 요도를 통해 배설시키는 근육 주머니이다.

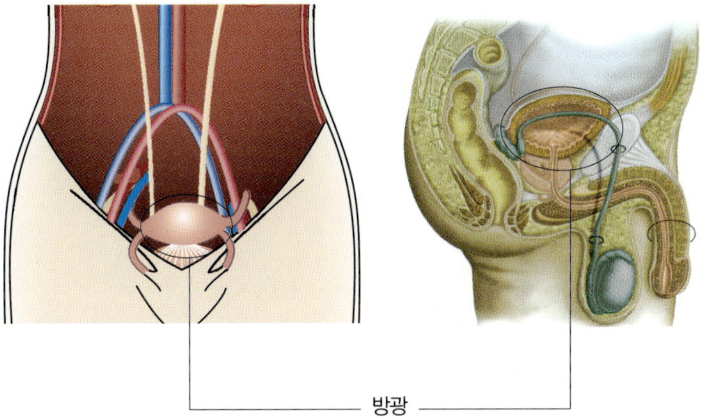

■ 발 반사구 위치

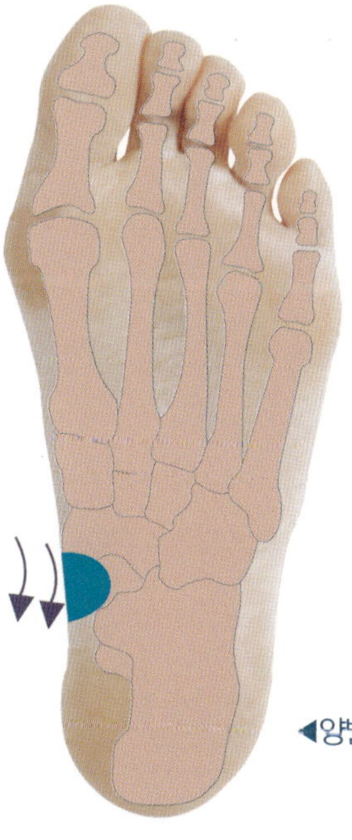

◀양발 내측 복사뼈 아래 발바닥 안쪽 면에 위치

◈관련증상

방광결핵, 방광종양, 야뇨증, 동맥경화, 수뇨관 결석, 고혈압, 요실금, 방광염, 빈뇨증, 방광결석

◈자극시 효과

방광기능의 증대, 방광염에 대한 면역력 증강, 빈뇨증, 방광결석, 고혈압, 방광염, 요실금 등의 예방 및 면역력 증강

◈자극방법

신장 반사구 방향에서 뒤꿈치 방향으로 지그시 눌러 자극한다.

5. 요도 (Urethra)

방광의 하방에 위치하며 여자의 요도의 길이는 3~5cm이며, 남자의 요도의 길이는 20cm이다. 방광에 모아진 소변을 몸 밖으로 내보내는 관으로, 오줌길이라고도 한다. 여성의 요도는 단순히 소변의 배출통로인데 비해, 남성요도는 소변의 배출구이면서 요도 전립선부분에서 정자를 운반하는 사정관과 합쳐져서 정액의 통로역할을 하며 동시에 오줌의 배출구이다.

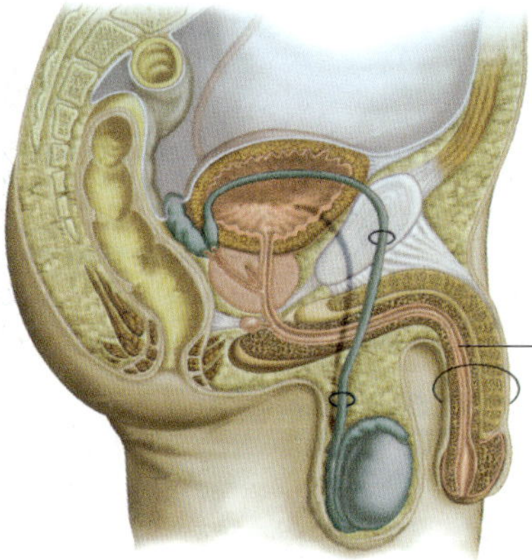

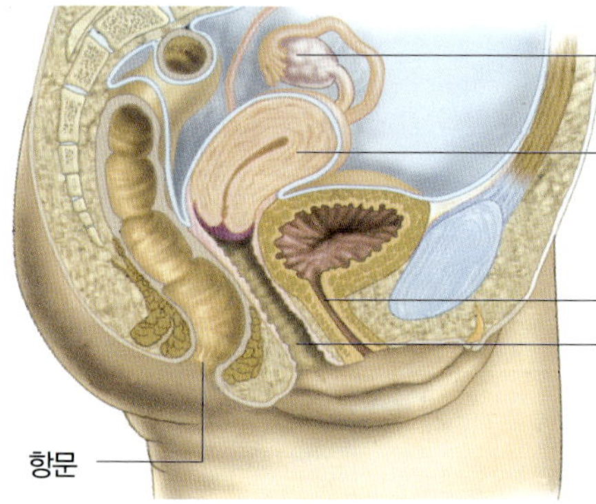

■ 발 반사구 위치

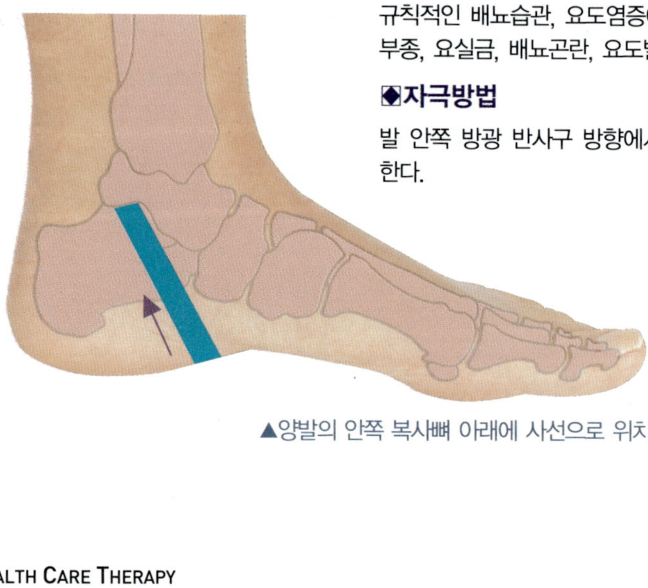

▲양발의 안쪽 복사뼈 아래에 사선으로 위치

◈관련증상

류머티스 관절염, 배뇨 곤란, 여성 냉증, 요실금, 요도 발열, 요도 염증

◈자극시 효과

규칙적인 배뇨습관, 요도염증에 대한 면역력 증강, 요도염증, 부종, 요실금, 배뇨곤란, 요도발열 등의 예방 및 면역력 증강

◈자극방법

발 안쪽 방광 반사구 방향에서 발뒤꿈치 사선방향으로 자극한다.

6. 전두동 (Frontal sinus 이마뼈 동굴)

눈 바로 위쪽의 이마 부위에 위치하며 전두동의 내벽은 섬유조직과 미세한 점막으로 되어 있어 노래를 부르거나 소리를 낼 때에 소리의 폭을 넓혀 음의 파동작용을 하는 곳이다. 코를 통해 들어간 이물질 및 먼지, 병균등을 차단시키는 감염예방의 역할을 하기도 한다.

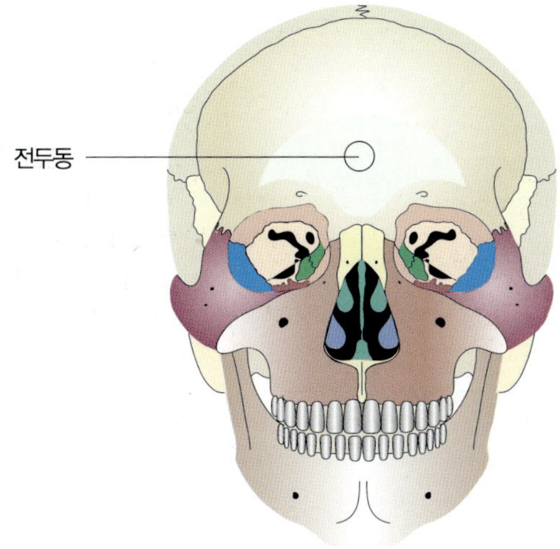

■ **발 반사구 위치**

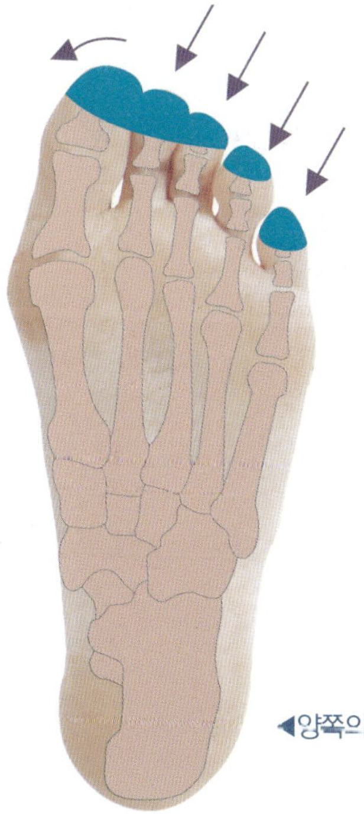

◀양쪽의 다섯 발가락 맨 끝 부분에 위치

◆관련증상

축농증, 두통, 건망증, 뇌졸중, 뇌질환, 고혈압, 불면증

◆자극시 효과

집중력 향상, 축농증에 대한 면역력 증강, 건망증, 불면증, 두통 등의 예방 및 면역력 증강

◆자극방법

다섯발가락끝을 정면에서 눌러 위에서 아래 방향으로 자극한다.

7. 뇌하수체 (Pituitary gland)

뇌간 밑에 위치하며, 약 0.6g 정도이며, 직경 1~1.5cm 정도의 타원형의 콩알 만한 크기이다. 체내의 모든 내분비기관을 총지휘하는 분비선으로 전엽과 후엽으로 나뉘어져 있고, 전엽은 75%, 후엽은 25%로 구성되어 있으며 난포의 성숙, 부신피질의 기능촉진, 인체의 성장발육에 관여하는 호르몬을 분비한다.

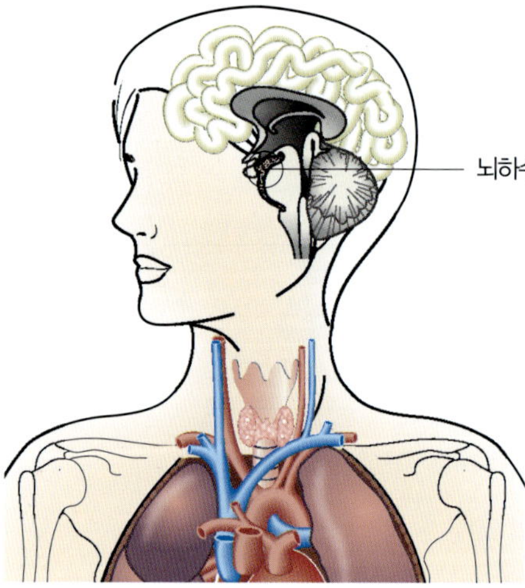

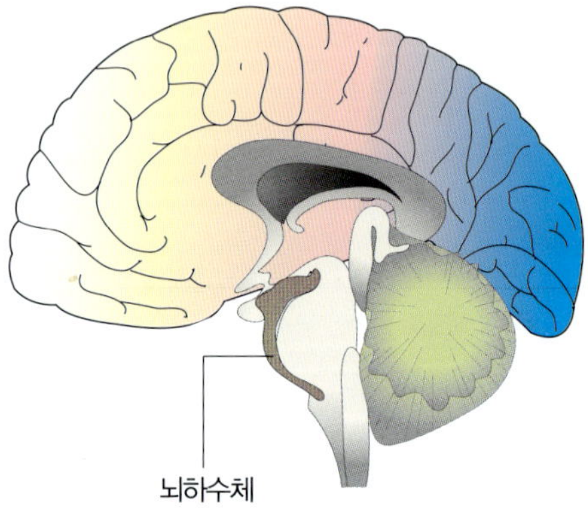

■ 발 반사구 위치

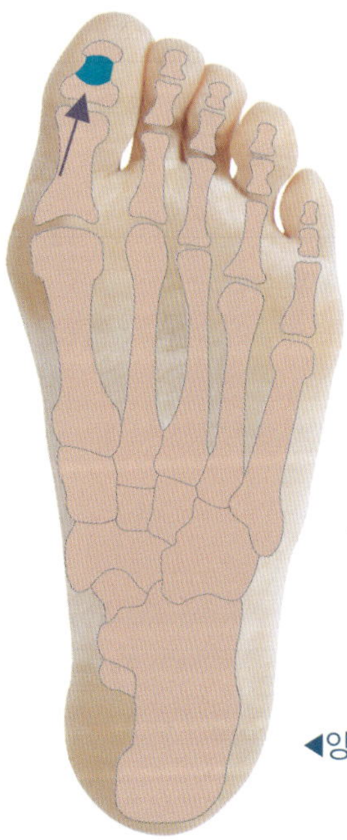

◀양발 엄지발가락 바닥의 중앙부위

◆관련증상

자궁수축, 불감증, 당뇨, 발육부진, 비만, 내분비 기능의 실조, 허약

◆자극시 효과

체내의 호르몬을 조절, 내분비 기능촉진, 근육의 긴장 조절, 아드레날린 분비와 물질대사촉진, 불감증, 내분비 기능 실조, 발육부진 등의 예방 및 면역력 증강

◆자극방법

엄지발가락의 바닥 · 정중앙을 지그시 눌러 상 · 하 · 좌 · 우로 자극한다.

8. 소뇌 (Cerebellum)

대뇌의 후두엽 아래쪽, 연수와 교뇌의 뒤쪽에 위치하며 약 120g정도 이며 좌, 우 두 개의 반구로 되어 있다. 근육의 긴장과 인체의 평형감각을 관여하며 신체운동의 조정과 자세교정을 관여하는 대뇌의 자문기관으로써 근육활동과 근육긴장에 관여한다.

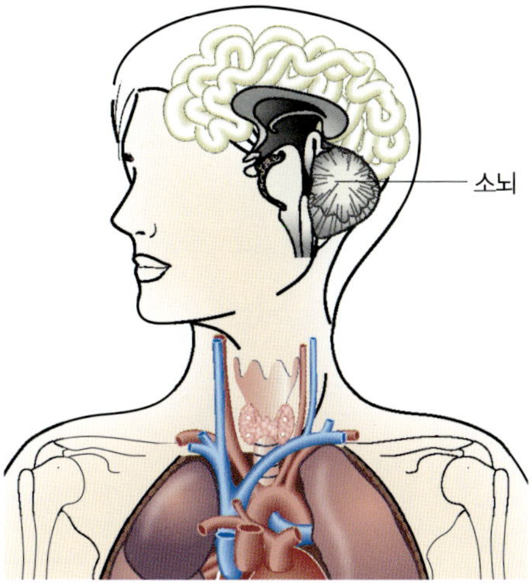

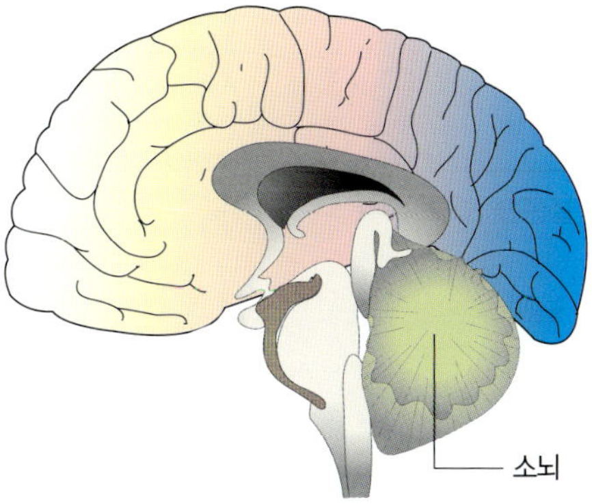

■ 발 반사구 위치

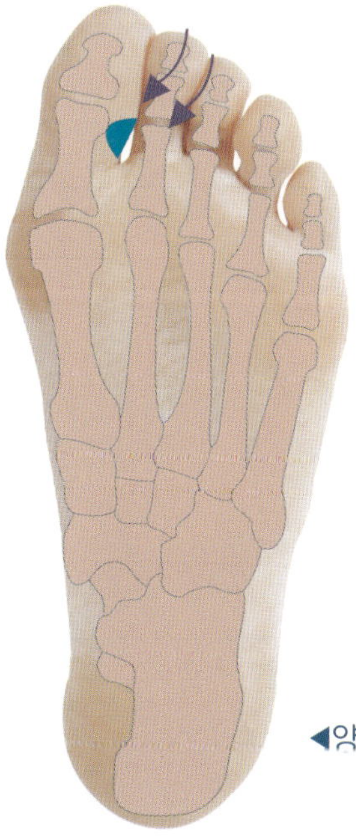

◀양발의 엄지발가락의 안쪽하단에 위치

◆관련증상

두통, 불면증, 뇌진탕, 무거움, 현기증, 고혈압, 머리무거움

◆자극시 효과

몸의 균형 조절, 불면증, 머리무거움, 뇌진탕, 현기증, 고혈압, 두통 등의 예방 및 면역력 증강

◆자극방법

엄지발가락의 내측면 밑부분을 외측면으로 자극한다.

9. 삼차신경 (Trigeminal Nerve)

교뇌의 외측부에서 기시하는 안신경, 상악신경, 하악신경의 혼합신경이며, 뇌신경중에서 가장 굵은 신경으로 얼굴전체의 신경인 눈, 볼, 이, 혀, 잇몸, 턱, 피부전체 등을 관여한다.

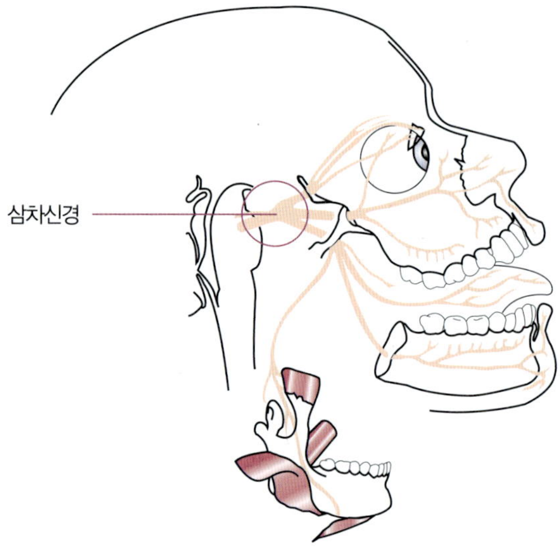

■ 발 반사구 위치

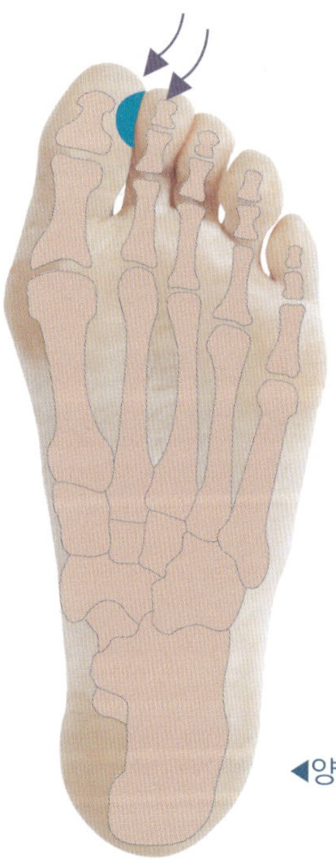

◀양발의 엄지발가락 바닥면의 측면에 위치

◈관련증상

안면신경마비, 불면증, 안면질환, 코의 질환, 편두통, 귀 등의 면역력 증강

◈자극시 효과

얼굴의 신경 및 근육의 조절, 눈의 신경 및 피로 회복, 몸의 긴장완화

◈자극방법

엄지발가락의 측면부위를 지그시 눌러 아래 방향으로 자극한다.

10. 코 (Nose)

얼굴의 외부에 존재하는 감각기관으로 해부학적으로는 안면에서 돌출한 코와 그 내부를 구성하는 비강으로 이루어져 있다. 호흡기계로 후각을 담당하는 기관이며 개인차나 신체 상태에 따라서 크게 달라질 수 있으며, 공기 속의 이물질을 제거하거나 공기의 가습과 가온에 관여한다.

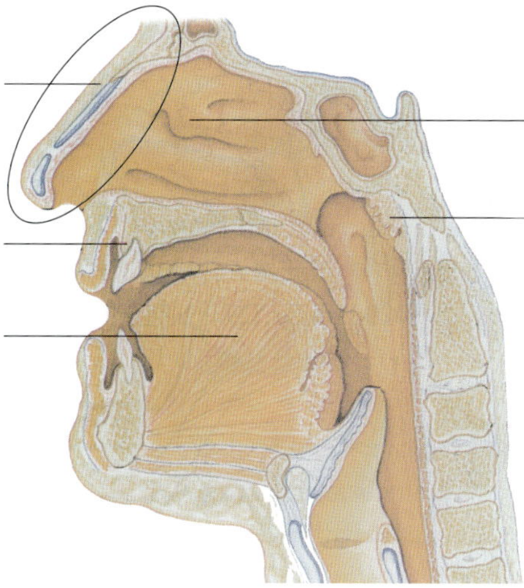

■ 발 반사구 위치

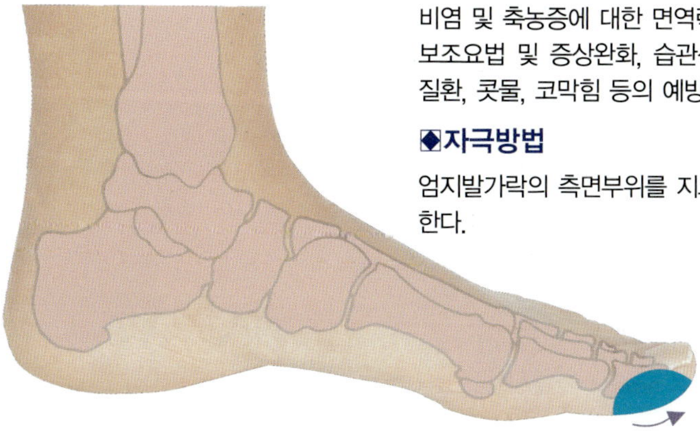

◆관련증상

급 · 만성비염, 코막힘, 과민성 비염, 콧물, 축농증, 코피, 각종 코 질환 등

◆자극시 효과

비염 및 축농증에 대한 면역력 증강, 코와 관련된 질병증상 보조요법 및 증상완화, 습관성 코피, 축농증, 만성비염, 코질환, 콧물, 코막힘 등의 예방 및 면역력 증강

◆자극방법

엄지발가락의 측면부위를 지그시 눌러 아래 방향으로 자극한다.

▲양발이 엄지발가락 발톱의 내측면과 아래면에 위치

11. 대뇌 (Cerebrum)

두 개강 안에 들어있는 좌우 두 개의 반구로 이루어져 있는 둥근 기관으로 전체 뇌의 무게중 80% 이상을 차지하는 가장 큰 부분이다. 좌뇌는 듣기, 말하기, 읽기, 정보처리, 언어기능 등의 논리적 사고에 관여하고 우뇌는 창조적, 공감각, 기억, 등의 지각기능을 통제 등을 관할한다.

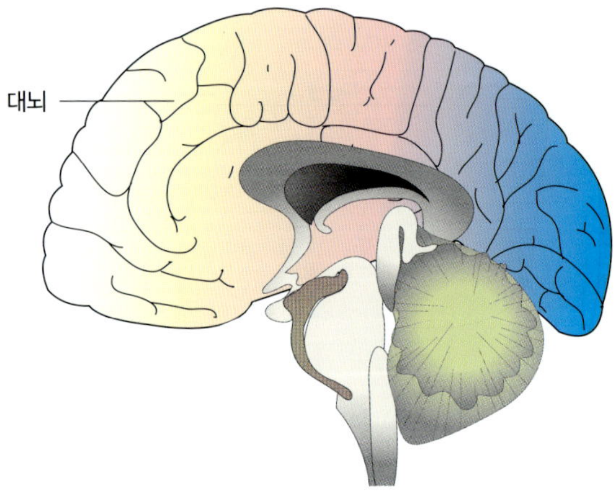

■ 발 반사구 위치

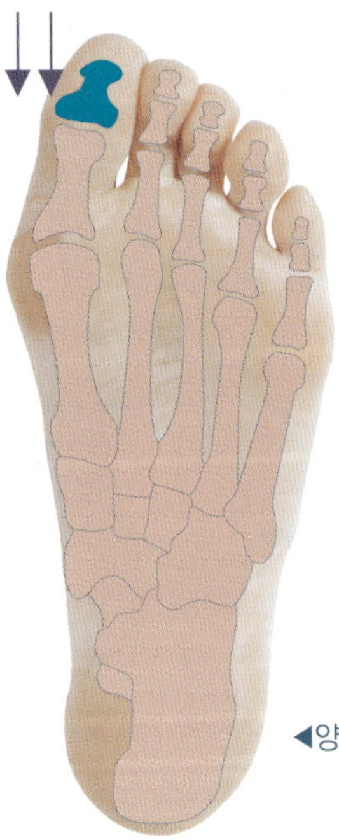

◀양발의 엄지발가락 바닥면 전체, 부위

◈관련증상

뇌졸중, 뇌진탕, 고혈압, 뇌성마비, 저혈압, 기억상실증, 어리러움증, 시 · 청각장애, 두통, 불면증 등

◈자극시 효과

신경조직을 조절하는 신호를 뇌로 보내어 인체의 균형유지, 신경조직 조절기능, 만성두통의 해소, 생체 항상성 유지, 성기능 향상, 성장촉진, 심신안정, 기억력 감퇴 등의 예방 및 면역력 증강

◈자극방법

엄지발가락의 발톱 방향에서 목 반사구 방향으로 지그시 눌러 자극한다.

12. 목 (Neck)

몸통과 머리 사이를 잇는 중요한 기관으로 인체에서 가장 무거운 머리를 받쳐 주는 곳이다. 목에 이상이 생길 경우 통증 및 어깨결림을 유발한다.

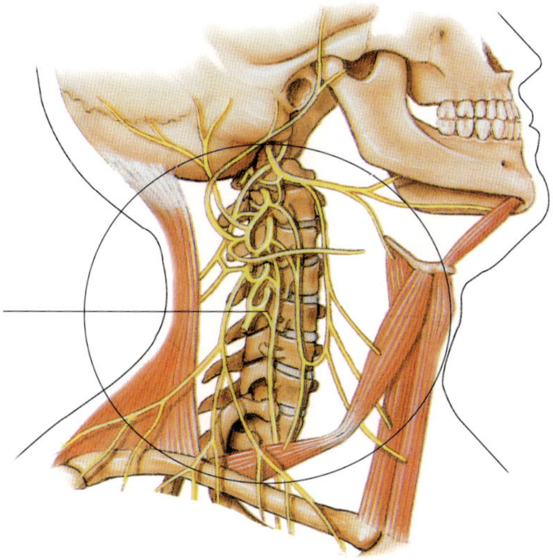

■ 발 반사구 위치

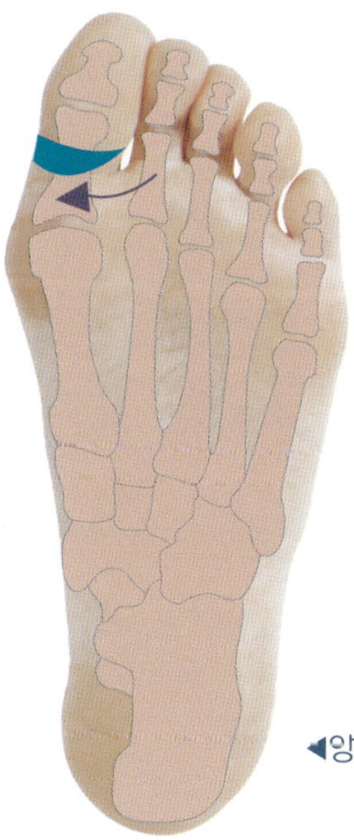

◀양발비닥의 엄지발가락 뿌리의 횡으로 위치

◈관련증상

감기, 기침, 경부의 조직손상, 고혈압, 천식, 호흡장애, 기관지확장증, 인두염, 급성 인두염, 후두염

◈자극시 효과

긴장완화, 혈액량의 증가 및 근육뭉침, 오십견 및 사십견, 목의 통증, 만성피로 증후근, 두통 등의 예방 및 면역력 증강

◈자극방법

엄지발가락의 안쪽변에서 바깥쪽 방향으로 자극한다.

13. 경추 (Cervical vertebrae 목뼈)

척추에서 머리쪽에 위치한 가장 작은 7개의 뼈로 구성된 목에서부터 어깨까지를 말하며, 두개골을 받쳐 주며 머리를 움직일 수 있도록 해주는 기능을 하며 대뇌에서 신체의 각 부위를 지시하는 중요한 중추신경이 통하는 곳이다.

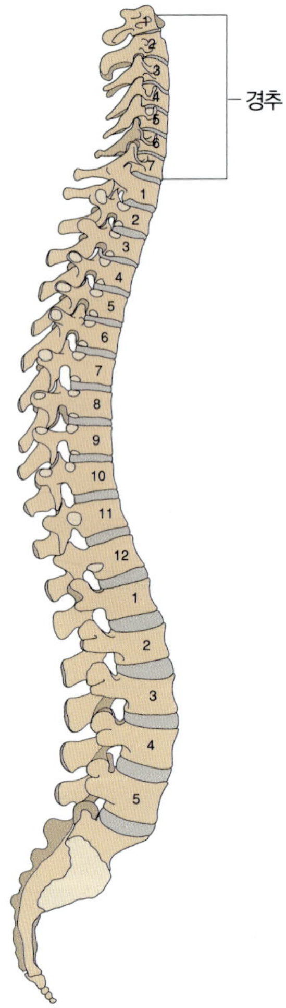

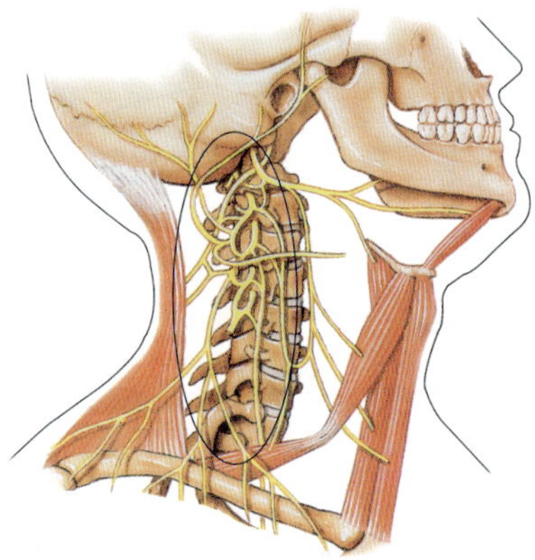

■ 발 반사구 위치

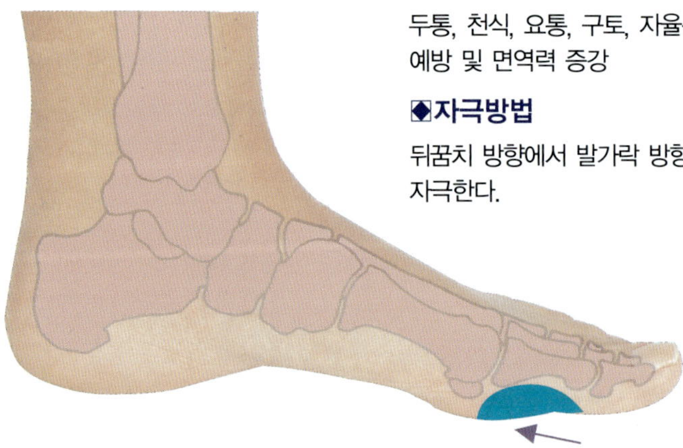

◆관련증상

두통, 천식, 구토, 목결림, 자율신경실조증, 요통

◆자극시 효과

두통, 천식, 요통, 구토, 자율신경 실조증, 목부위 결림 등의 예방 및 면역력 증강

◆자극방법

뒤꿈치 방향에서 발가락 방향으로 가볍게 누른 후 당기듯이 자극한다.

▲양발 엄지발가락의 내측면 제 1지골관절 부위에 위치

14. 부갑상선 (Parathyroid gland)

갑상선의 후면에 각각 2쌍씩 총 4개로 구성된 암갈색의 타원체의 내분비기관이며, 무게는 0.2~0.5g 정도이며, 너비 3~5mm, 두께 1~2mm이다. 생명유지에 필수적인 인과 칼슘의 대사를 조절하며 뼈나 치아의 발육에 영향을 주며, 염증억제, 상처의 치유 촉진, 혈액 응고 작용 등에 영향을 미친다. 여성의 폐경이 이후에 뼈의 칼슘 소실 예방에 효과적인 반사구이다.

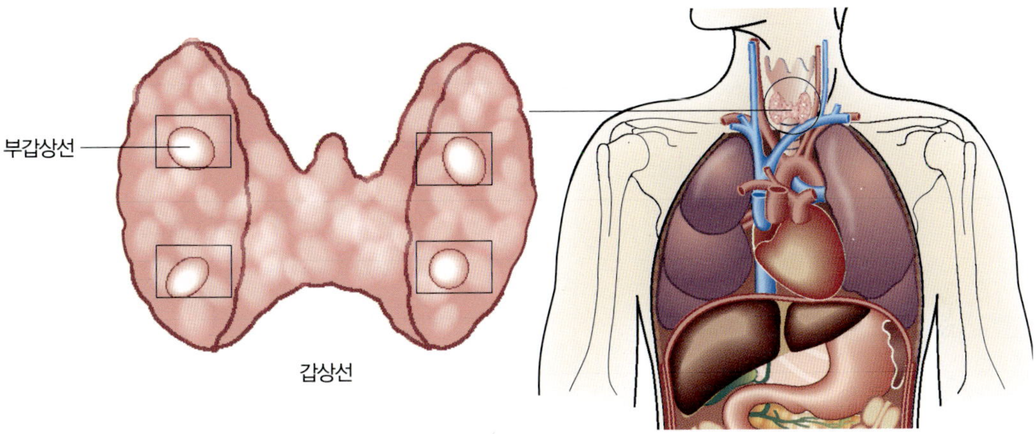

■ 발 반사구 위치

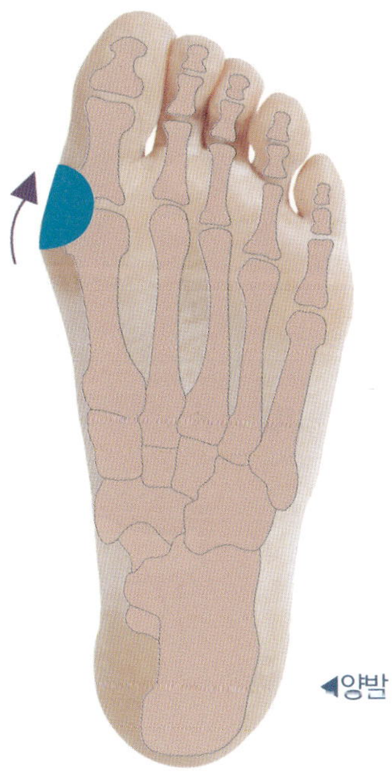

◀양발 엄지발가락의 제1지골과 중족골의 연결되는 측면에 위치

◈관련증상

수족마비, 부갑상선 기능저하증, 간질병, 부갑상선염, 수전증, 비만, 불면증

◈자극시 효과

신경전달물질의 기능촉진, 정신불안 해소, 심신안정, 구안와사, 생리불순, 간질, 수족마비 등의 예방 및 면역력 증강

◈자극방법

경추방향에서 흉추방향으로 지그시 눌러 자극한다.

15. 갑상선 (Thyroid gland)

후두의 아래부터 기관 상단 부에 걸쳐 있는 것으로 무게는 30~60g의 적갈색의 나비모양의 인체의 중요한 내분비선의 하나로 심장 박동수의 유지 및 체내의 산소량 조절, 생식선의 발육과 성숙촉진, 신진대사를 항진시킨다.

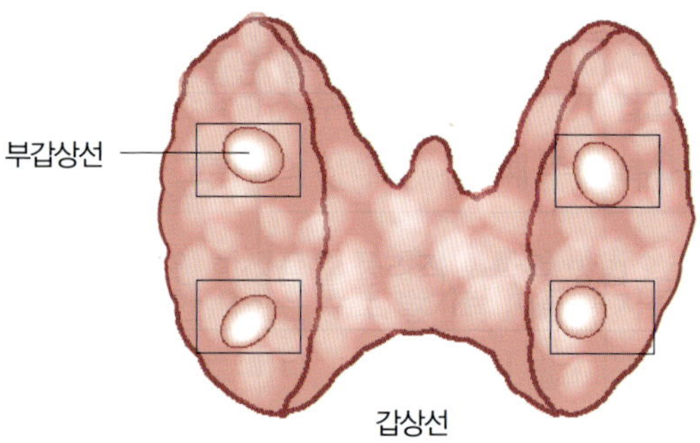

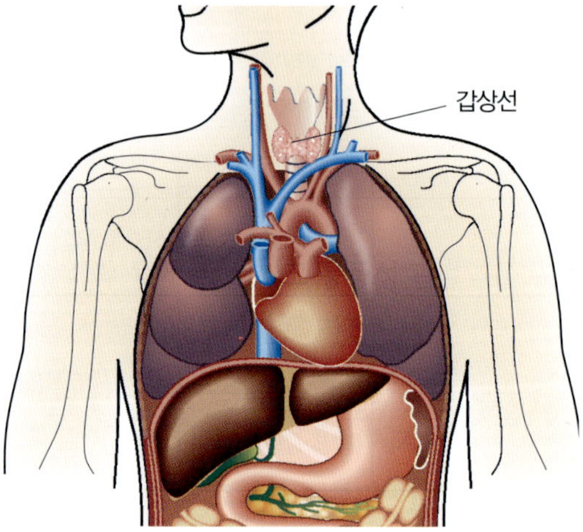

■ 발 반사구 위치

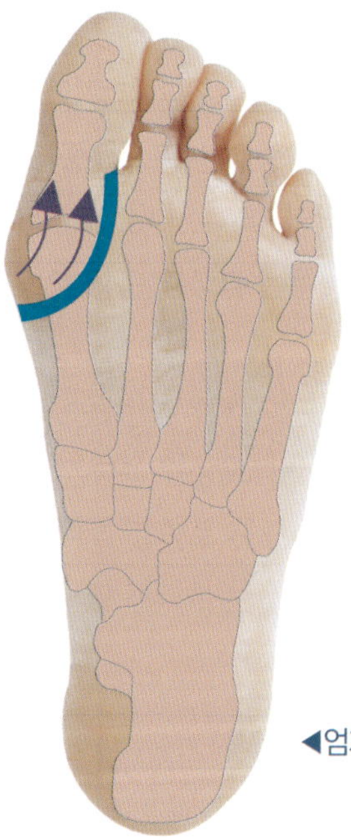

◈관련증상

갑상선 비대증, 비만, 손,발저림, 야뇨, 갑상선 기능저하증 등

◈자극시 효과

호르몬 분비 촉진, 비만관리, 갑상선 이상, 불면증, 정신불안 등의 예방 및 면역력 증강

◈자극방법

지그시 눌러 발가락 방향으로 밀면서 자극한다.

◀엄지발가락과 검지발가락사이에서 중족골 상단의 횡으로 된 안 쪽에 위치

16. 눈 (Eye)

다른 감각기관에 비해 바깥에 노출되어 있는 곳으로, 얼굴 양측의 안와라는 뼈가 쑥 들어간 곳에 위치해 있는 평균지름이 24mm정도의 중추신경계로써 시각을 담당하는 곳이며 색과 빛을 감지하는 기능과 사물의 형태를 확인하는 기능을 한다.

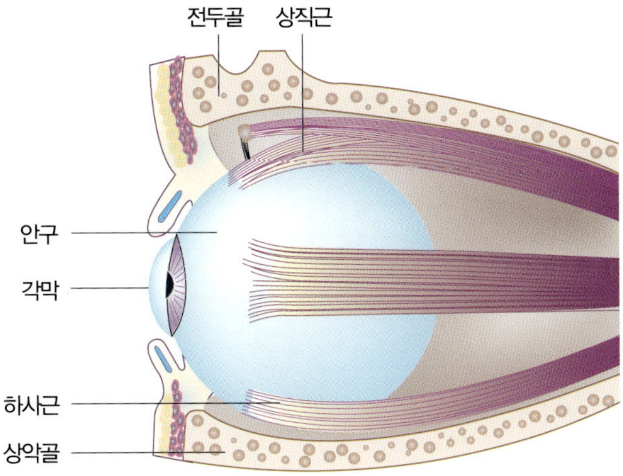

■ 발 반사구 위치

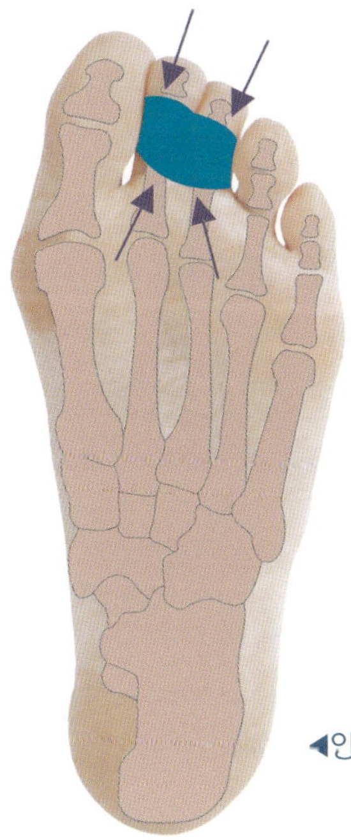

◈관련증상

충혈, 근시, 각막염, 결막염, 노안, 백내장 등의 면역력 증강

◈자극시 효과

시신경의 혈액순환 증가 및 시력 회복, 시력증강, 결막염, 근시, 노안, 백내장 등의 예방 및 면역력 증강

◈자극방법

발가락 제 1관절 끝에서 제 3관절 방향 또는 발가락 제 3관절 시작부위에서 제 1관절 끝 방향으로 지그시 눌러 자극한다.

◀양발이 둘째 셋째 발가락 제 1관절 끝부분에서 제 2관절 전체에 위치

17. 귀 (Ear)

좌우 외측에 있는 외이와 측두골의 추체골에 있는 것으로 중이 및 내이로 나뉘며, 청각과 평형감각을 관장하는 감각기관으로 주변의 소리를 모아 듣는 곳이다.

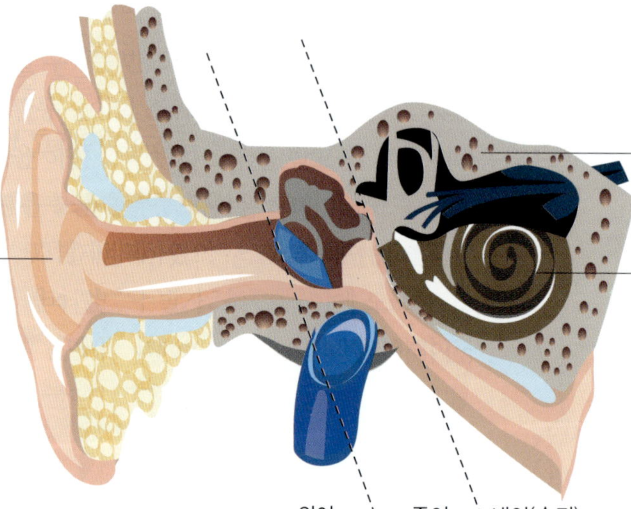

■ 발 반사구 위치

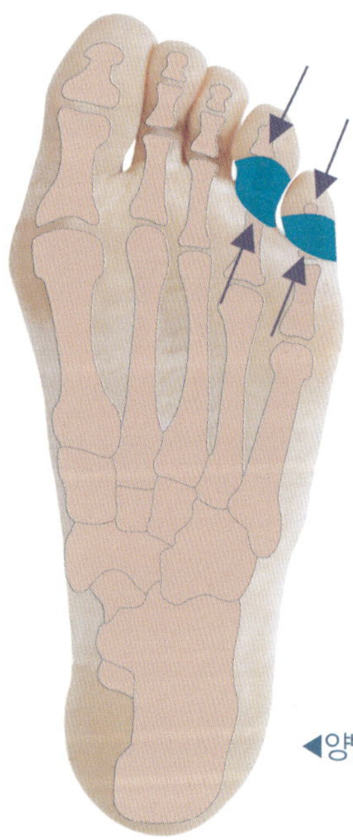

◈관련증상

암질환, 이명, 목의 질환, 중이염, 코, 각종귀 질환 등

◈자극시 효과

청각기능 및 균형 조절 기능을 높혀 준다.

◈자극방법

발가락 제1관절 끝에서 제3관절 방향 또는 발가락 제3관절 시작부위에서 제1관절 끝방향으로 지그시 눌러 자극한다.

◀양발의 발바닥 제 4 · 5번째 발가락 제1관절 끝부위에서 제 2관절 전체에 위치

18. 승모근 (Trapezius muscle 등세모근)

어깨의 목부위에 있는 삼각형의 근육으로 인체에 있어서 머리, 어깨, 양쪽 팔을 움직일 수 있게 하는 근육이다. 다른 근육에 비해서 쉽게 긴장이 되며 통증을 유발할 수 있다.

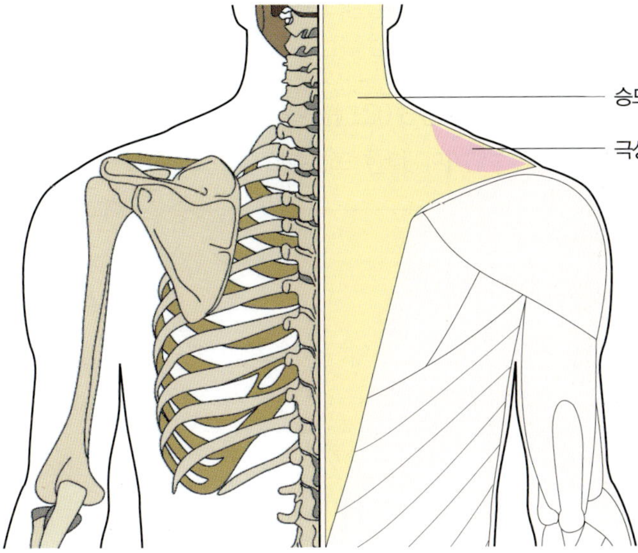

용 어

승모근 → 등세모근
극상근 → 가시위근

■ **발 반사구 위치**

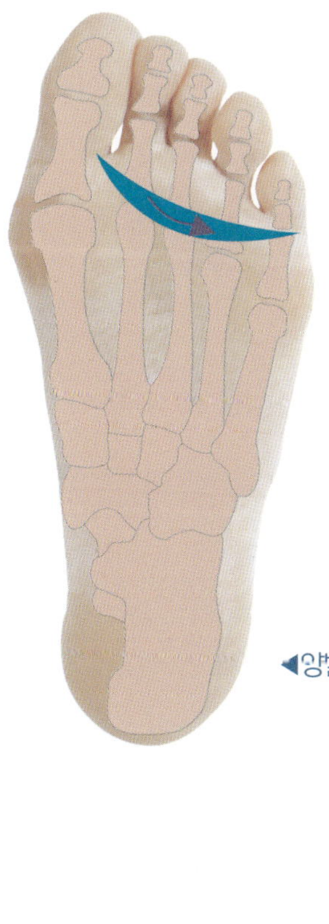

◀양발바닥 면 제2~5번째 발가락의 제1관절 시작부분 아래쪽에 횡으로 위치

◆관련증상

목의 경직, 목결림, 어깨결림, 손저림과 마비 등

◆자극시 효과

어깨결림, 어깨통증, 목 결림, 손의 저림, 마비, 목의 경직 등의 예방 및 면역력 증강

◆자극방법

발가락 방향에서 발바닥 방향으로 지그시 눌러 자극한다.

19. 폐(Lung 허파), 기관지(Bronchial tubes)

흉강 속에 유치하며 흉강의 대부분을 차지하는 좌 · 우 1쌍의 실질적인 장기로 여성은 930g, 남성은 1,060g의 무게이며, 길이는 약 10~11cm가량의 관이며, 횡경막 위에 얹혀져 있다. 이산화탄소와 산소의 교환을 담당하는 곳이며 호흡을 통해서 혈액의 산소를 공급하며, 혈액내의 이산화탄소를 체외로 내보내는 작용을 한다.

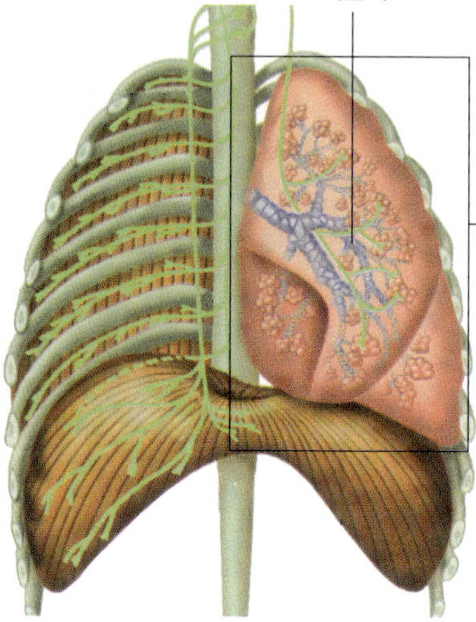

■ 발 반사구 위치

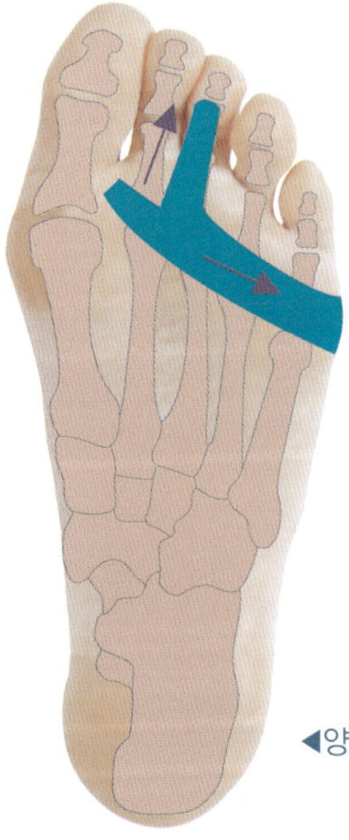

◈관련증상

폐렴, 기관지 천식, 호흡기 질환, 폐암, 감기, 기관지염 등

◈자극시 효과

산소공급을 원활, 호흡관련한 기관의 기능 강화, 가래, 기침, 폐렴, 천식 등의 예방 및 면역력 증강

◈자극방법

승모근 반사구에서 발뒤꿈치 방향으로 자극한다.

◀양발바닥 제 2~5번째 발가락의 중족골 상단에 횡으로 위치

20. 위 (Stomach)

인체의 좌측 횡경막 아래에 소장과 식도사이에 주머니처럼 위치해 있으며, J자 형태로 3천 5백만 개 이상의 선(腺)에서 하루 3ℓ의 위액(염산)을 분비하며, 펩신효소를 분비시켜 단백질 소화에 관여한다. 주요 기능은 음식물의 저장과 소화, 대장균 살균, 호르몬의 분비가 이루어진다.

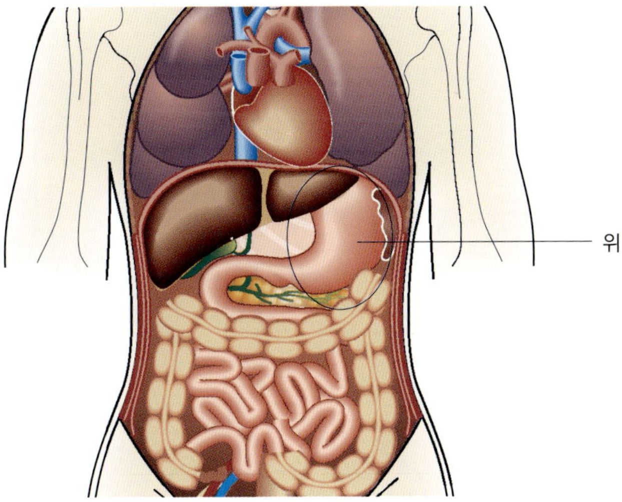

■ 발 반사구 위치

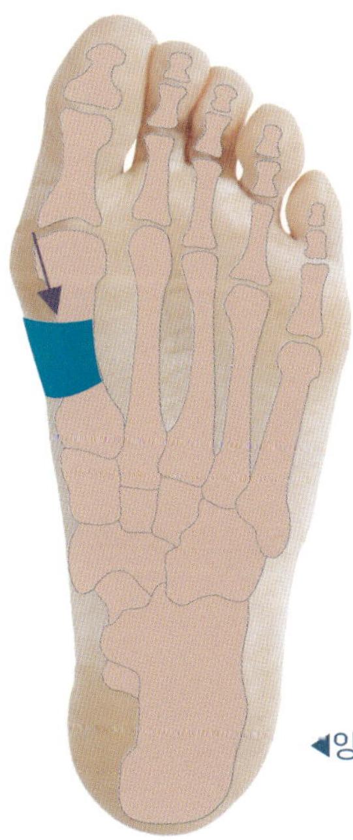

◈관련증상

구토, 위 질환(위염, 위암), 위산 과다, 소화불량, 위 하수, 위 확장

◈자극시 효과

소화 효소 촉진작용, 위 기능 강화, 위염, 위 하수, 소화불량, 위경련, 위산과다 등의 예방 및 면역력 증강

◈자극방법

엄지발가락 방향에서 뒤꿈치 방향으로 자극한다.

◀양발바닥 엄지발가락선이 중족골 하단 즉 갑상선 반사구 바로 아래 위치

21. 췌장 (Pancreas 이자)

위의 바로 아래에 제 1~2요추 높이에 위치하며 약 58g~70g이며, 길이는 약 12~15cm의 길고 가는 장기이다. 췌장에서 분비되는 인슐린은 탄수화물을 포도당으로 전환시켜 체내의 혈당을 조절하며, 음식물의 소화와 영양소 전환을 도우며, 몸속의 혈당을 조절한다.

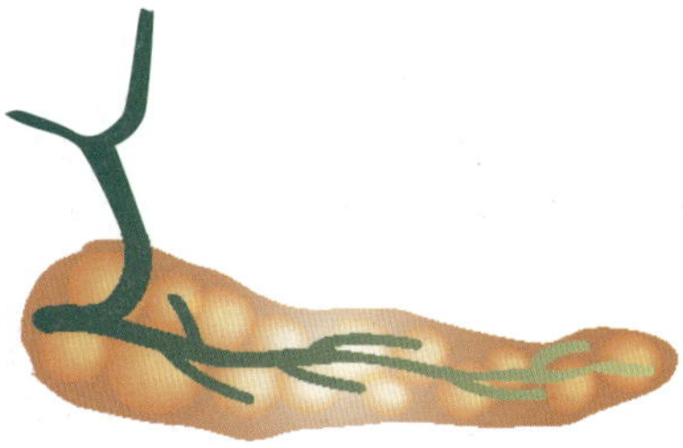

췌장

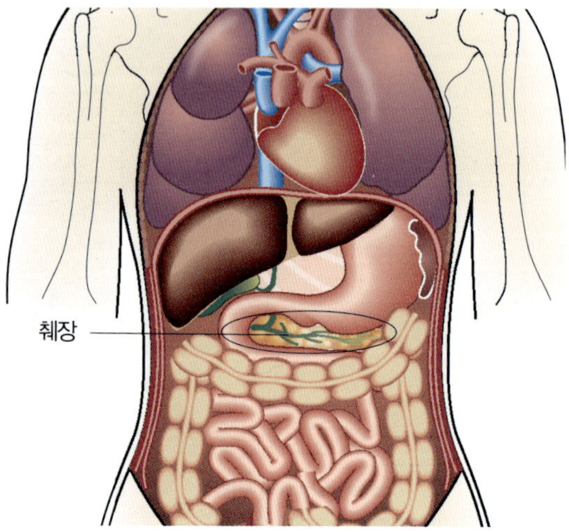

■ 발 반사구 위치

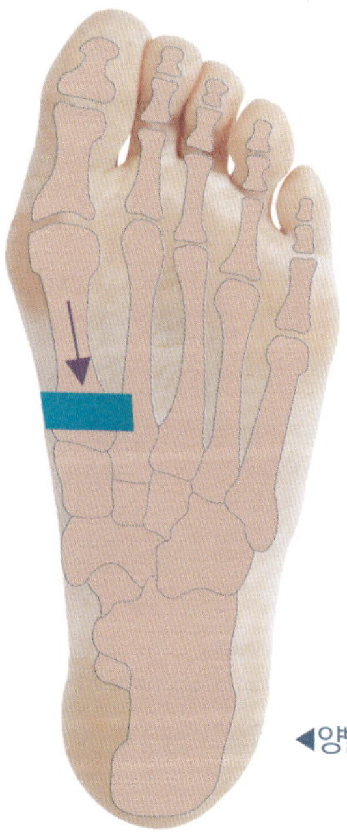

◈관련증상

급 · 만성 췌장염, 당뇨병, 췌장질환, 소화기계통의 기능장애 등

◈자극시 효과

인슐린 분비 및 소화액의 분비 원활, 전신피로감의 해소, 당뇨병, 소화기 계통의 이상 증상 등 예방 및 면역력 증강

◈자극방법

엄지발가락 방향에서 뒤꿈치 방향으로 자극한다.

◀양발바닥 위 반사구 아래 엄지발가락선의 중족골 하단에 위치

22. 십이지장 (Duodenum 샘창자)

유문에서 공장에 이르는 말굽 모양의 소장의 일부의 부위로 손가락의 12마디쯤(약 25cm)의 길이와 같다는 의미에서 붙여진 이름이며, 담낭에서 담관을 통해서 분비된 담즙과 췌장에서 들어온 췌액이 섞여 음식물을 소화시키기 쉬운 상태에서 소장으로 보내진다.

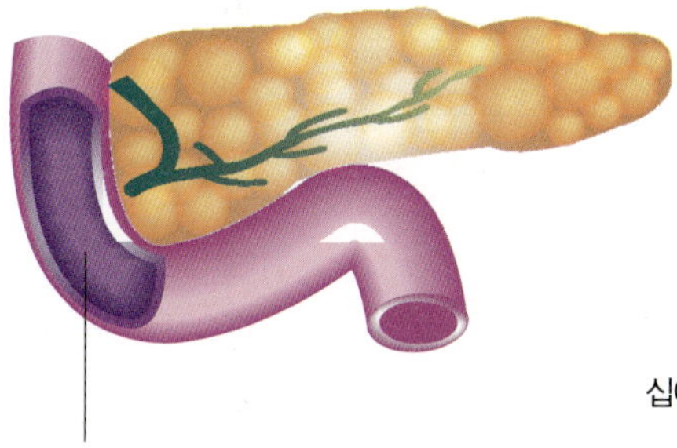

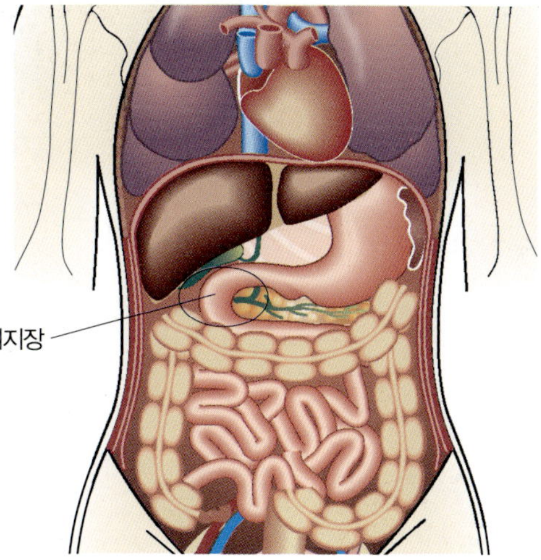

■ 발 반사구 위치

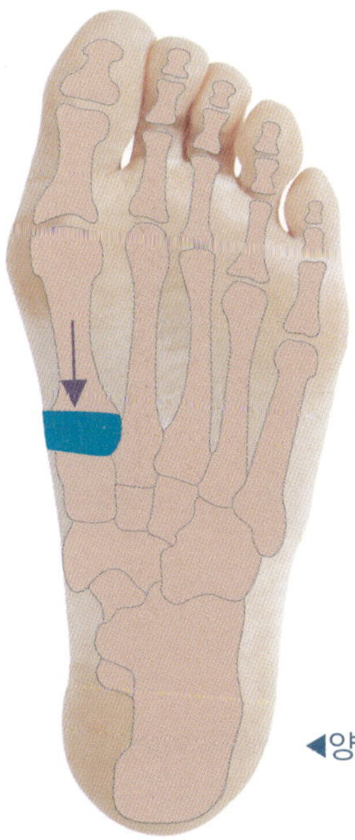

◀양발의 췌장 반사구 아래 중족골과 설상골의 선상에 위치

◆관련증상

십이지장 질환, 위 질환, 식욕부진, 십이지장 궤양, 소화불량, 식중독 등

◆자극시 효과

식욕증진, 위기능 장애, 십이지장 궤양, 소화불량, 식중독, 등의 예방 및 면역력 증강

◆자극방법

엄지발가락 방향에서 발뒤꿈치 방향으로 자극한다.

23. 복강 신경총 (Solar Plexus 명치)

복부 중간에서 많은 가지들을 내어 복강동맥 주위에 모여있는 신경으로써 흉강과 접하고 있으며, 일명 명치라고도 하며 뇌와 신경을 이어주는 민감한 부분으로 소화 기관 전반에 걸친 교감신경이며, 신경성 소화기 질환에 좋은 반사구이다.

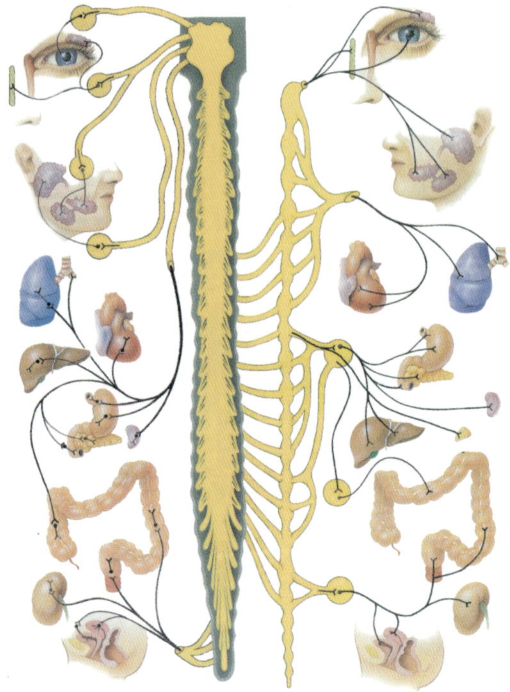

■ 발 반사구 위치

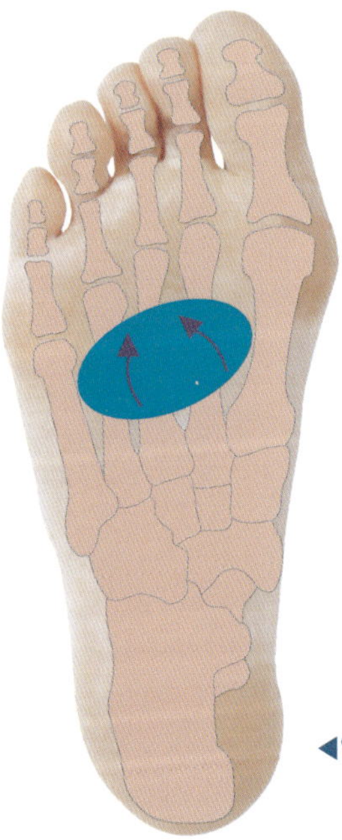

◀양발바닥 중족골 중앙 제5관절까지 오목한 곳에 위치

◈관련증상

소화기계통의 신경성 질환, 딸꾹질, 설사, 위경련, 위장장애, 신경과민, 천식, 피로, 긴장

◈자극시 효과

긴장, 피로, 천식, 신경과민, 위장장애, 위경련, 설사, 딸꾹질, 소화기계통의 신경성 질환 등의 예방 및 면역력 증강

◈자극방법

발가락 방향으로 좌 · 우 지그시 누른 후 원을 그리듯이 자극한다.

24. 심장 (Heart) → 간장 (오른발 P112 참고)

흉강 내 좌·우 폐사이에 위치하고, 자신의 주먹보다 약간 큰 크기이며, 무게는 약 350~600g으로 남자가 여자보다 무겁고, 두께 8cm, 길이 14cm 의 혈액을 공급하는 작용을 함으로써 노폐물, 에너지 및 가스 등을 효율적으로 이동시키는 역할을 하며, 인체의 모든 조직에 산소와 영양분을 혈액을 통해서 공급해주며, 이산화탄소는 폐를 통해서 체외로 배설시킨다.

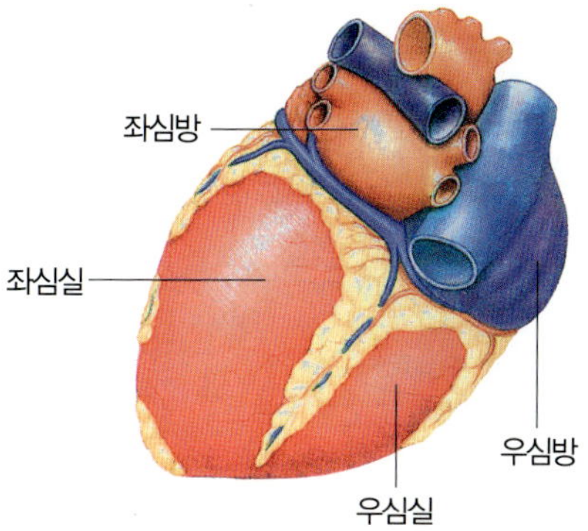

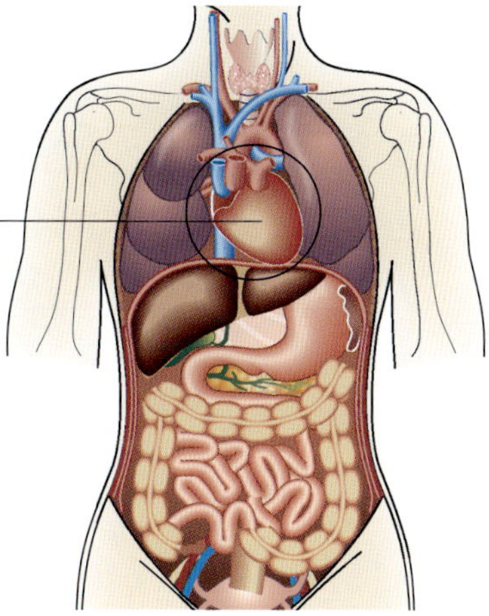

■ **발 반사구 위치**

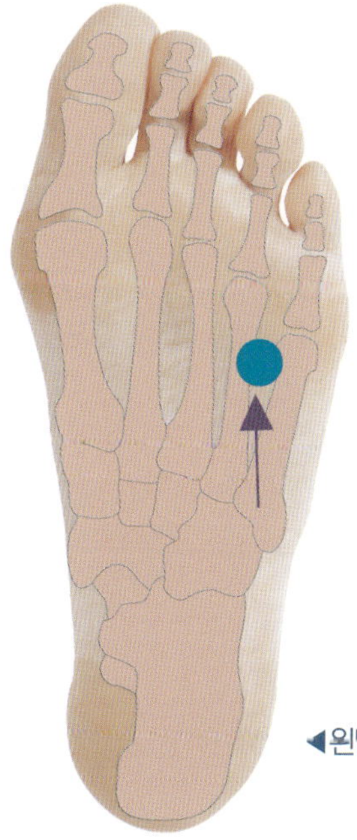

◀왼발의 발바닥 부위 제4·5번째 중족골 사이 하단에 위치

◈관련증상

동맥경화, 스트레스, 심장쇠약, 심장질환, 심부 전증, 심근경색, 협심증, 순환기 계통 질환 등

◈자극시 효과

맑은 혈액 공급, 심장병, 심근경색, 동맥경화, 스트레스 등의 예방 및 면역력 증강

◈자극방법

심장 반사구를 가볍고 부드럽게 자극한다.

25. 비장 (Spleen 지라) → 담낭 (오른발 P113 참고)

위의 뒤쪽, 복강의 좌측상부에 존재하는 곳으로 길이 10~12cm, 무게 170g, 넓이 6~8cm의 납작한 타원형의 장기이다. 림프구를 생산하는 인체를 보호하는 가장 큰 림프기관으로 항체의 생산 및 식 작용을 하며 적혈구의 저장 및 수명을 다한 적혈구의 파괴에 관여한다. 또한 백혈구 생성한다.

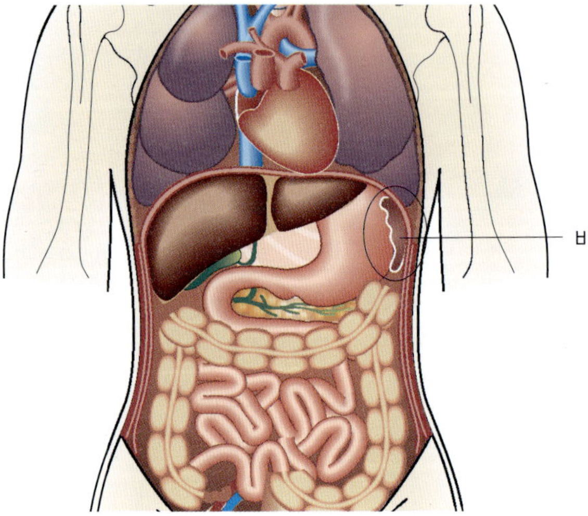

■ 발 반사구 위치

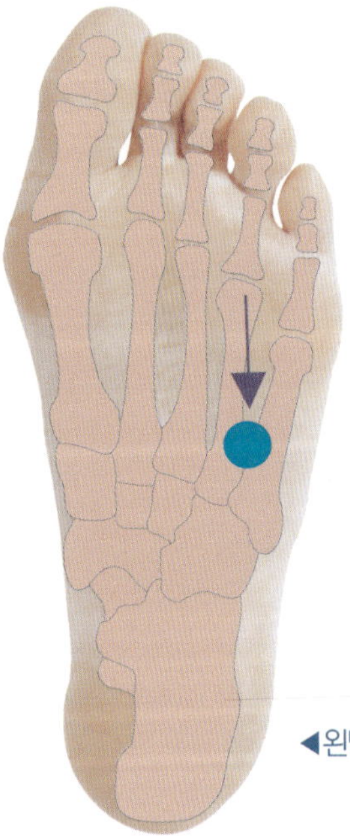

◈관련증상

염증의 면역력 증강, 항암기능 증대, 소화불량, 빈혈, 피부병(여드름), 식욕부진, 암, 발열

◈자극시 효과

병원체에 대한 항체의 생성촉진, 빈혈, 만성 피로, 당뇨병, 면역력 증강, 식욕부진, 소화불량, 등의 예방 및 면역력 증강

◈자극방법

심장반사구 방향에서 뒤꿈치 방향으로 지그시 눌러 자극한다.

◀왼발바닥 제 4 · 5번째 중족골 사이 상단 (심장반사구 아래)에 위치

26. 소장 (Small intestine 작은창자)

대장과 위 사이에 있는 것으로 길이 6~7m, 직경 2.5cm정도의 관으로 소장은 위쪽에서부터 유문을 지나 유문과 연결된 십이지장, 중간의 공장, 대장으로 이어지는 회장으로 구분된다. 간에서 생성된 담즙과 소장에서 분비된 소화액, 췌장에서 나온 췌액으로 연동운동을 하며, 음식물을 소화시키고, 영양을 흡수하는 곳이다.

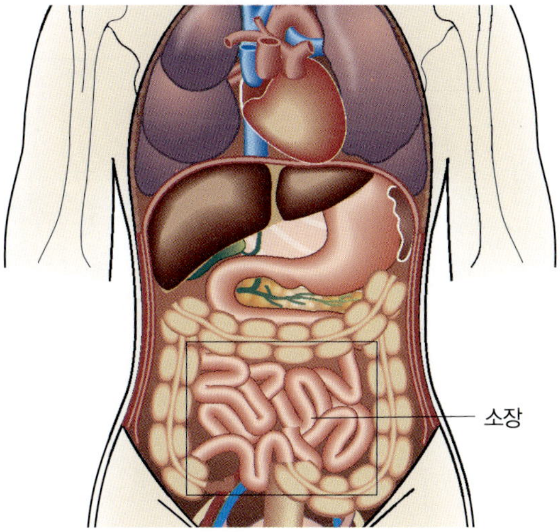

■ **발 반사구 위치**

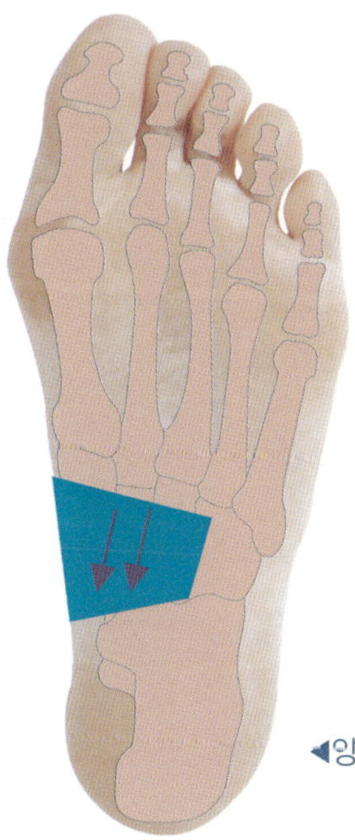

◆관련증상

소화기계의 질환, 영양실조, 설사, 복통, 급 · 만성장염, 장염, 식중독, 복부팽만감, 충수염, 만성피로, 탈모증세

◆자극시 효과

장염에 대한 면역력 증강, 설사 및 복통, 영양불량, 설사, 복통, 비만관리, 가스 소화불량 등 의 예방 및 면역력 증강

◆자극방법

발가락 방향에서 빌뒤꿈치 방향으로 지그시 눌러 자극한다.

◀양발바닥의 중앙 아래 오목한 부위에 위치

27. 횡행결장 (Transverse colon 가로주름창자) → 맹장 (오른발 P114 참고)

상행결장에 이어져있는 결장으로 길이가 약 50cm정도이며 결장중에서 길이가 가장 길며 복막으로 쌓여져 있고, 운동성이 강하다. 결장의 연동운동을 원활하게 해준다.

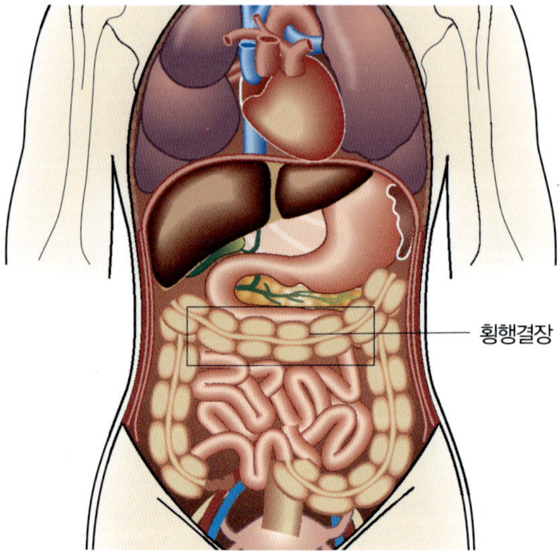

■ 발 반사구 위치

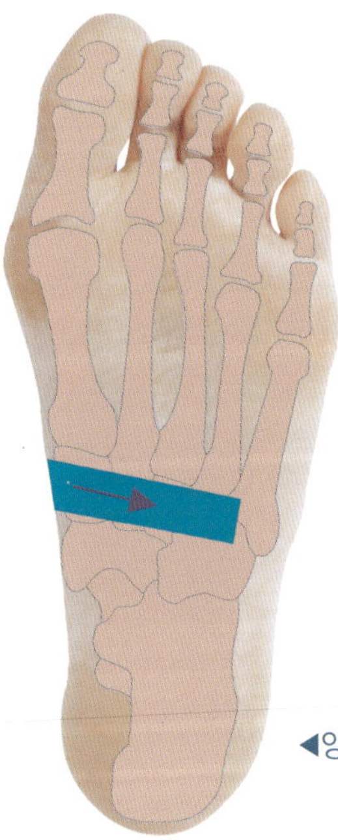

◈관련증상

설사, 장염, 복통, 소화기 계통의 질병, 변비

◈자극시 효과

원활한 연동운동 촉진, 장기능 활성화, 장염에 대한 면역력 증강, 변비, 설사, 복통 등의 예방 및 면역력 증강

◈자극방법

왼발은 발 안쪽에서 바깥쪽으로 오른발은 발바깥쪽에서 안쪽 방향 횡으로 자극한다.

◀양발 십이지장 반사구의 아래 횡으로 되어 4번째 발가락선이 연결되어 있는 부위

28. 하행결장 (Descending colon 내림주름창자) → 회맹판 (오른발 P115 참고)

횡행결장에서 꺽어지는 부분에서부터 시작해서 s장결장, 직장, 항문으로 연결되며 길이는 약 20cm이다. 소화되고 남은 음식물의 찌꺼기를 직장으로 내보내고 몸에서 필요한 무기질 및 수분 등을 재흡수하는 곳이다.

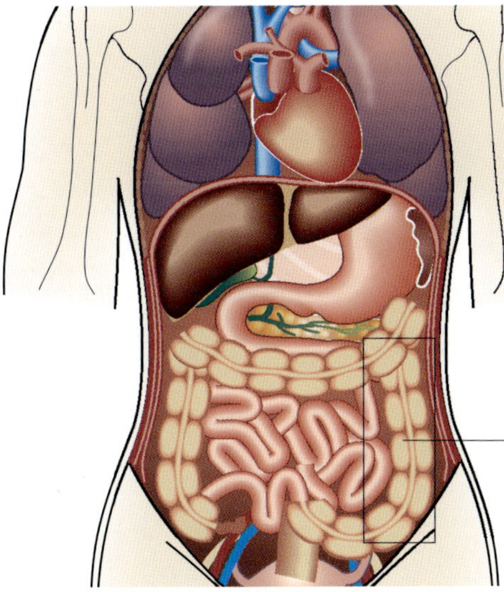

■ 발 반사구 위치

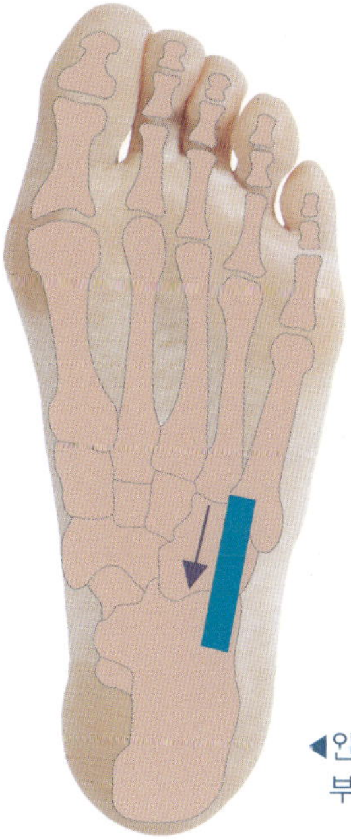

◀인발바닥 제 4 · 5번째 발가락 사이 중앙에서 뒤꿈치 방향으로 내려가는 부위에 위치

◆관련증상

장염, 변비, 설사, 복통, 소화기계통의 질환

◆자극시 효과

배변의 기능 및 상태조절, 복통, 설사, 변비, 장염, 소화기계통의 질환 등의 예방 및 면역력 증강

◆자극방법

횡행결장에서 꺾여 발뒤꿈치 방향으로 자극한다.

29. 직장 (Rectum 곧은창자) → 상행결장 (오른발 P116 참고)

대장의 마지막 부분으로 s상결장에서 시작해서 항문에 이르는 부위이며 길이는 약 20cm이다. 여성은 자궁과 질의 뒤에, 남성은 방광과 전립선 뒤에 위치한다. 내용물만 저장했다가 배설하는 기능을 하며 소화흡수는 전혀 이루어지지 않는 곳으로, 결장부에서 만들어진 변이 들어오게 되면 자율신경을 통해서 배변시기를 알려주게 된다.

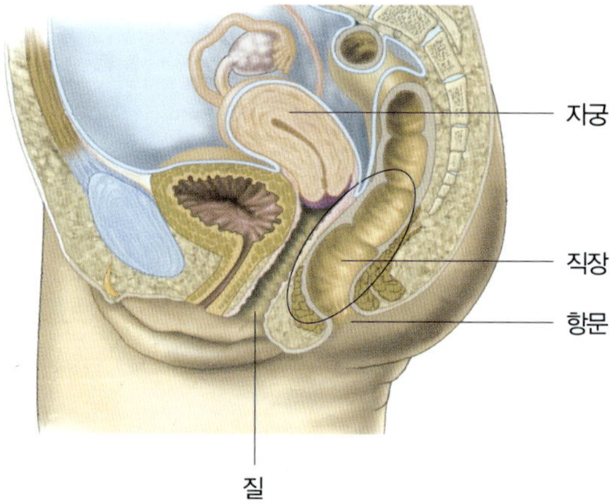

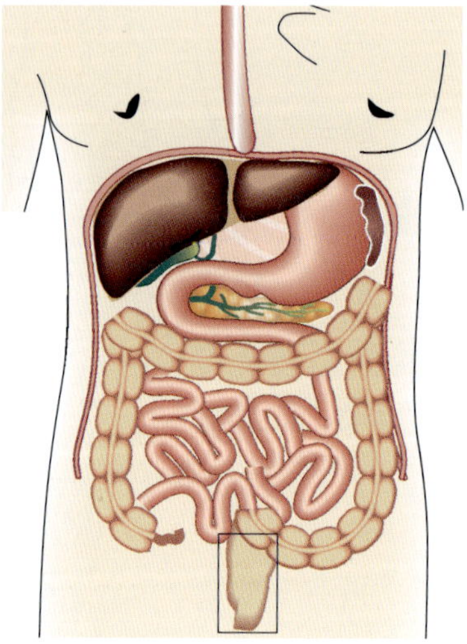

■ **발 반사구 위치**

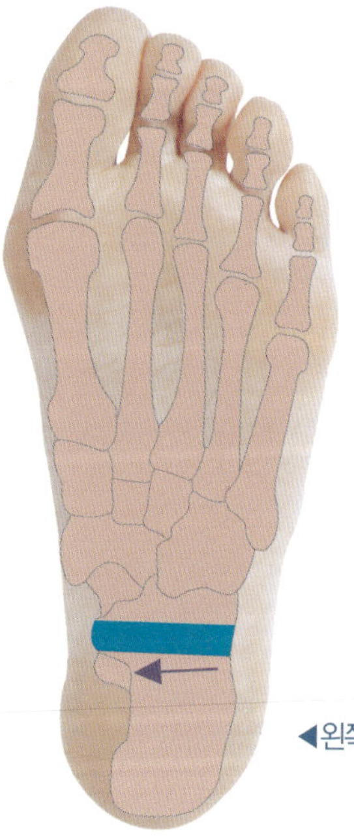

◀왼쪽 발바닥 소장 아래 횡으로 위치

◈관련증상

직장의 기능마비, 치질, 직장암, 직장염증, 직장 질환

◈자극시 효과

직장염에 대한 면역력 증강, 치질, 직장암, 직장염증, 직장 질환 등의 예방 및 면역력 증강

◈자극방법

하행결장 반사구 끝나는 방향에서 방광방향 횡으로 자극한다.

30. 항문 (Anus)

소화관의 가장 끝부분으로써 항문관의 전체 길이는 약 3cm정도이며, 직장의 근육운동으로 밀려나온 노폐물인 대변을 체외로 내보내는 곳이다.

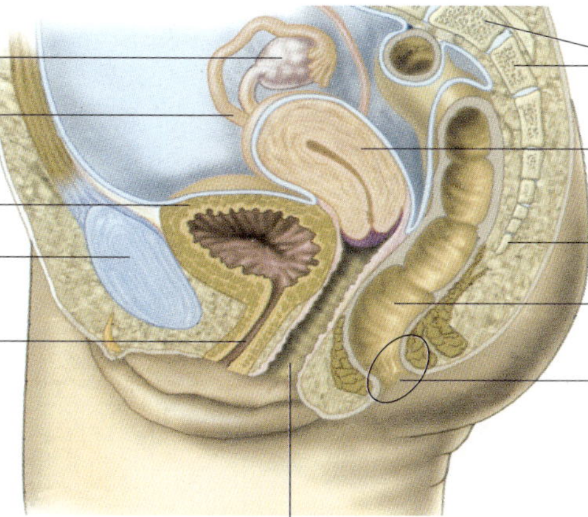

■ 발 반사구 위치

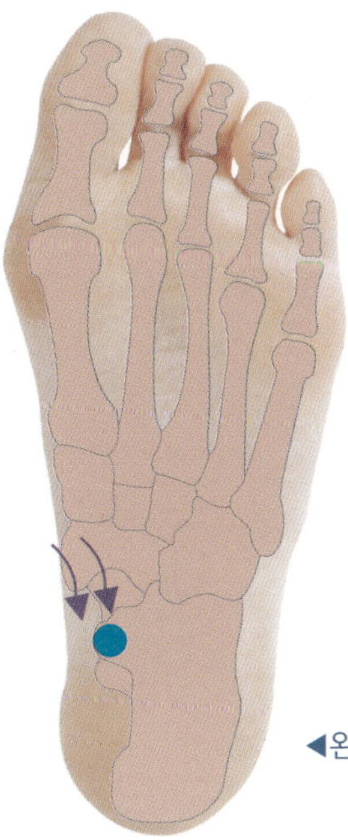

◈관련증상

항문출혈, 치질, 노관, 변비

◈자극시 효과

연동운동과 배변활동 정상화, 항문괄약근 운동, 치질, 항문출혈, 노관, 변비 등의 예방 및 면역력 증강

◈자극방법

직장 반사구 끝나는 방향에서 지그시 눌러 원을 그리듯이 하여 자극한다.

◀왼쪽발바닥의 방광 반사구 안쪽과 직장반사구 끝에 위치

31. 생식선 (Ovary 난소, Testis 고환)

- **난소** : 한쌍의 편평한 타원형으로 생긴 골반 내의 자궁 양쪽에 있는 것으로 여성호르몬을 분비하며, 난자의 생성 및 배란을 유도하여 생리주기 및 임신에 영향을 미치는 곳이다.
- **고환** : 음낭안에 들어있는 납작하고 타원형의 모양으로 좌 · 우 하나씩 있으며 정자와 정액을 생산하고 테스토스테론을 분비하여 근육발달에 영향을 미친다.

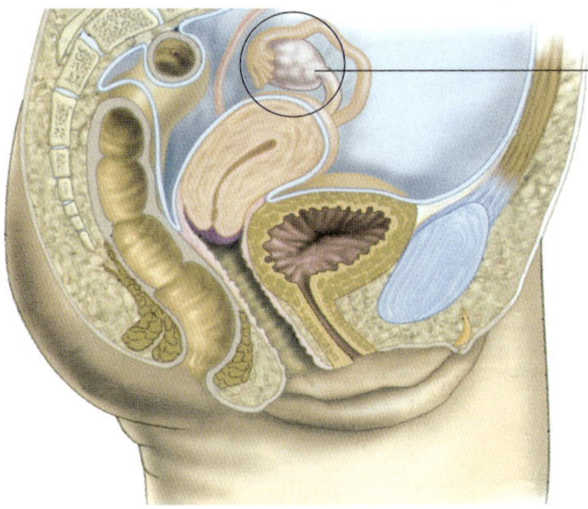

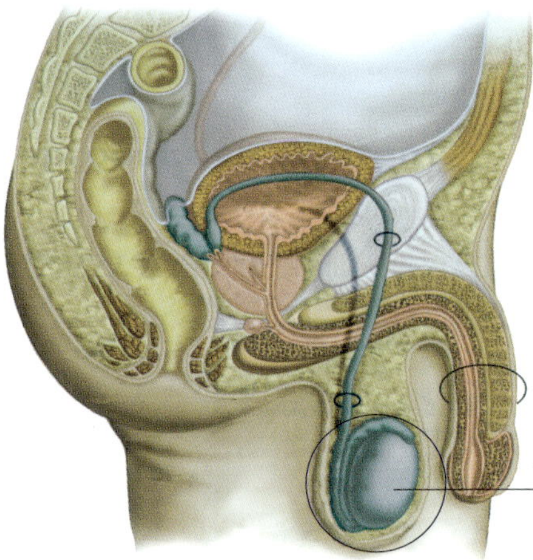

■ 발 반사구 위치

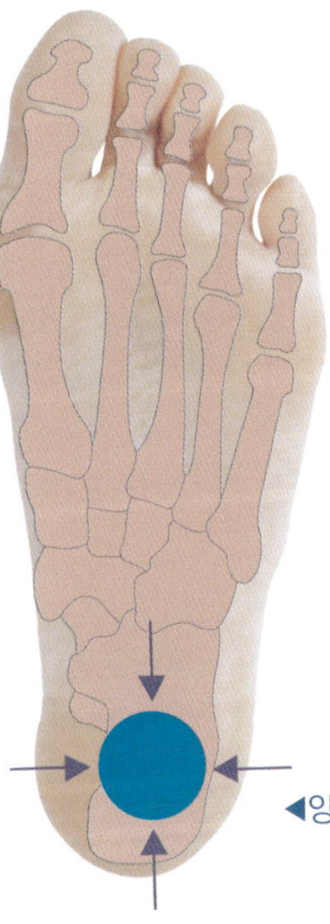

◀양발바닥 뒤꿈치 중앙지점

◈관련증상

갱년기 장애, 생리불순, 불면증, 불임증, 발육부진, 호르몬 밸런스 실조, 성욕감퇴

◈자극시 효과

성 호르몬 밸런스 조절, 호르몬 밸런스 조절, 성욕증강, 갱년기 증상완화, 불면증, 불임증, 발육부진 등의 예방 및 면역력 증강

◈자극방법

양발바닥 뒤꿈치 중앙부를 상하좌우로 눌러 자극한다.

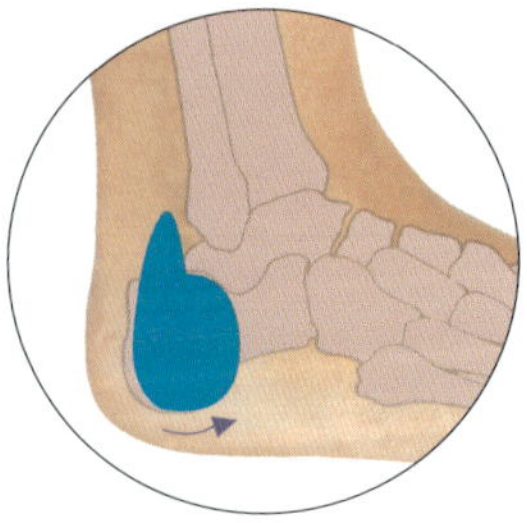

▲난소 · 고환 : 양발의 바깥 복사뼈 아래 위치

32. 흉추 (Thoracic vertebrae 복장뼈)

경추 아래에 위치하며 12개의 뼈로 형성되어 있고, 구조상 앞뒤로 뼈가 굽어져 있으며, 좌우에 늑골과 연결되어 있어서 매우 단단하여 신체를 지지함과 동시에 내장을 보호한다.

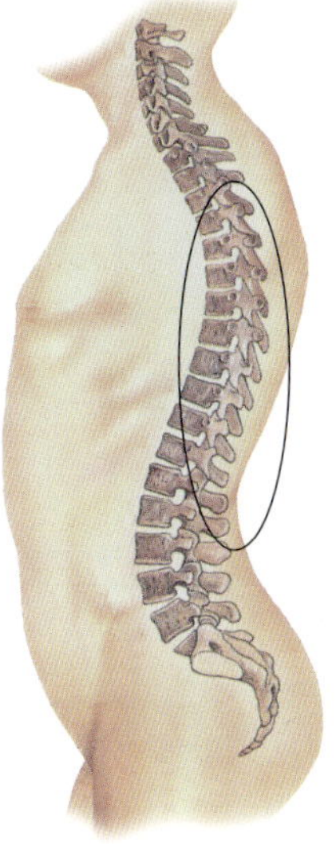

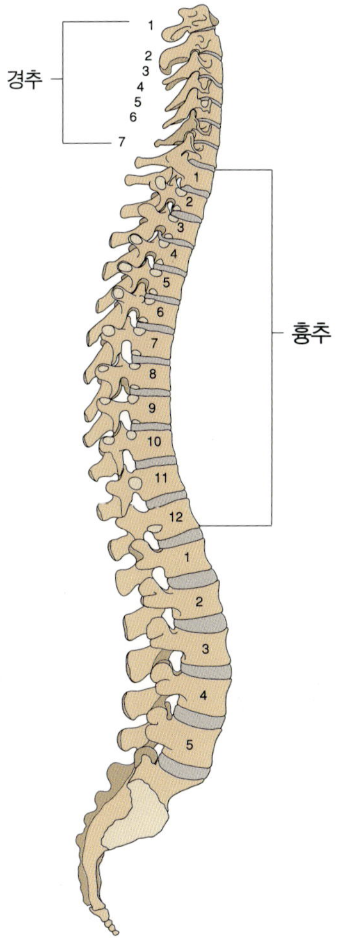

■ 발 반사구 위치

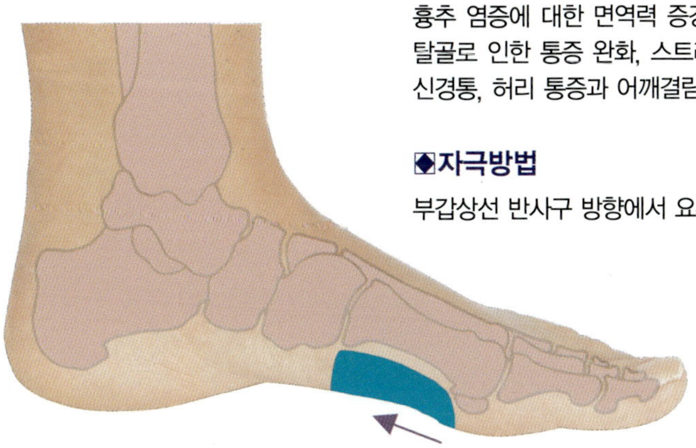

▲양발의 인쪽의 측면에 튀어나온 뼈부터 중족골 끝까지 위치

◈관련증상

가슴통증, 흉추염증, 허리통증, 어깨결림, 추간연골 돌출

◈자극시 효과

흉추 염증에 대한 면역력 증강, 생체의 항상성 유지, 추간판 탈골로 인한 통증 완화, 스트레스 해소, 미골통, 좌골신경통, 신경통, 허리 통증과 어깨결림 등의 예방 및 면역력 증강

◈자극방법

부갑상선 반사구 방향에서 요추 반사구 방향으로 자극한다.

33. 요추 (Lumbar 허리뼈)

흉추와 천골 사이에 위치해 있으며 5개의 뼈로 구성되어 있고, 다른 추골들에 비해 무겁고 커서 체중을 지탱하며 전진, 후퇴, 좌우 이동 및 구부림과 폄, 뒤로 젖힘 등의 운동기능을 담당하고 다양한 척추 질환의 원인이 될 수 있는 곳이다.

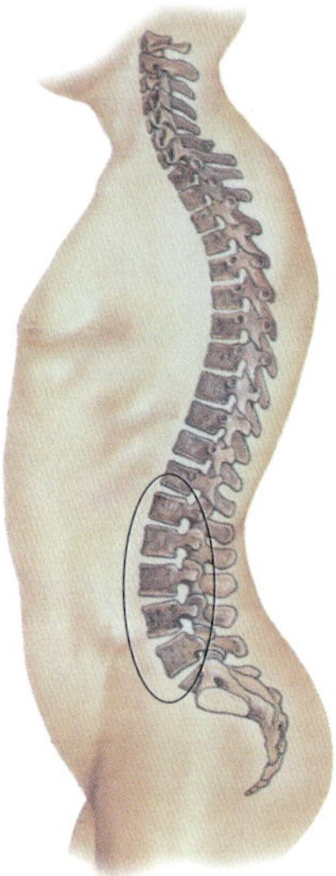

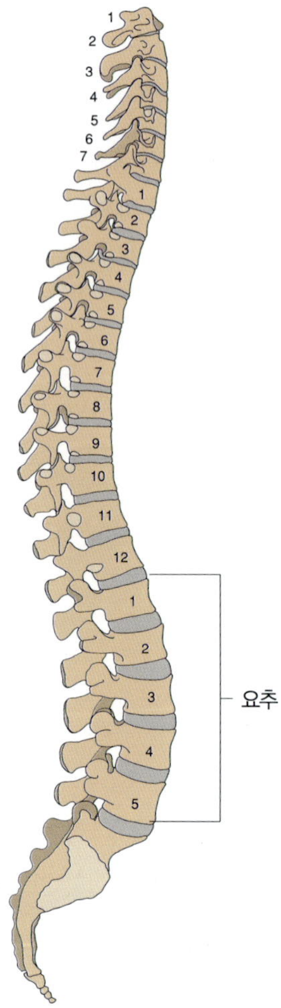

■ 발 반사구 위치

◈관련증상

미골통, 좌골신경통, 편두통, 요추염증, 어깨 결림, 추간연골 돌출, 요통, 골다공증, 요추 추간판 탈출(디스크), 변형성 척추증

◈자극시 효과

요통, 변형성 척추증, 골다공증, 신경통, 요추염증 등의 예방 및 면역력 증강

◈자극방법

흉추반사구 방향에서 선골 · 미골 반사구 방향으로 자극한다.

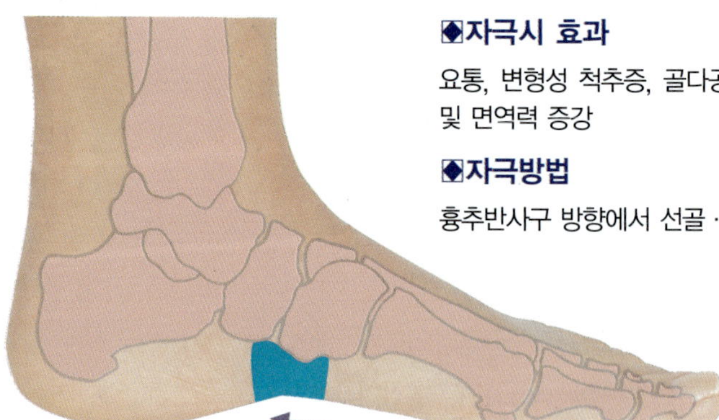

▲양발의 양쪽면 흉추 반사구 끝 부분에서 선골 · 미골 반사구 부위까지

34. 천골 (Sacrum 엉치뼈)

요추아래 위치하며 태어날 때 5개였던 것이 성장하면서 하나로 융합된 것으로 모든 뼈를 받쳐주는 역할을 하는 부분이며 하지 운동의 지탱역할과 골반을 지지해 주는 기능을 한다. 자세 불균형으로 오는 좌골신경통에 매우 효과적인 부분이다.

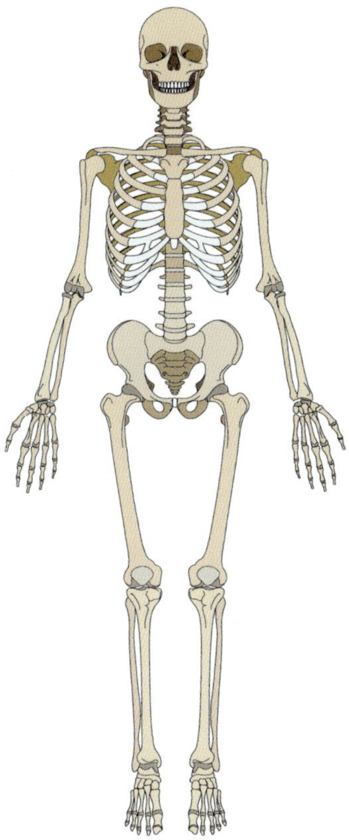

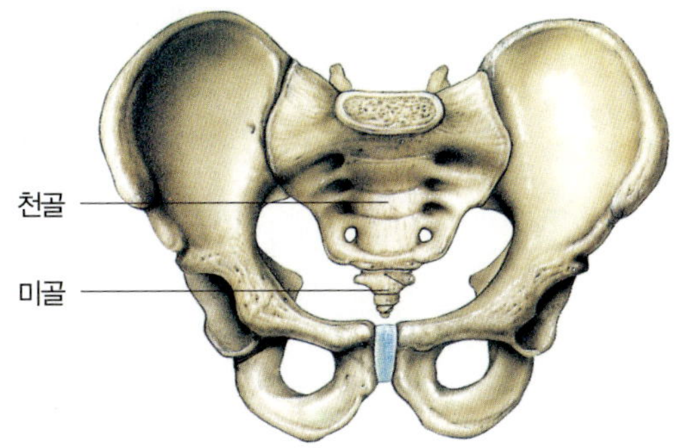

■ 발 반사구 위치

◈관련증상

미골손상, 좌골 신경통, 척수염, 성기능 약화, 유산, 전립선 이상

◈자극시 효과

배란촉진, 남녀 성기능 강화, 전립선, 척수염, 좌골 신경통, 미골손상 등의 예방 및 면역력 증강

◈자극방법

요추 반사구 끝방향에서 뒤꿈치 방향으로 자극한다.

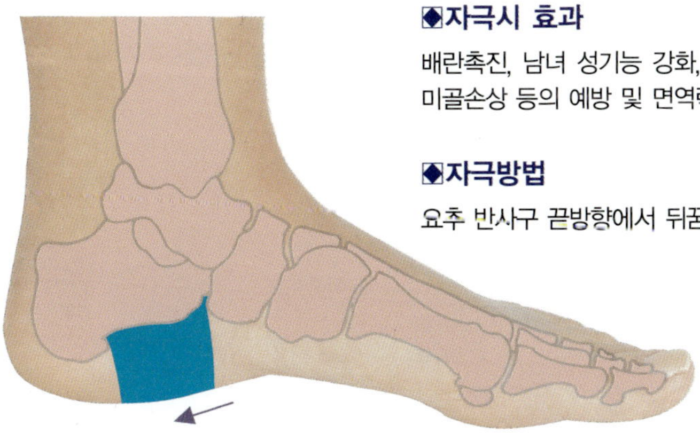

▲양발의 안쪽년 복사뼈 이래에 위치

35. 내미골 (Coccy 꼬리뼈)

천골의 아래에 위치하며, 태어날 때 3~4개였던 것이 1개로 융합된 유합골로써 방광, 수뇨관, 직장과 신경이 연결되어 있고, 앉거나 넘어질 때 손상을 입기 쉬운 부위이다.

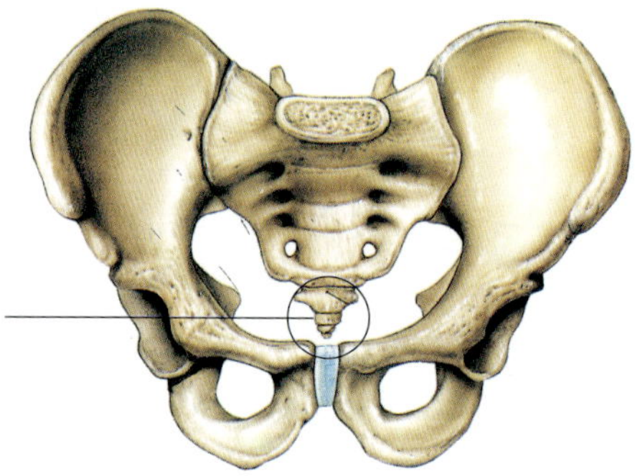

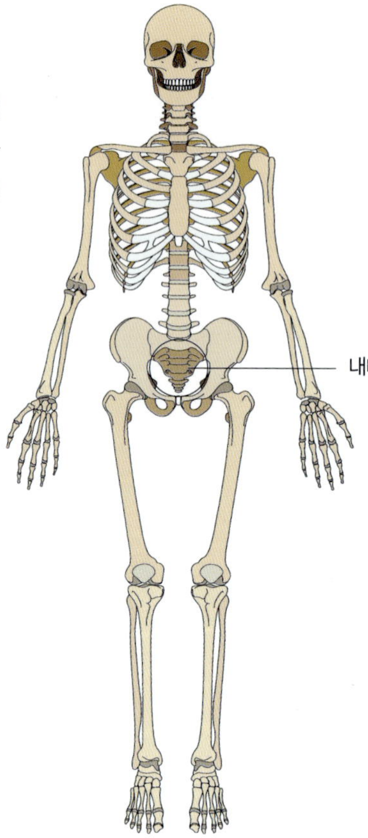

■ **발 반사구 위치**

◆관련증상

좌골 신경통, 미골통, 미골손상

◆자극시 효과

척추신경의 혈액공급과 근육의 긴장완화, 미골의 손상 후 유증 및 좌골 신경통 등의 예방 및 면역력 증강

◆자극방법

발뒤꿈치 윗부위에서 아래 · 위 방향으로 자극한다.

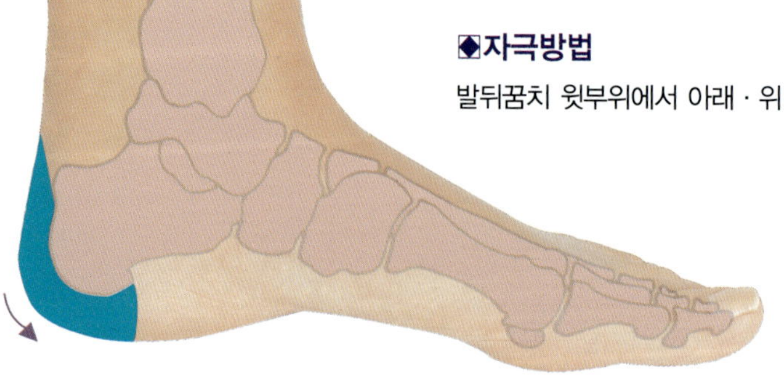

▲양발의 안쪽면 발뒤꿈치 위쪽에서 아래쪽에 위치

36. 생식기 (Uterus 자궁, Prostate gland 전립선)

■ 자궁 : 난관과 질에 연결되어 있으며 두꺼운 근육성의 골반의 중앙부에 있는 장기로 서양배 모양이다. 모체 안에서 발육하는 수정란을 착상하여 발육 및 보호하는 기능을 하며 많은 변화가 일어나는 곳이다.

■ 전립선 : 방광의 밑에 요도로 이행하는 부분에 밀착되어 위치하며, 평활근이 잘 발달된 전립선에서는 유백색의 분비물이 생성되며 이 물질이 운동촉진과 사정에 앞서서 요도의 윤활제 역할과 산성인 소변의 유해작용에서 정자를 보호해주는 역할을 한다.

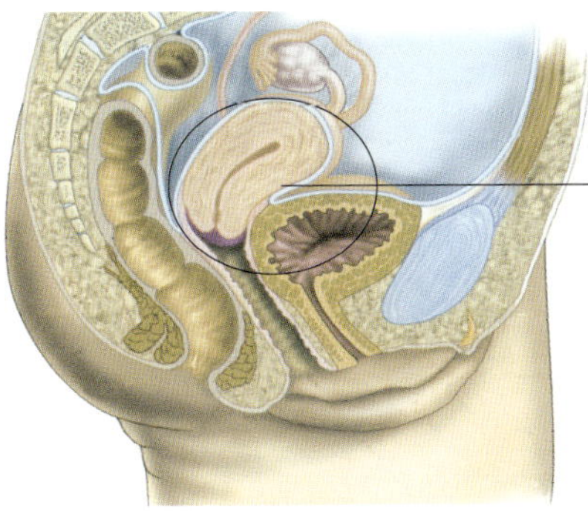

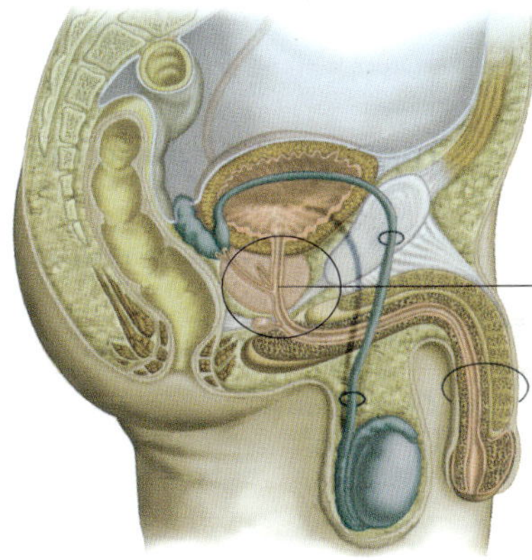

■ 발 반사구 위치

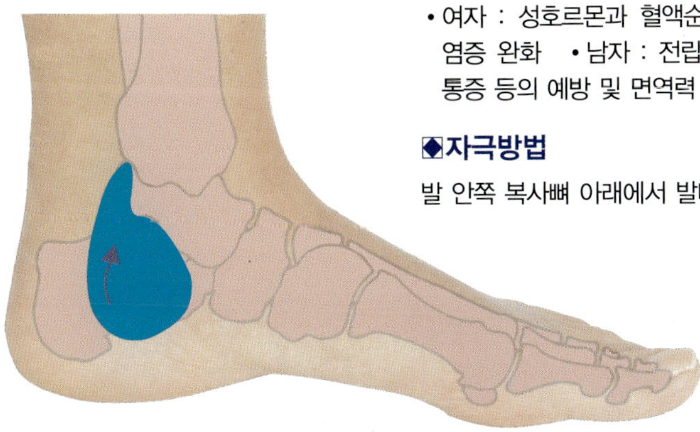

▲양발의 안쪽 측면, 뒤꿈치 복사뼈 아래의 오목한 부위 후방에 위치

◆관련증상

• 여자(자궁) : 자궁질환, 자궁의 처짐, 자궁종양, 생리통, 생리불순 • 남자(전립선) : 요도 통증, 소변 곤란, 전립선 비대, 전립선 염증, 혈뇨

◆자극시 효과

• 여자 : 성호르몬과 혈액순환을 증진, 생리통, 생리불순, 염증 완화 • 남자 : 전립선 염증, 혈뇨, 소변곤란, 요도 통증 등의 예방 및 면역력 증강

◆자극방법

발 안쪽 복사뼈 아래에서 발바닥 방향으로 자극한다.

37. 고관절 (Hip joint 엉덩관절)

골반과 대퇴골을 잇는 엉덩이뼈 관절로 관골구와 대퇴골두 사이의 구상관절이다. 다리의 신경, 림프관, 굵은 혈관이 통한다. 어깨관절에 비해 튼튼하지만 운동범위에는 제한이 있으며, 이상이 생기면 어깨와 목에 통증을 유발하기도 한다.

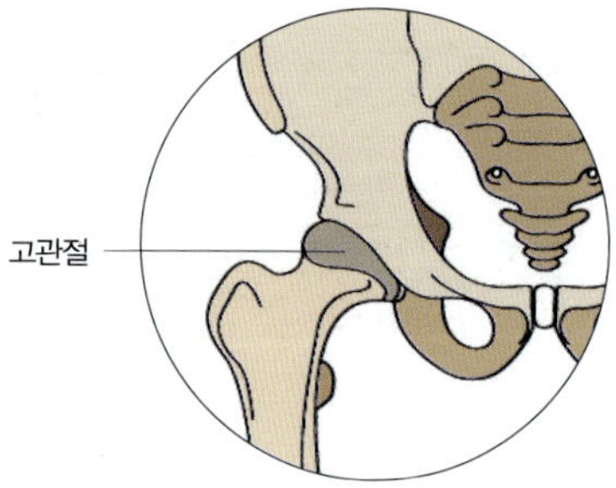

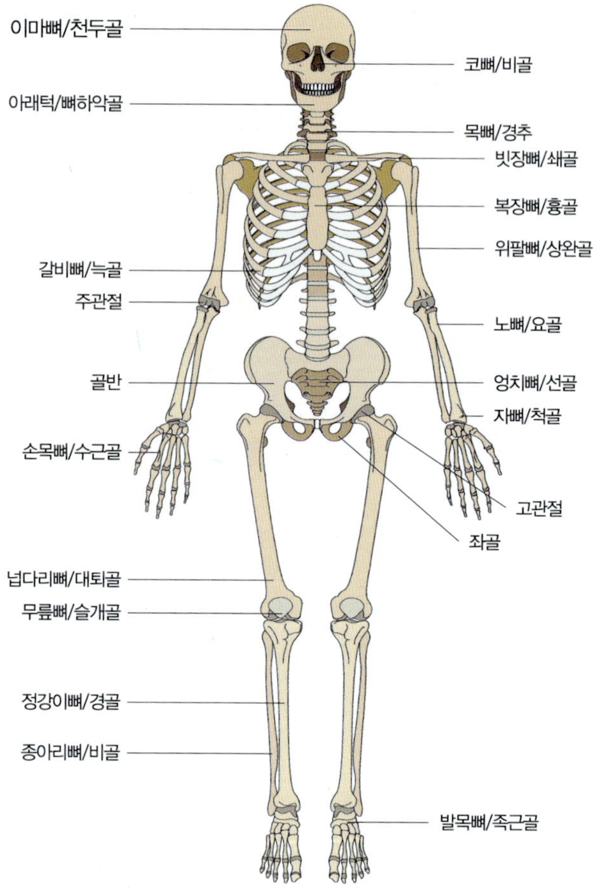

■ 발 반사구 위치

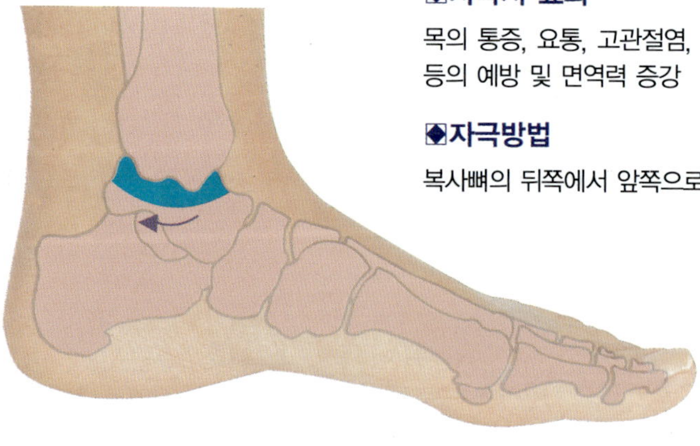

▲양발내측과 바깥쪽 복사뼈 바로 아래에 위치

◈관련증상

목의 통증, 요통, 고관절염, 좌골신경통, 등의통증, 어깨통증

◈자극시 효과

목의 통증, 요통, 고관절염, 좌골신경통, 등의통증, 어깨통증 등의 예방 및 면역력 증강

◈자극방법

복사뼈의 뒤쪽에서 앞쪽으로 원을 그리듯이 자극한다.

38. 직장근 (Musculus puborectalis)

직장과 항문은 제 2천추 높이 정도에서 천골 앞을 돌아서 항문에 이르기까지 길이는 약 20cm 이며, 거의 결장과 비슷한 구조로 되어 있으며, 소화흡수는 이루어지지 않으며, 내용물을 체외로 배설하거나 저장하는 기능과 항문이 닫히고 열리는 것을 돕는 기능을 한다.

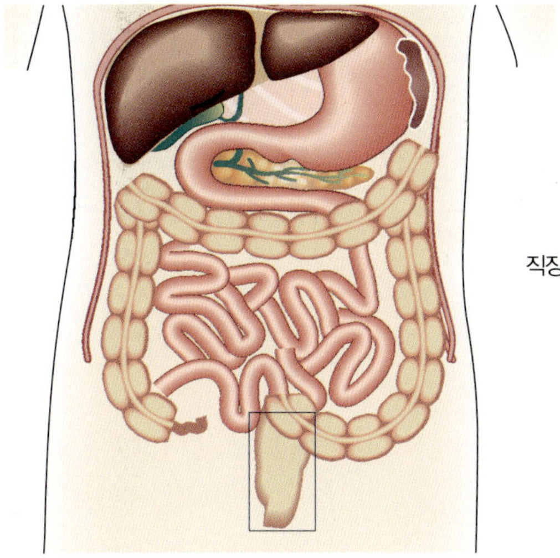

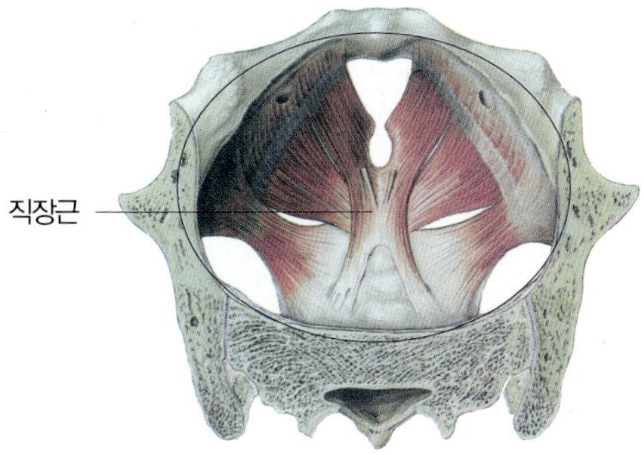

■ 발 반사구 위치

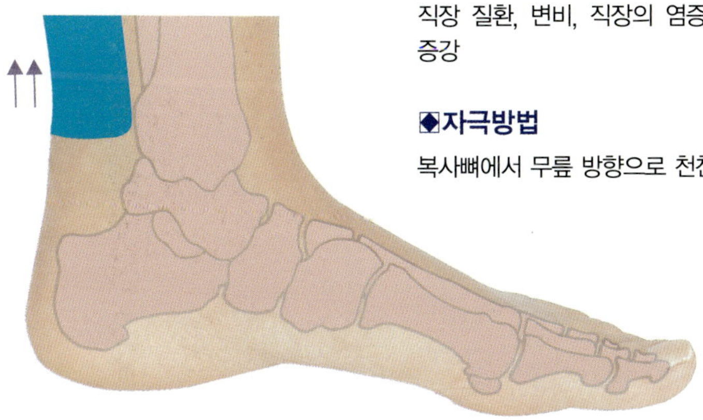

▲왼발의 안쪽 복사뼈 뒷부분에서 무릎 방향에 해당

◆관련증상

직장 염증, 직장의 기능마비, 변비, 직장 질환

◆자극시 효과

직장 질환, 변비, 직장의 염증 등에 대한 예방 및 면역력 증강

◆자극방법

복사뼈에서 무릎 방향으로 천천히 자극한다.

39. 견관절 (Articulatio humeri 어깨뼈)

팔과 몸체를 연결시켜 주는 부위로 어깨를 좌 · 우, 전 · 후, 상 · 하로 자유롭게 움직일 수 있도록 하는 운동 범위가 가장 넓은 부위로 인대발달의 및 관절낭의 미약으로 탈구가 잘 일어나는 곳이며, 근육과 신경의 장애를 받기도 하는 곳이다.

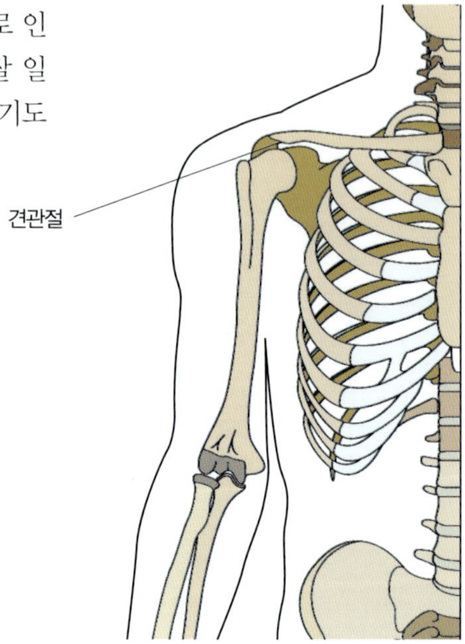

■ 발 반사구 위치

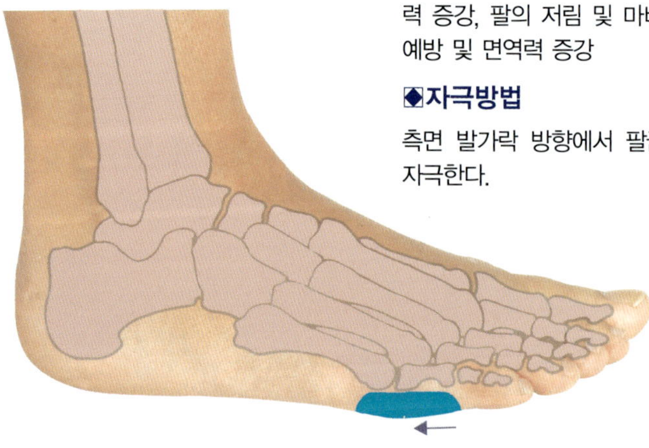

◈관련증상

오십견, 어깨 관절의 염증, 팔저림 및 마비, 어깨의 통증

◈자극시 효과

어깨근육의 혈액순환 촉진, 어깨 관절의 염증에 대한 면역력 증강, 팔의 저림 및 마비, 뻐근한 어깨, 견 관절통 등의 예방 및 면역력 증강

◈자극방법

측면 발가락 방향에서 팔꿈치 반사구 방향으로 돌리듯이 자극한다.

▲양발의 외측 제5번째 발가락의 족지골과 중족골이 만나는 부위에 위치

40. 주관절 (Elbow 팔꿈치)

상완골과 요골 및 척골이 맞닿아 생긴 관절이며, 팔을 움직이게 할 수 있도록 관절과 관절로 연결이 되어 있으며, 상완골, 척골, 요골의 3개의 뼈와 완요관절, 완척관절, 상요척관절로 구성되어 있다.

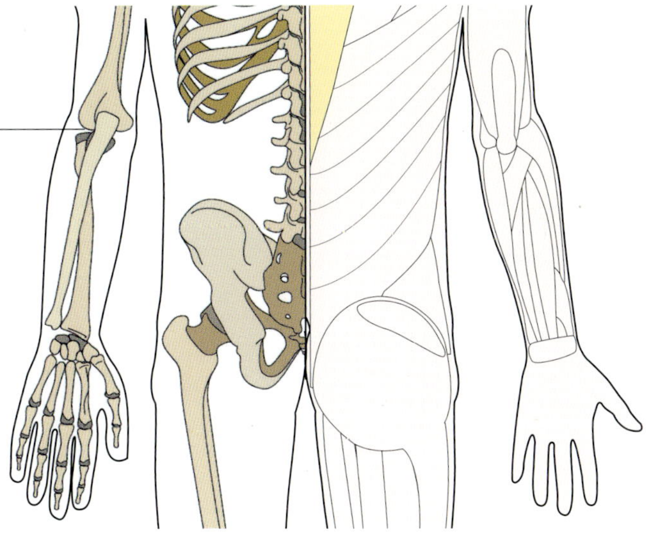

■ 발 반사구 위치

◈관련증상

근육통, 팔꿈치의 통증, 팔꿈치의 관절 손상, 팔꿈치의 관절염

◈자극시 효과

팔꿈치의 혈액순환 촉진, 근육통, 팔꿈치의 통증 등의 예방 및 면역력 증강

◈자극방법

측면에서 발 뒤꿈치 방향으로 자극한다.

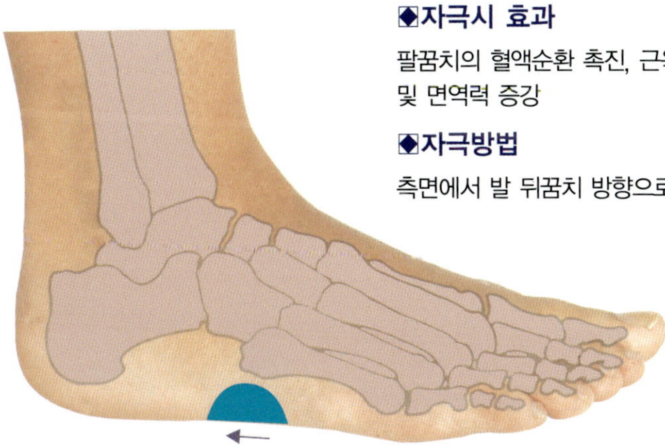

▲양발의 외측 무릎 반사구 전방에 위치

41. 슬관절 (Knee Joint 무릎관절)

대퇴골의 하단과 경골상단, 슬개골의 후면 사이에 위치해 있으며, 대퇴부와 다리를 연결시켜 주는 관절이다. 무릎을 펴거나 굽힐때 사용하는 관절이다.

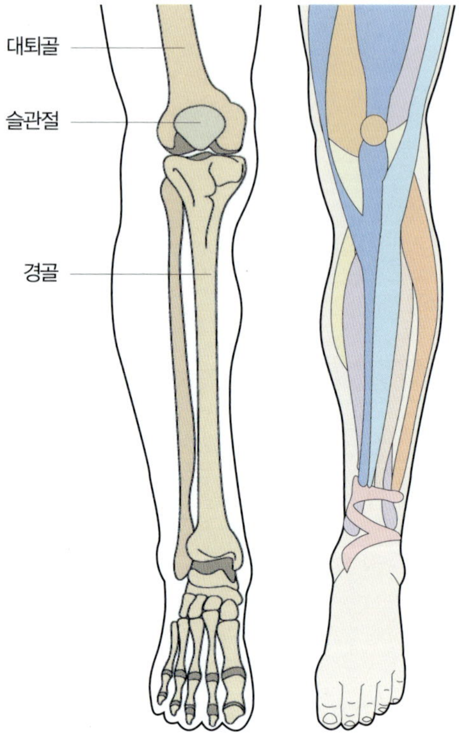

■ 발 반사구 위치

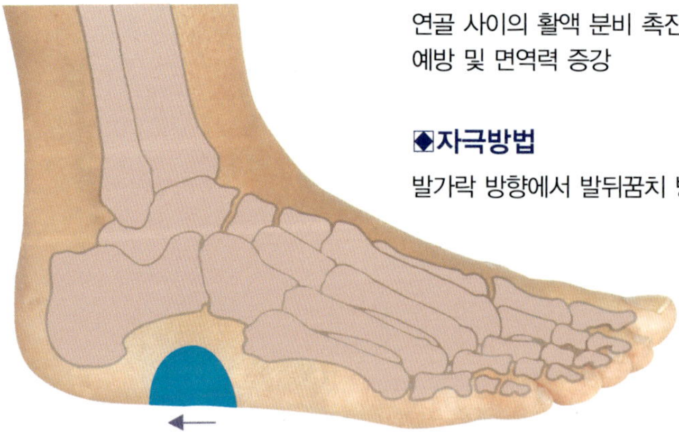

▲발의 바깥쪽 복사뼈 아래 오목한곳

◆관련증상

타박상, 무릎 관절통증, 무릎 관절염, 변형성 슬관절

◆자극시 효과

연골 사이의 활액 분비 촉진, 무릎 관절통, 무릎 관절염 등에 대한 예방 및 면역력 증강

◆자극방법

발가락 방향에서 발뒤꿈치 방향으로 반원을 그리듯이 자극한다.

42. 외미골 (Coccyx 꼬리뼈)

바깥쪽 꼬리뼈 부위를 말하며, 3~4개의 미추가 융합되어 1개의 미골로 형성 된 것이며, 천골과 같이 하지 운동시에 골반을 강화하거나 지탱하는 역할을 하며 넘어졌을때 손상을 쉽게 입는 곳이므로 주의해야 한다.

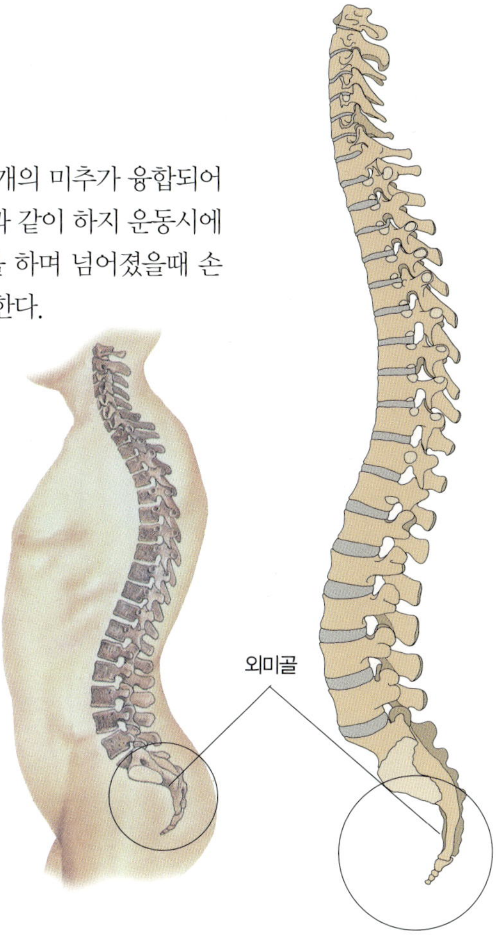

■ **발 반사구 위치**

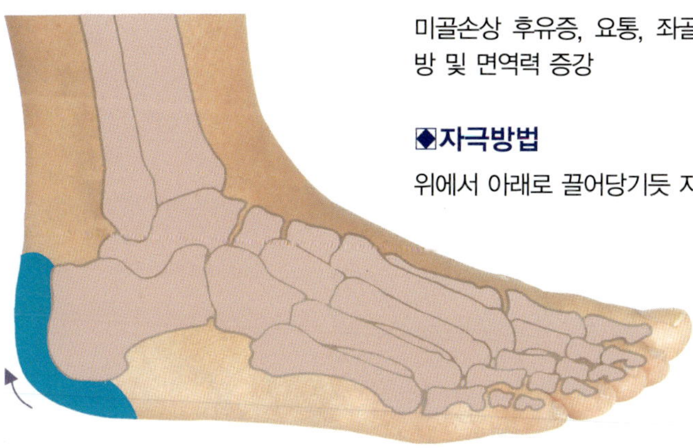

▲뒷꿈치 바깥에 위치

◆관련증상

미골손상 후유증, 요통, 좌골신경통, 미골통

◆자극시 효과

미골손상 후유증, 요통, 좌골신경통, 미골통 등에 대한 예방 및 면역력 증강

◆자극방법

위에서 아래로 끌어당기듯 자극한다.

43. 생식선 (Ovary 난소, Testis 고환)

■ **난소** : 한쌍의 편평한 타원형으로 생긴 골반 내의 자궁 양쪽에 있는 것으로 여성호르몬인 에스트로겐과 프로게스테론을 분비하며, 난자의 생성 및 배란을 유도하여 생리주기 및 임신에 영향을 미치는 곳이다.

■ **고환** : 음낭안에 들어있는 납작하고 타원형의 모양으로 좌 · 우 하나씩 있으며 정자와 정액을 생산하고 테스토스테론을 분비하여 근육발달에 영향을 미친다.

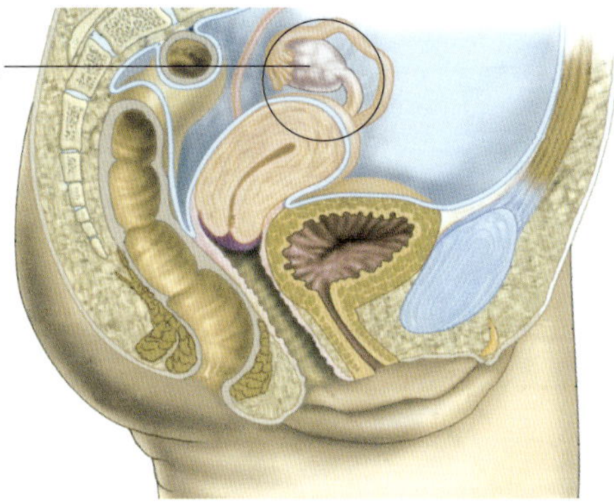

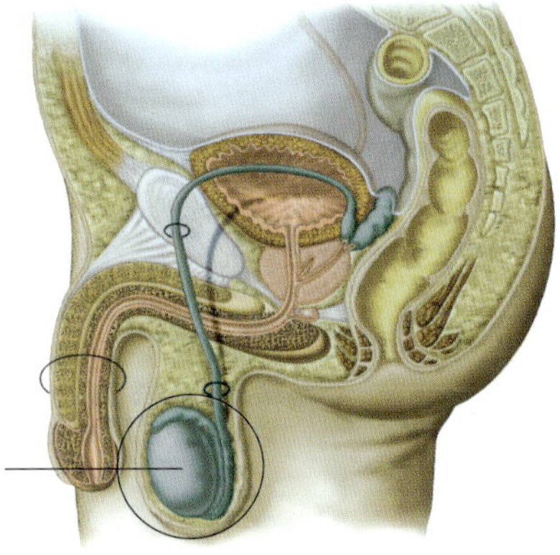

■ 발 반사구 위치

◈관련증상

갱년기 장애, 생리불순, 불면증, 불임증, 발육부진, 호르몬 밸런스 실조, 성욕감퇴

◈자극시 효과

성 호르몬 밸런스 조절, 호르몬 밸런스 조절, 성욕증강, 갱년기 증상완화, 불면증, 불임증, 발육부진 등의 예방 및 면역력 증강

◈자극방법

발바깥 복사뼈 아래 부위를 돌리듯이 천천히 자극한다.

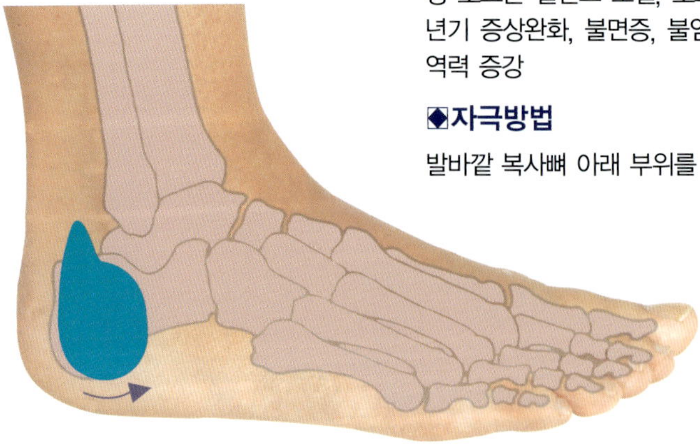

▲난소 · 고환 : 양발의 바깥 복사뼈 아래 위치

44. 고관절 (Hip joint 엉덩관절)

골반과 대퇴골을 잇는 엉덩이뼈 관절로 관골구와 대퇴골두 사이의 구상관절이다. 다리의 신경, 림프관, 굵은 혈관이 통한다. 어깨관절에 비해 튼튼하지만 운동범위에는 제한이 있으며, 이상이 생기면 어깨와 목에 통증을 유발하기도 한다.

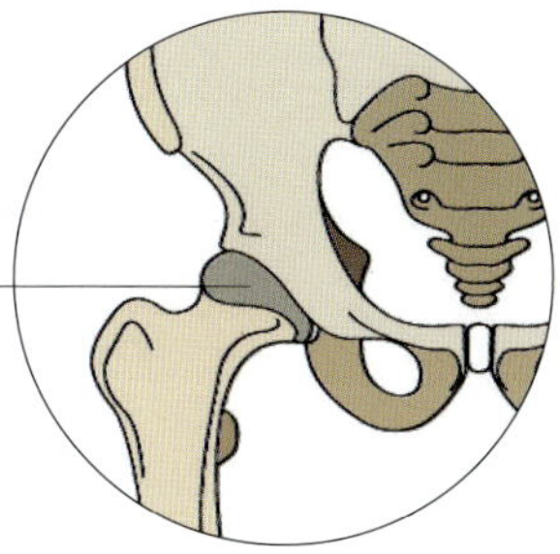

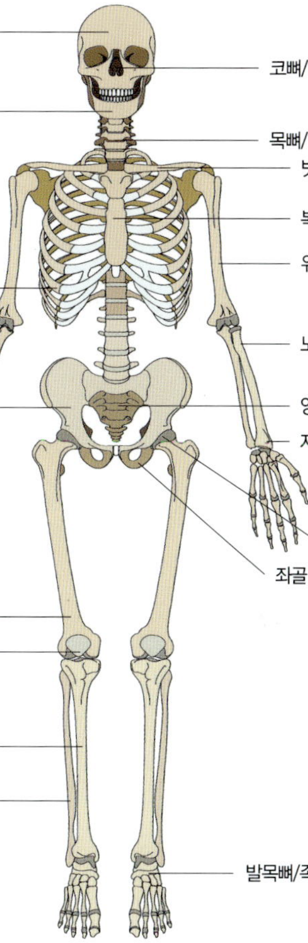

■ 발 반사구 위치

◆관련증상

목의 통증, 요통, 고관절염

◆자극시 효과

목의 통증, 요통, 고관절염, 좌골신경통, 등의통증, 어깨통증 등의 예방 및 면역력 증강

◆자극방법

원을 그리듯이 자극을 준다.

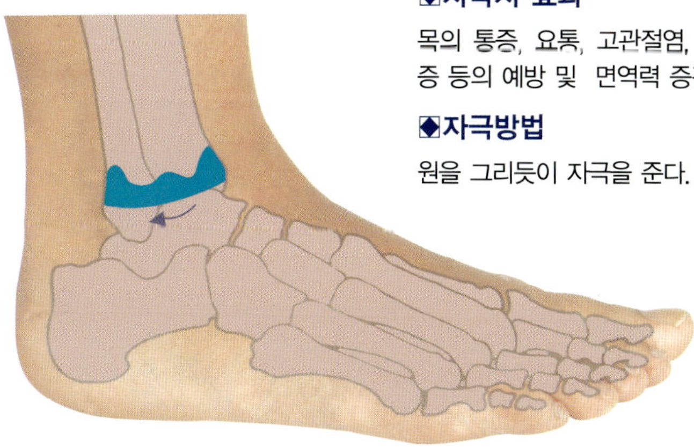

▲양발내측과 바깥쪽 복사뼈 바로 아래에 위치

45. 비골근 (Peroneal muscles 종아리근)

종아리 외측면에 위치하며 무릎에서 발목의 윗부분까지 이어져 있다. 선골 2번에서 요추 4번에 이르는 신경으로 하복부에 있는 부위이며, 부인과 질환 반사구이며, 생리통 및 생리 불순에 좋은 곳이다. 주로 하복부의 근육을 관장한다.

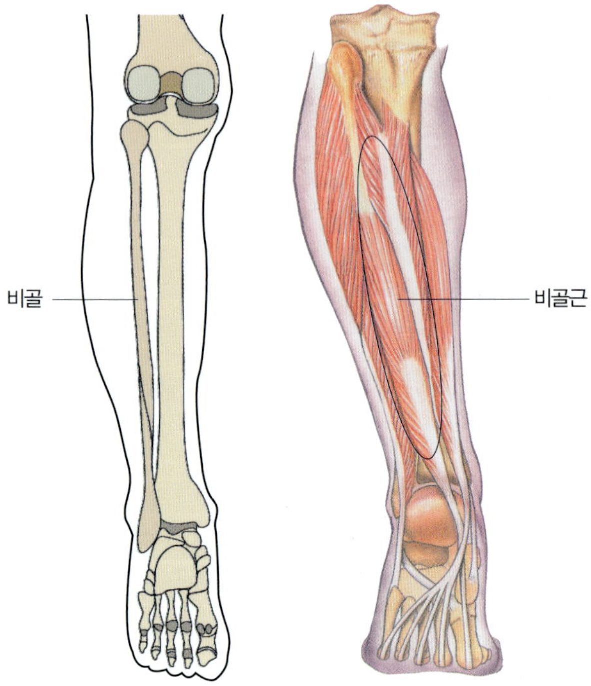

■ 발 반사구 위치

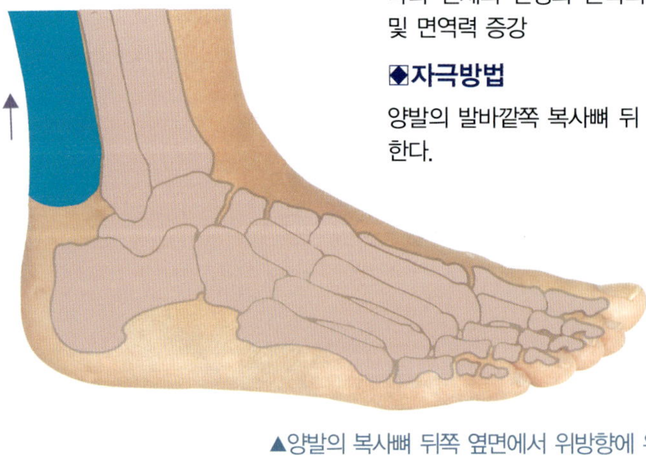

▲양발의 복사뼈 뒤쪽 옆면에서 위방향에 위치

◈관련증상

불임증, 배란시 통증, 생리불순, 생리통

◈자극시 효과

다리 전체의 신경과 근육의 피로 회복, 노폐물 축적 예방 및 면역력 증강

◈자극방법

양발의 발바깥쪽 복사뼈 뒤 아래부분에서 윗방향으로 자극한다.

46. 윗턱 (Maxillary)

얼굴 중앙에 좌우 1쌍으로 윗턱을 형성하는 뼈로 입을 벌릴때나 음식물을 씹거나 잘게 부술때 사용하는 역할을 한다.

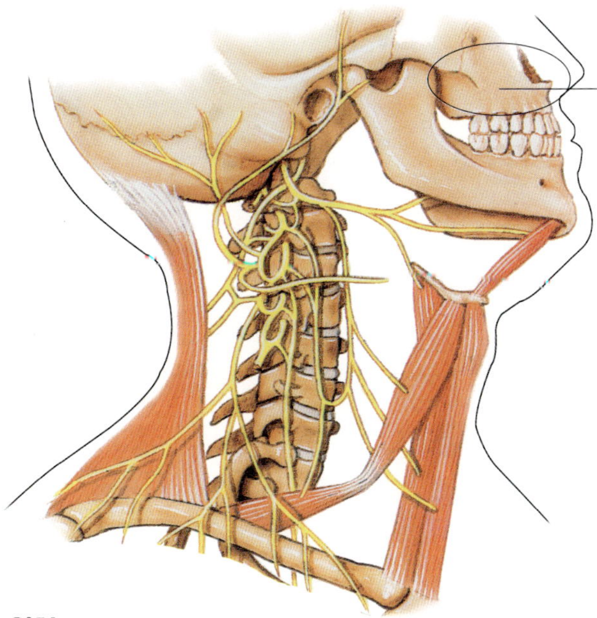

■ 발 반사구 위치

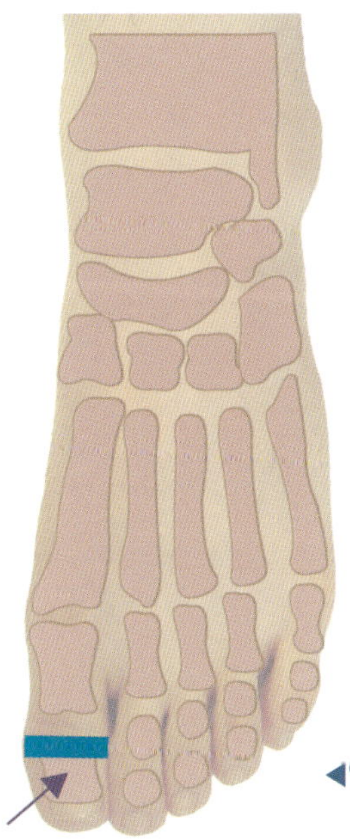

◀양 빌등 엄지발가락 말절골의 시작부위에 위치

◈관련증상

잇몸 염증, 입 냄새, 치통, 코를 심하게 골때, 치주염

◈자극시 효과

턱의 신경에 혈액순환 촉진, 근육단련, 잇몸출혈 방지, 구취제거, 치통, 염증 등의 예방 및 면역력 증강

◈자극방법

엄지발가락의 외측면에서 내측면으로 자극한다.

47. 아랫턱 (Mandible)

얼굴의 가장 밑부분에 위치하며 얼굴의 뼈중에서 가장 크고 단단하며 음식물을 씹는 기능을 하며 소화작용에 매우 중요한 역할과 입을 벌리거나 닫을 때, 대화를 할 때 중요한 기능을 한다.

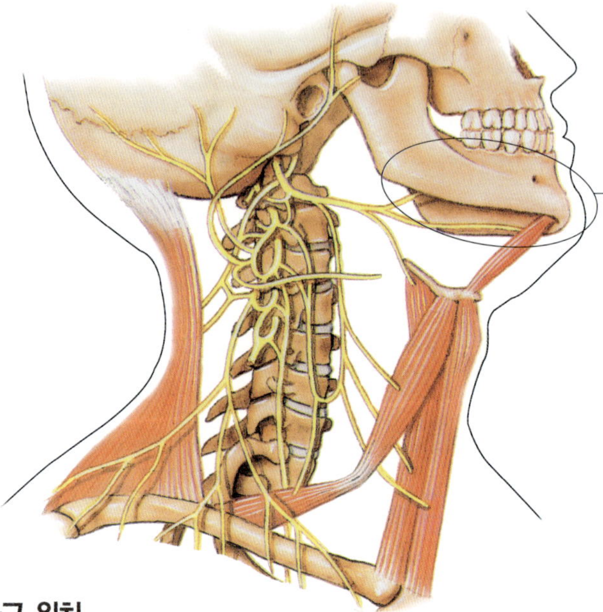

■ 발 반사구 위치

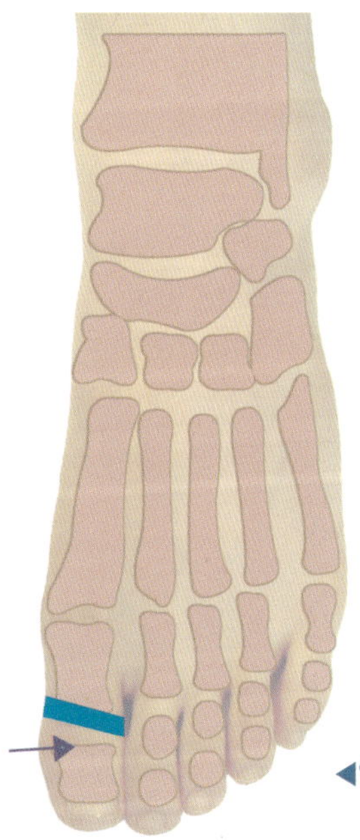

◀양 발등 엄지발가락 제1지골 끝나는 부위에 위치

◆관련증상

잇몸 염증, 입 냄새, 치통, 코를 심하게 골때, 치주염

◆자극시 효과

턱의 신경에 혈액순환 촉진, 근육단련, 잇몸출혈 방지, 구취제거, 치통, 염증 등의 예방 및 면역력 증강

◆자극방법

엄지발가락의 외측면에서 내측으로 자극한다.

48. 편도 (Tonsil)

구강에서 인두에 이르는 부분에 양쪽에 2개의 아몬드 모양을 하고 위치해 있으며, 목 안을 통해서 인체 안으로 들어가는 각종, 세균, 먼지, 바이러스 이물질 등으로부터 몸을 방어하는 임파면역기관이다.

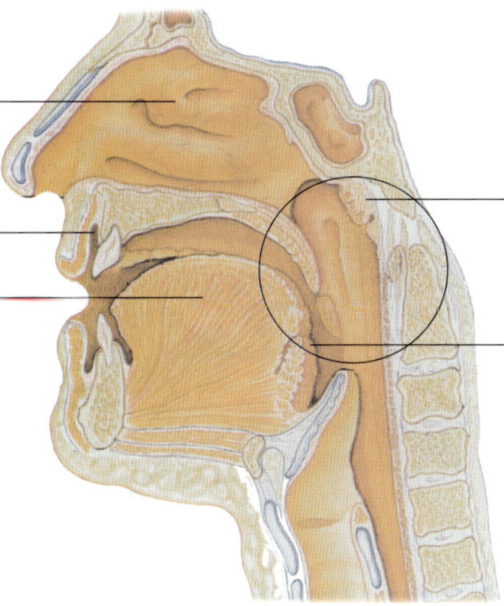

■ 발 반사구 위치

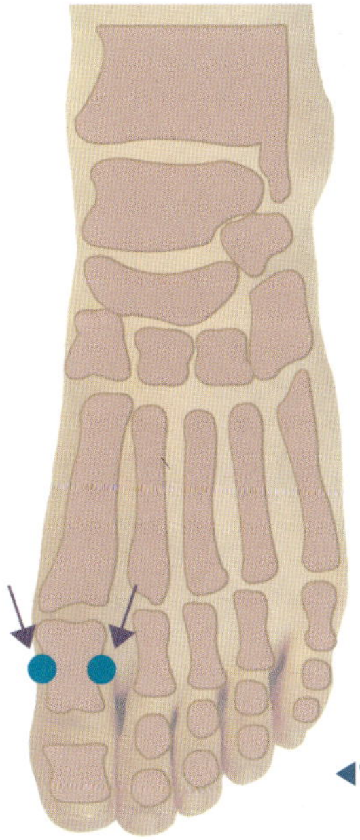

◆관련증상

편도선염, 유행성 감기, 호흡기 감염, 편도선 비대, 편도선 동통, 편도선 이상에 의한 두통, 후두염

◆자극시 효과

호흡기 감염의 면역력 증강, 편도선염, 유행성 감기, 호흡기 감염, 편도선 비대 등의 예방 및 면역력 증강

◆자극방법

위에서 지그시 눌러 상 · 하 · 좌 · 우로 자극한다.

◀양 발등 엄지발가락 부위 제1관절 오목하게 들어간 곳

49. 흉부 임파선 (Breast Lymph 가슴림프)

흉강에서 생성된 임파는 좌 · 우 림프절에 모여 있으며, 상, 하반신에서 생성되는 전체 림프를 수송하는 역할을 하며 인체에서 가장 큰 림프관이다. 주로 임파구 생성, 면역작용, 방어작용, 각 조직의 산소 및 영양분 공급 및 이산화 탄소 등의 이물질을 제거한다.

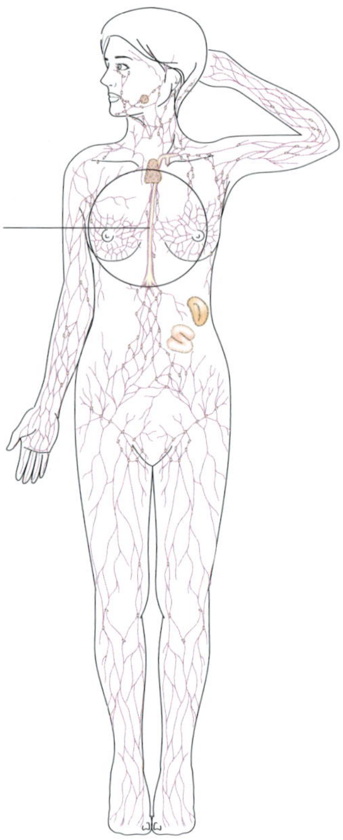

■ 발 반사구 위치

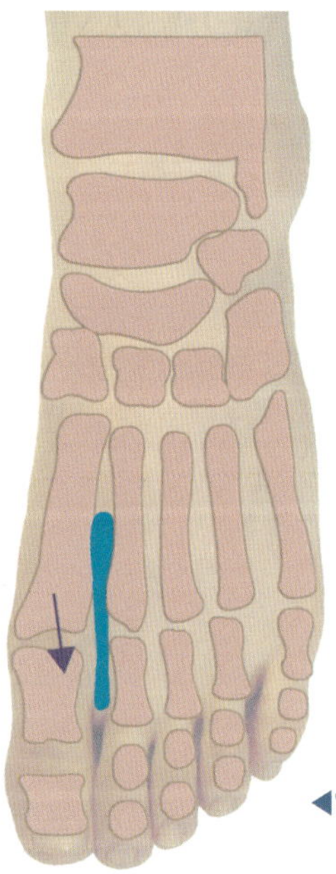

◀양발의 엄지 발가락 두번째 발가락 사이의 움푹히 들어간 곳에 위치

◈관련증상

가슴 임파선의 각종 염증, 암파선의 종양, 임파선의 열병

◈자극시 효과

면역체계의 증강, 유선염, 가슴 임파선의 각종 염증 등의 예방 및 면역력 증강

◈자극방법

엄지발가락과 둘째발가락 중족골 사이의 흉부 임파선 반사구를 지그시 눌러서 자극한다.

50. 성대 (True vocal cord) / 인후기관 (Throat 목구멍)

성대 인후기관의 식도는 인두와 혀를 통해서 위로 연결되는 근육성 관이며, 약 25cm, 인두의 길이는 12~15cm, 성대는1.5cm~2cm이며, 인후는 후두와 인두를 말하며 인두는 식도와 이어지는 부분이며, 공기가 통하는 기관을 후두라 말한다. 성대는 언어 발성 기관이다.

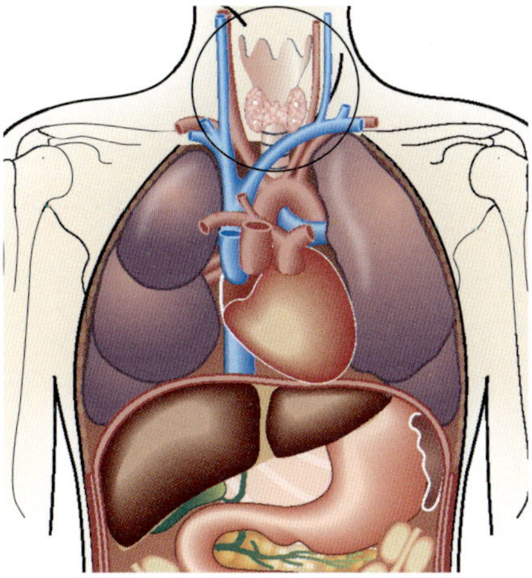

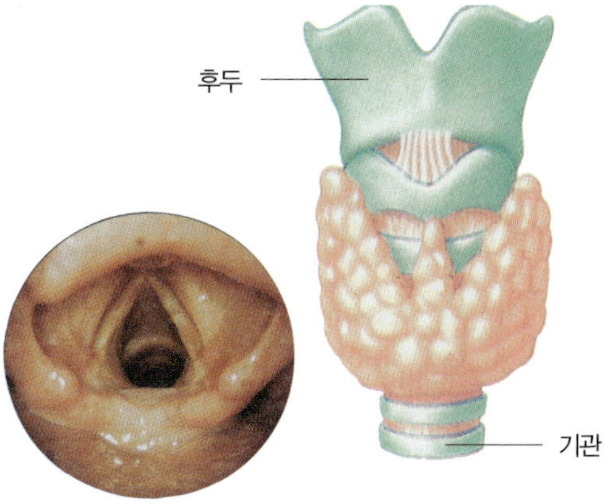

■ 발 반사구 위치

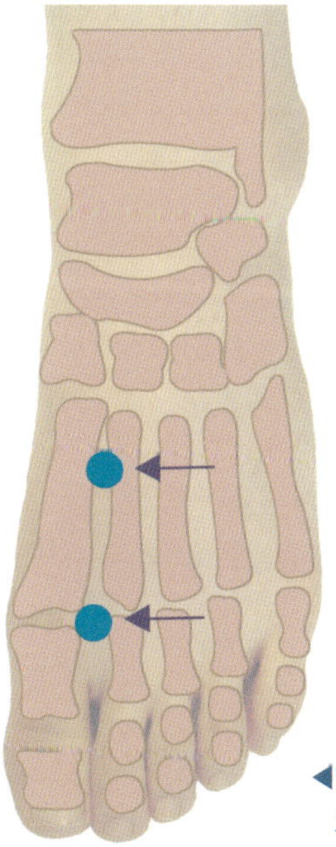

◀양 발등 엄지발기락과 제1번 발가락사이 끝 부위와 중족골 1/3지점되는 오목하게 들어간 부위

◈관련증상

편도선염, 후두염, 성대이상, 천식, 유행성 감기, 쉰소리, 기관지염, 목구멍의 염증 및 통증

◈자극시 효과

기관지의 혈액순환 촉진 및 호흡기능 조절, 후두염, 기관지염 등의 예방 및 면역력 증강

◈자극방법

엄지발가락의 측면부위를 지그시 눌러 아래 방향으로 자극한다.

51. 가슴 (Breast 유방)

제 2늑골에서 제 6늑골까지 위치하며 지방, 근육섬유, 내분비선 등의 조직을 포함하며, 무게는 150mg~200mg이고, 수유기에는 400~500mg 이 된다.

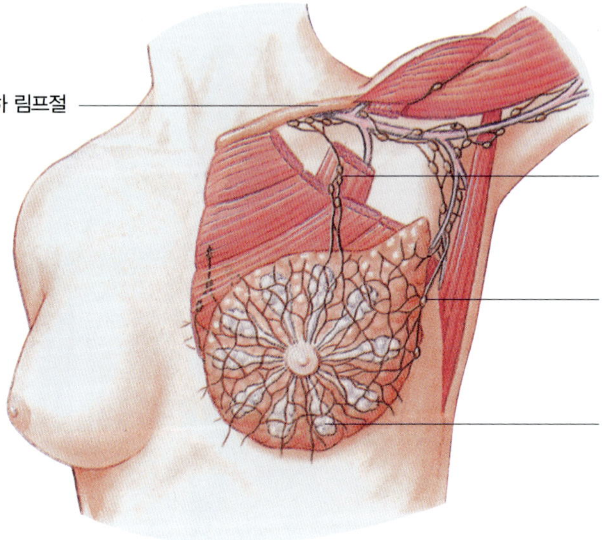

■ 발 반사구 위치

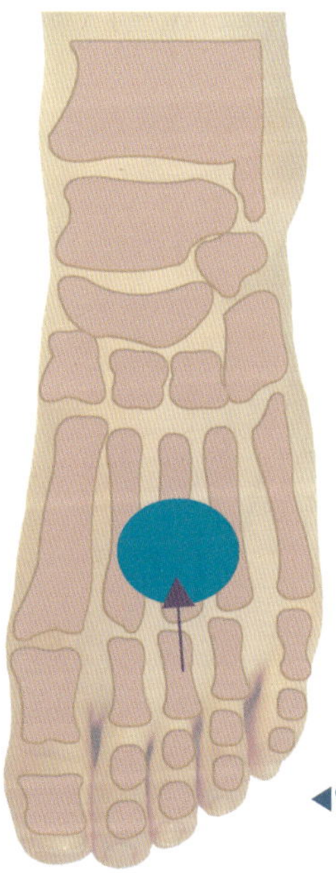

◆관련증상

유선염, 유선낭종, 흉통, 생리전의 유방 통증, 유두종, 폐렴, 천식

◆자극시 효과

생리전의 유방 통증, 유두종, 폐렴, 천식, 유선염, 유선낭종, 흉통 등의 예방 및 면역력 증강

◆자극방법

아래로 문질러 주듯이 자극을 준다. 발등의 가슴 반사구를 원을 그리듯이 부드럽게 자극한다.

◀양발의 둘째 발가락에서 네번째 발가락 사이의 중족골의 발등 부위에 위치

52. 평형기관 (Static organ)

측두골 안에 있으며 양쪽 외측에 존재하는 외이와 측두골의 추에 안에 있는 중이, 내이로 이루어져 있다. 내이에는 반고리관, 달팽이관, 전정기관이 있으므로 평형감각 및 청각을 유지하는데 관여한다.

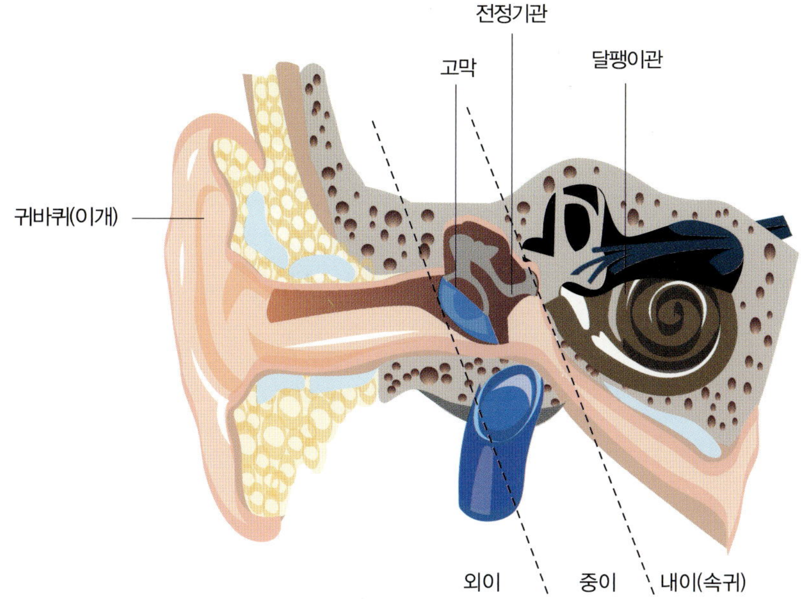

■ 발 반사구 위치

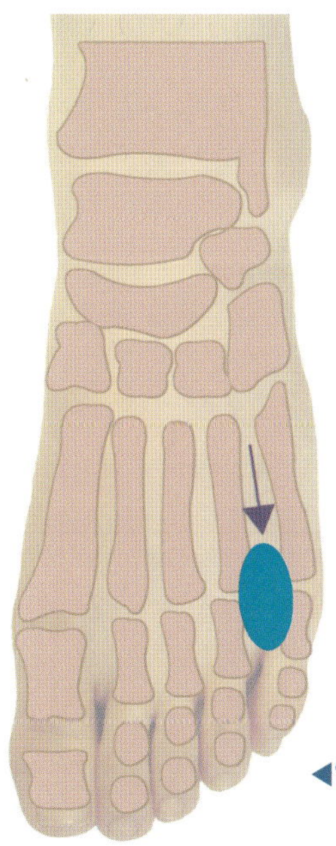

◈관련증상

귀울림(이명증상), 저혈압, 멀미, 고혈압, 어지러움증

◈자극시 효과

귀울림(이명증상), 저혈압, 멀미, 고혈압, 어지러움증 등의 예방 및 면역력 증강

◈자극방법

반사구를 지그시 눌러 발가락 방향으로 당기듯이 자극한다.

◀양 발등의 제4, 5번 발가락 사이의 3과 중족골 끝부분에 걸쳐 위치

53. 견갑골 (Scapula)

제 2~8늑골 사이 흉곽 후면에 위치하며, 몸체와 팔을 연결시켜 주는 부위로, 등부위에서 흉강을 보호하고 있고 팔의 움직임을 자유롭게 하도록 한다.

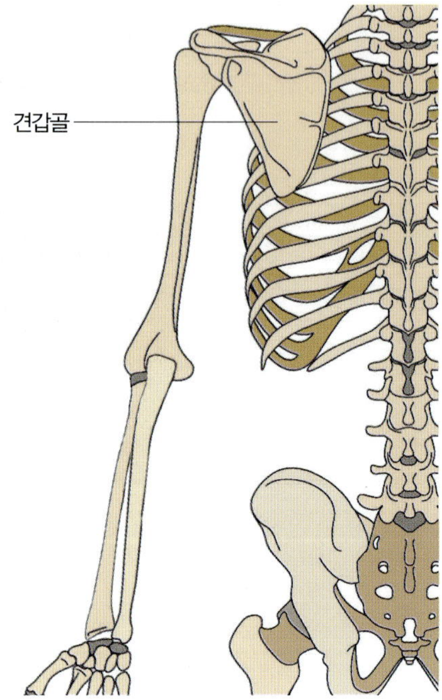

■ 발 반사구 위치

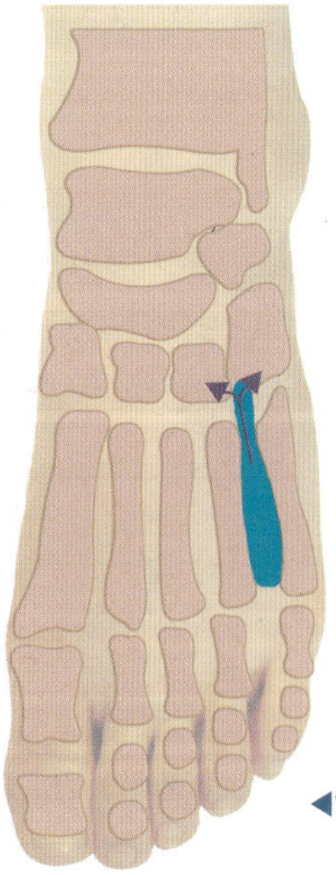

◆관련증상

오십견, 근육통, 어깨 통증, 팔의 움직임 곤란, 어깨 결림

◆자극시 효과

견 관절통, 사십견, 오십견, 팔의 마비 및 저림, 빼근한 어깨, 견갑골의 염증 등 에 대한 예방 및 면역력 증강

◆자극방법

발가락 방향에서 고관절 반사구 방향으로 갈라지면서 자극한다.

◀양 발등 부위의 제 4, 5번째 사이 발등 중앙지점이 갈라지는 부위까지

54. 횡격막 (Diaphragm 가로막)

제 12늑골과 검상돌기에 부착되어 위치하며 흉강과 복강을 나누는 경계이며 둥근 천장 모양의 근육막이다. 복식호흡을 위한 이완과 수축으로 일정하게 움직여서 흉강에 있는 폐에 이산화탄소와 산소를 교환한다.

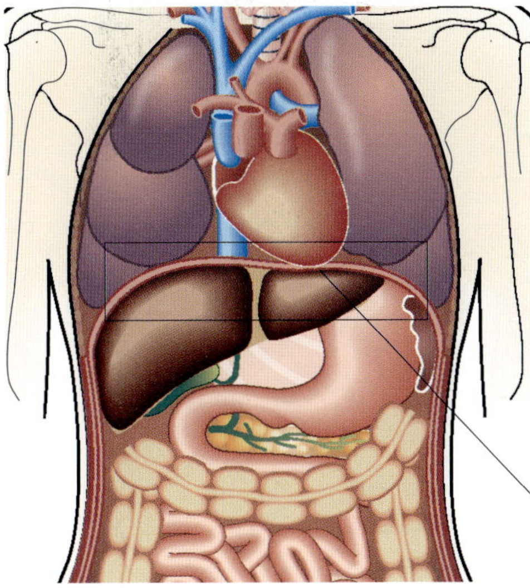

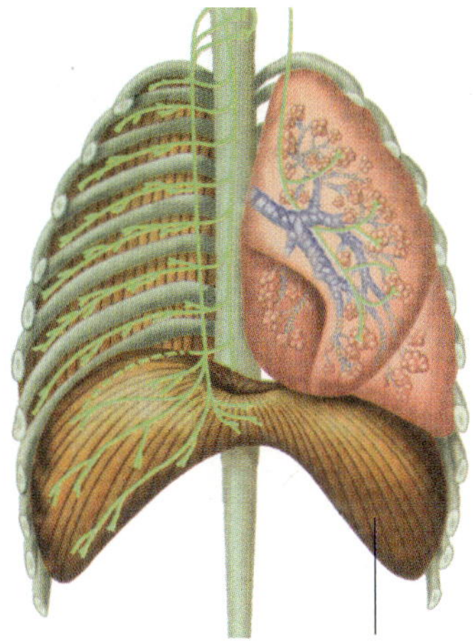

■ 발 반사구 위치

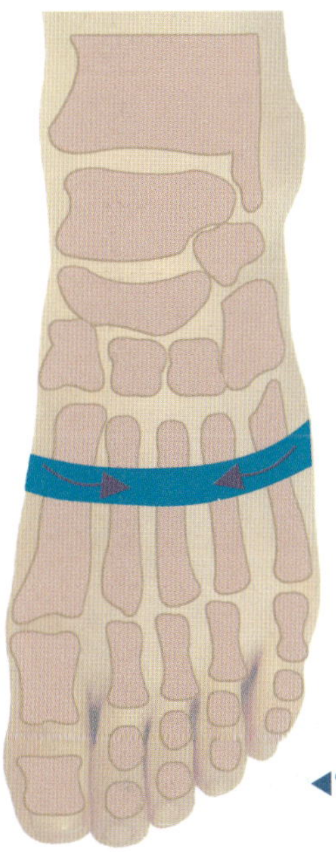

◈관련증상

구토, 딸국질, 헛배 부름, 가슴 답답증

◈자극시 효과

소화기능 향상, 구토, 딸꾹질, 헛배부름 등의 예방 및 면역력 증강

◈자극방법

중족골 뼈가 볼록 나온 부분을 중앙에서 양쪽으로 또는 중족골 사이 사이를 지그시 눌러 자극한다.

◀양발의 발등 부위 중족골이 시작하되는 부위의 발등 전체에 횡으로 위치

55. 늑골 (Ribs 갈비뼈)

흉추와 흉골을 잇는 12쌍의 긴뼈이며 갈비뼈라고도 한다. 흉곽의 외측벽을 형성하여 외부 충격으로부터 심장과 폐 등을 보호하며, 늑골 사이의 근육으로 호흡작용을 한다.

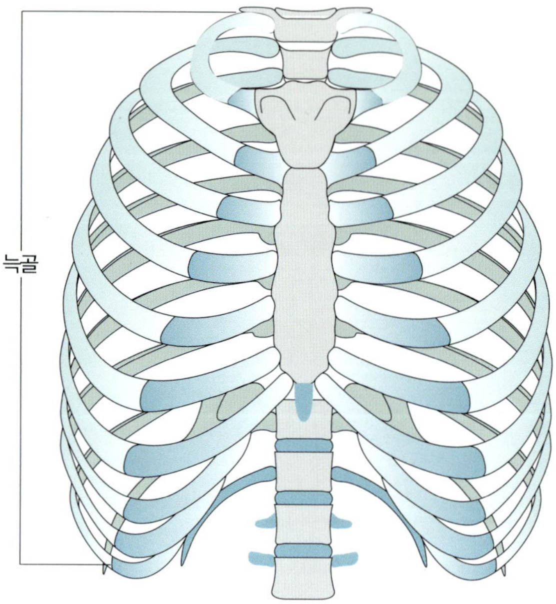

■ 발 반사구 위치

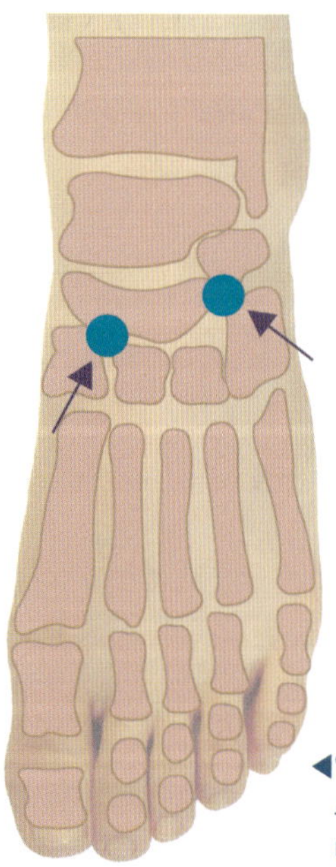

◆관련증상

늑막염, 옆구리 결림, 늑골의 각종 병적 증상, 흉부 동통, 늑간 신경통

◆자극시 효과

옆구리 결림, 늑골의 각종 병적 증상, 흉부 동통, 늑간 신경통, 늑막염 등의 예방 및 면역력 증강

◆자극방법

발등 바깥 및 안쪽 발등 방향으로, 양손으로 지그시 눌러 자극한다.

◀양 발등 부위의 내측은 엄지발가락 선의 횡격막 반사구 위의 설상골과 주상골 사이이고 네번째발가락 횡격막 반사구 위쪽 설상골과 주상골, 입방골이 연결되는 오목한 곳

56. 서혜부 (Inguinal region 샅굴부위)

하복부 및 허리에서 다리로 이어지는 곳으로 동맥, 정맥, 신경이 모여 통하는 곳이며 발에 분포된 반사신경을 몸 전체로 내보내는 역할을 한다.

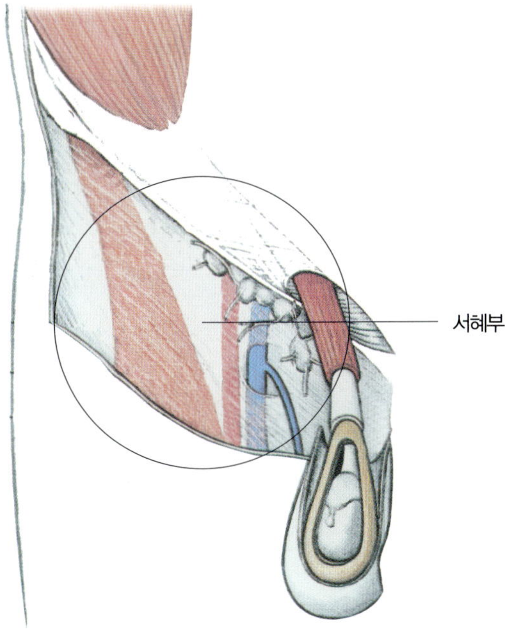

■ 발 반사구 위치

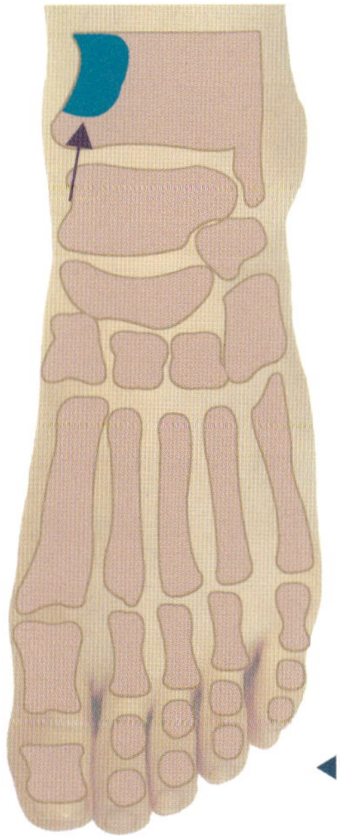

◀양발의 안쪽 복사뼈 위쪽 오목한 곳

◆관련증상

하지냉증, 생식기 질환, 다리저림, 생리통, 성교불능, 하지통

◆자극시 효과

동맥과 정맥의 신경전달 및 혈액순환과 연관되어 전체적인 임파에 영향을 미침, 생식기 질환, 생리통, 하지통 등의 예방 및 면역력 증강

◆자극방법

안쪽복사뼈 위에서 무릎방향으로 자극한다.

57. 상반신 림프선 (Upper lymph)

겨드랑이와 어깨의 경계에 흐르는 림프선이며, 1일 약 1.5~3ℓ의 임파량이 순환되며, 유독물질 제거 및 식균작용, 신체방어작용, 특수 면역작용 등을 한다.

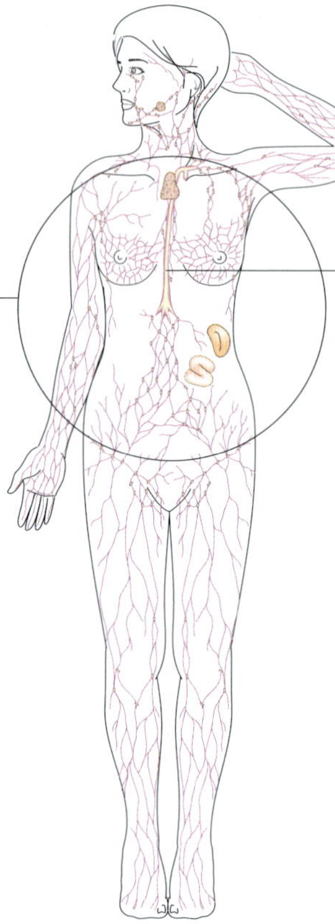

■ 발 반사구 위치

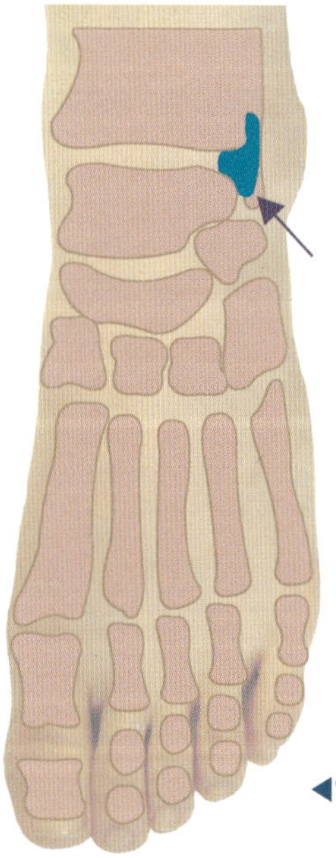

◀양발의 발목 바깥쪽 오목한 곳에 위치

◈관련증상

상반신 림프선염, 상반신 림프선의 부종, 감기

◈자극시 효과

림프선 반사구의 염증 및 부종, 유방암 등의 예방 및 면역력 증강

◈자극방법

바깥 복사뼈 안쪽 오목하게 들어간 상반신임파선 반사구를 바깥 방향에서 안쪽으로 자극한다.

58. 하반신 림프선 (Lower lymph)

하복부 주위를 흐르는 림프선을 말하며 타원형, 또는 납작한 신장형으로 다른조직과 구별이 뚜렷하고 크기는 다양하다. 인체의 각 조직에 퍼져있으며 면역력을 길러주며, 식균작용과 유해물질 제거 및 방어작용을 한다.

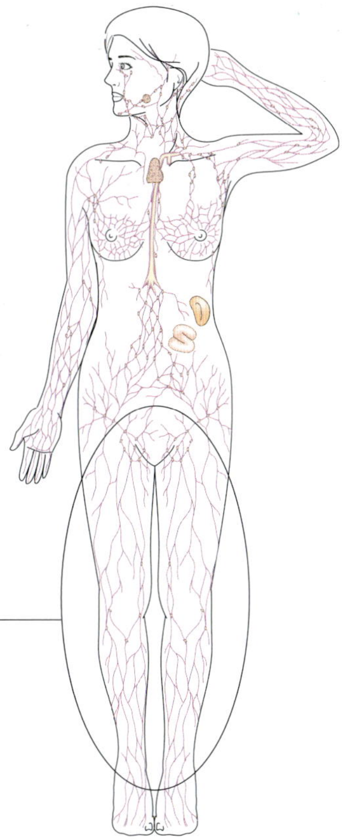

■ 발 반사구 위치

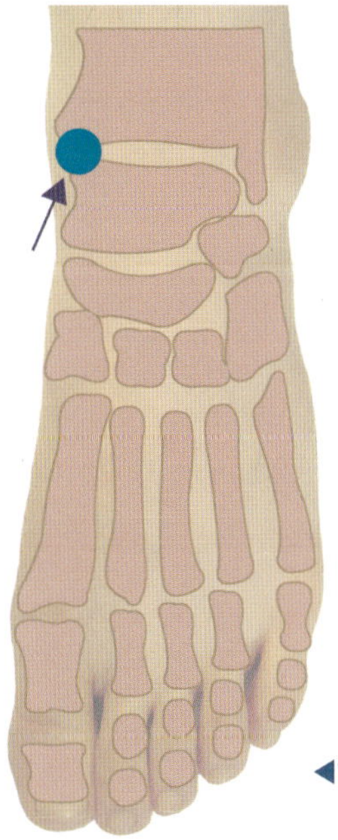

◀양발의 발목 안쪽 오목한 곳에 위치

◆관련증상

하반신 림프선의 기능약화, 하반신 림프선의 각종염증, 부스럼증, 항암능력 증대, 하반신 림프선의 부종

◆자극시 효과

하반신 부종, 림프선염, 자궁의 혹, 등의 예방 및 면역력 증강

◆자극방법

안쪽 복사뼈 바깥쪽으로 오목하게 들어간 하반신 림프선의 반사구를 바깥방향에서 안쪽방향으로 자극한다.

59. 좌골신경 (Sciatic nerve 궁둥신경)

척수신경 중에서 천골 신경총의 주 신경 가지로 관골의 후하방을 이루는 것으로 길이는 약 1m, 직경 1cm 정도의 전신중에서 가장 큰 말초신경이다. 연필심 두께의 크기정도 되는 강판 신경계로써 하지 신경의 지배 및 상태조절, 걷고 뛰기, 서있기, 균형조절 등에 사용되는 근육을 조절한다.

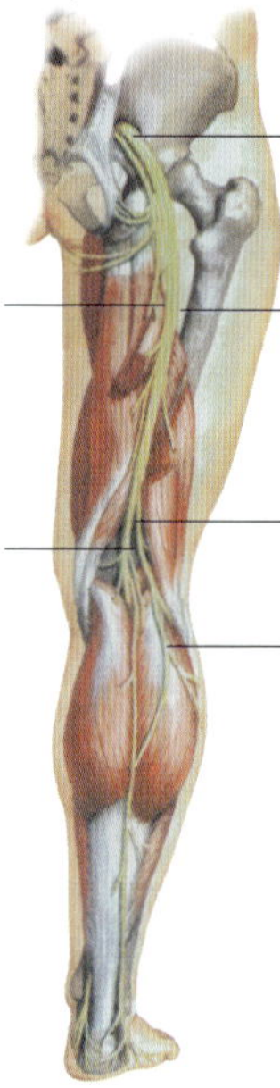

■ 발 반사구 위치

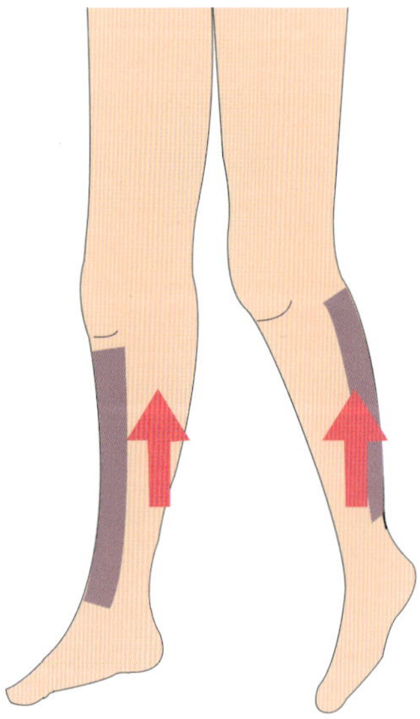

◀양발의 경골 신경과 비골 신경전체에 해당

◈관련증상

무릎통증, 좌골신경통, 발의 부종, 신경염증, 허리통증

◈자극시 효과

신경 및 근육 통제 조절, 무릎통증, 좌골신경통, 발의 부종, 신경염증, 허리통증 등의 예방 및 면역력 증강

◈자극방법

경골신경 및 비골신경 반사구를 복사뼈 시작부위 방향에서 무릎 방향으로 자극한다.

Ⅱ. 발 반사의 전반적인 순서

반사는 왼발부터 시술하는 것을 원칙으로 한다. 왼발에 있는 것은 심장, 비장, 하행결장, 직장, 항문, 심장선 등의 반사부위가 있고, 오른발에는 간장, 담낭, 맹장, 상행결장, 회맹판 등의 반사부위가 있다. 순서는 기본반사구에서 다음 그림과 같이 차례대로 왼발에 있는 것과 없는 것을 구별하여 마지막 마무리도 기본반사구로 마치도록 한다. 오른발도 마찬가지로 기본반사구로 시작하며, 특히 오른발에 있는 것을 잘 기억해 두었다가 다음 그림과 같이 차례대로 자극을 하고 마지막 마무리도 왼발과 마찬가지로 기본반사구로 끝마치도록 한다.

■ 발반사는 심장이 있는 왼발부터하고 나서 오른발을 하는 것이 좋다.

손과 봉을 이용하여 부위별 반사구에 자극한다. 발가락 및 발등은 너무 강하게 자극하면 혈관 및 뼈에 이상이 올 수 있으므로 너무 강한 자극을 피하는 것이 좋다.

– 왼발 발반사 순서 –

1 부 신

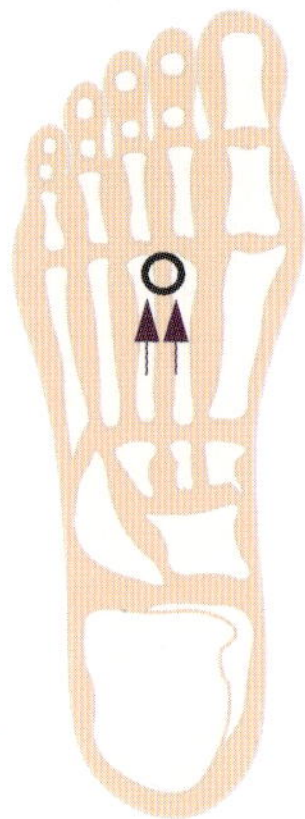

2 신 장

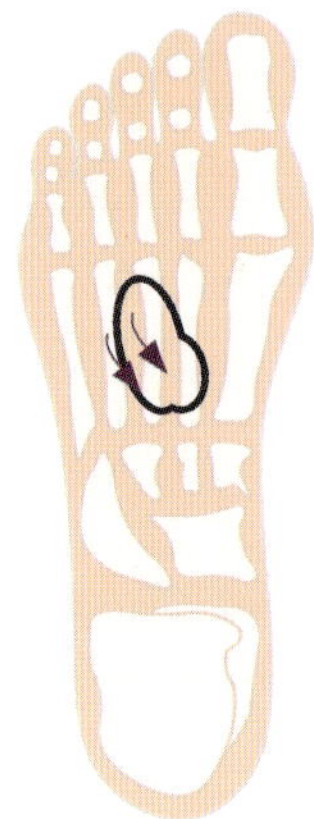

3 수뇨관

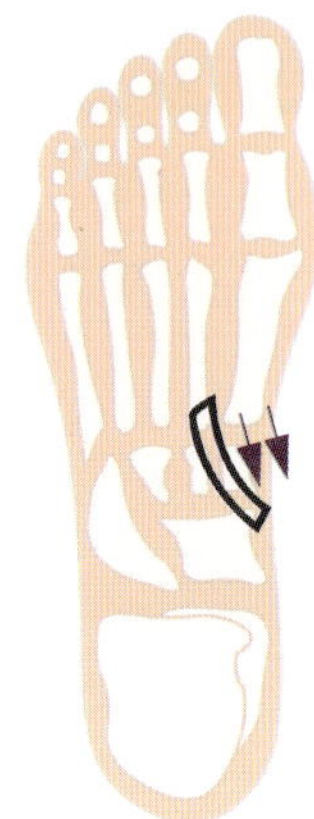

4 방 광

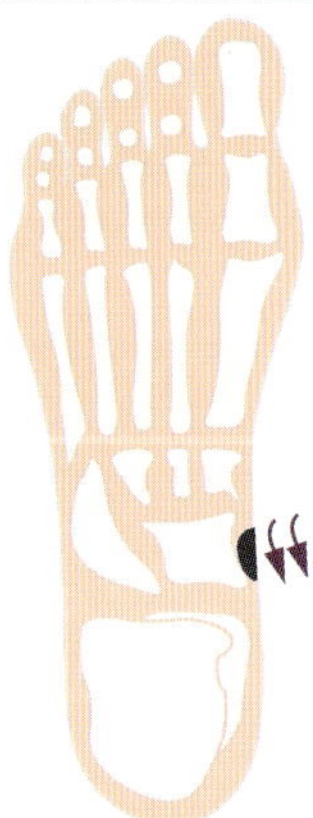

5 요 도

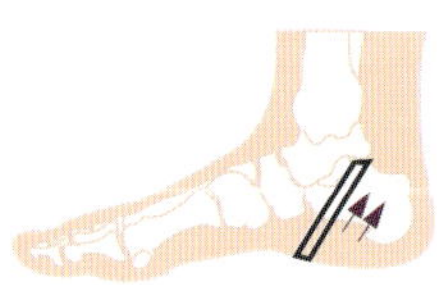

부신에서 시작하여 신장, 수뇨관, 방광, 요도까지는 기초 반사구로써 떼지 말고 자극을 주면서 밀어낸다. (6회정도) 기초반사구는 체내 노폐물의 배설기능을 촉진시키는 효과가 있다.

6 전두동

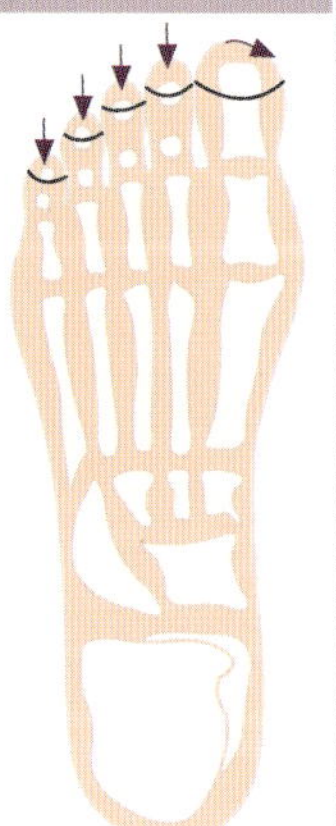

7 뇌하수체

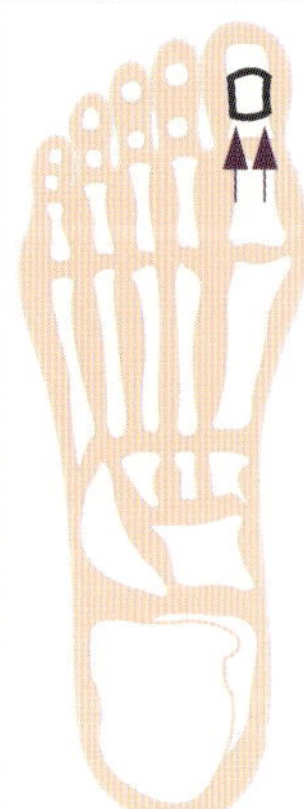

8 소 뇌

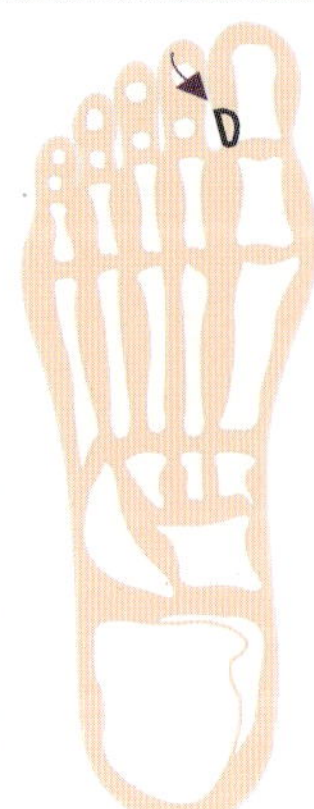

9 삼차신경

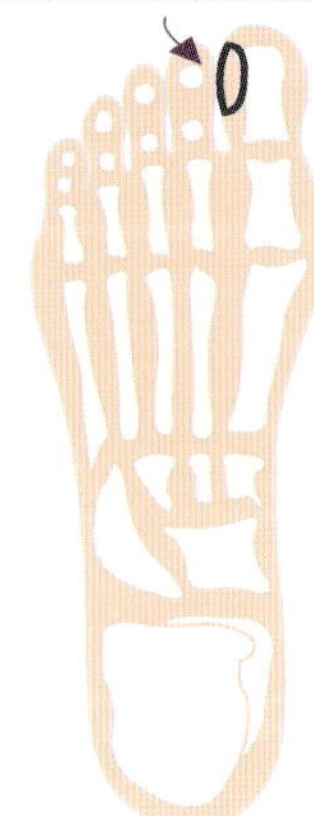

10 코

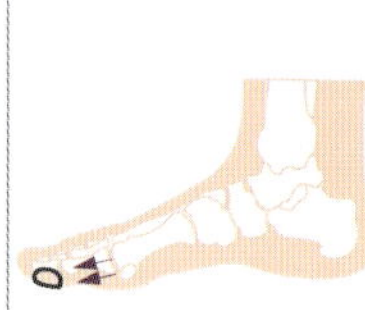

11 대 뇌

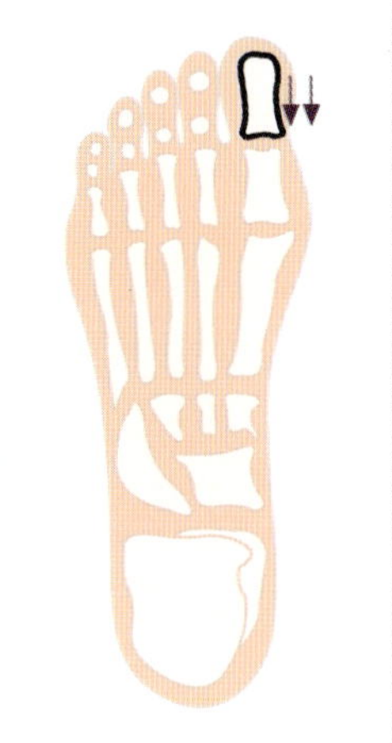

12 목

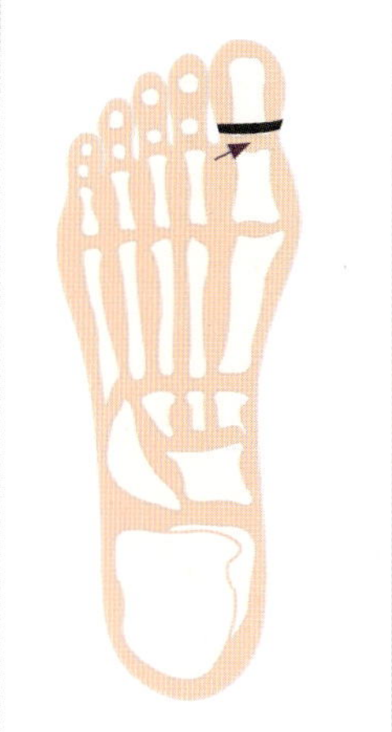

13 경 추

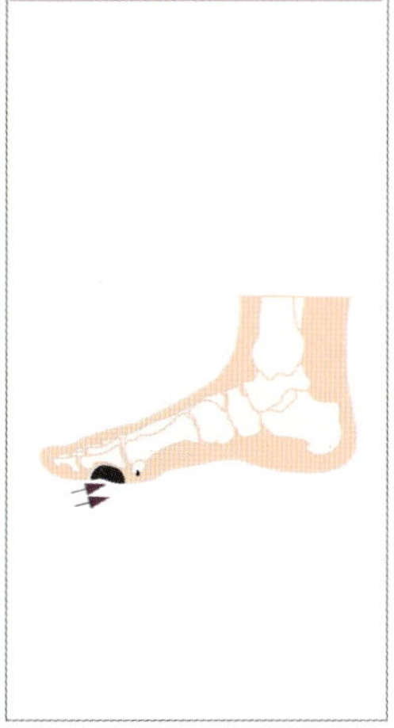

14 부갑상선

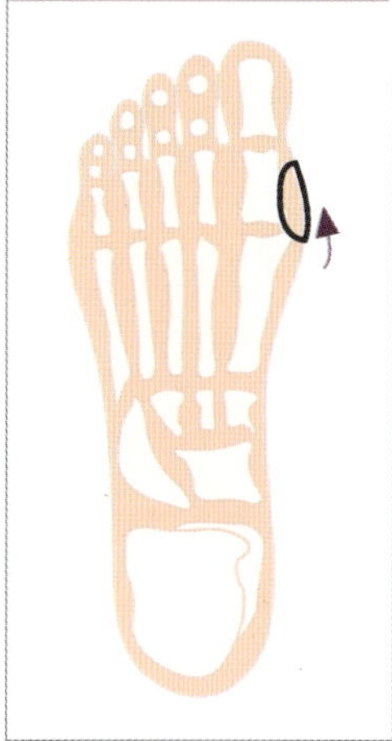

15 갑상선

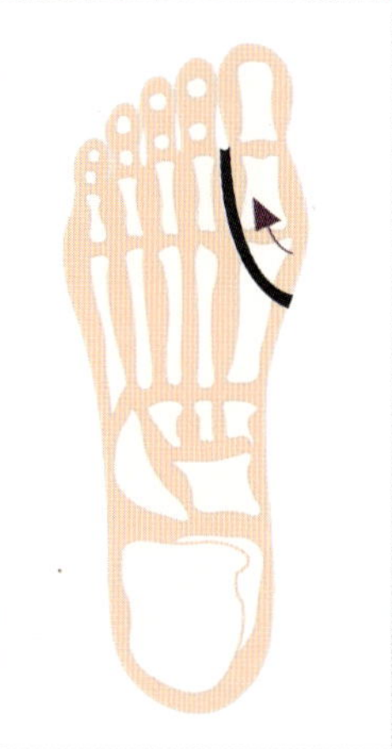

16 눈

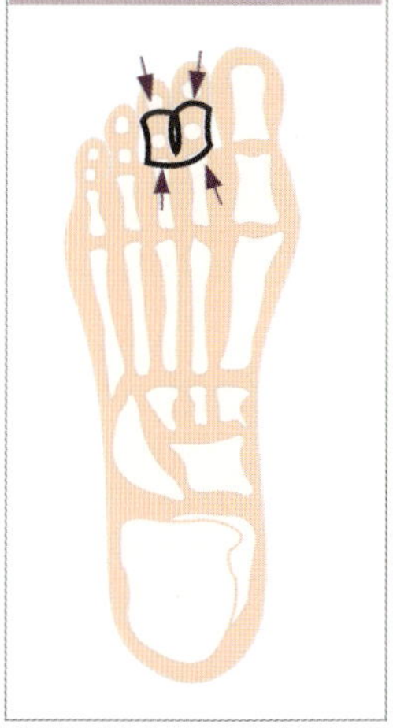

17 귀

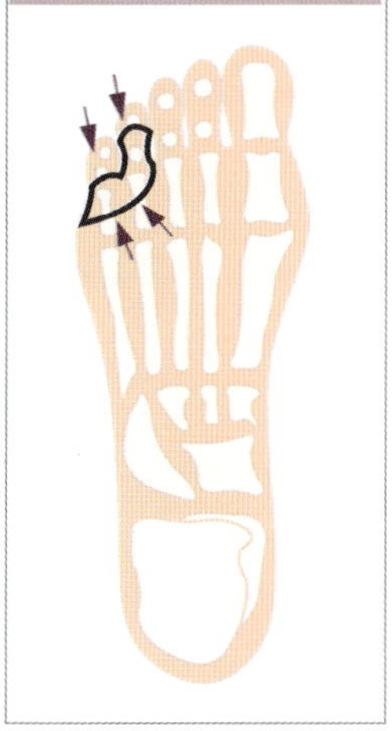

18 승모근

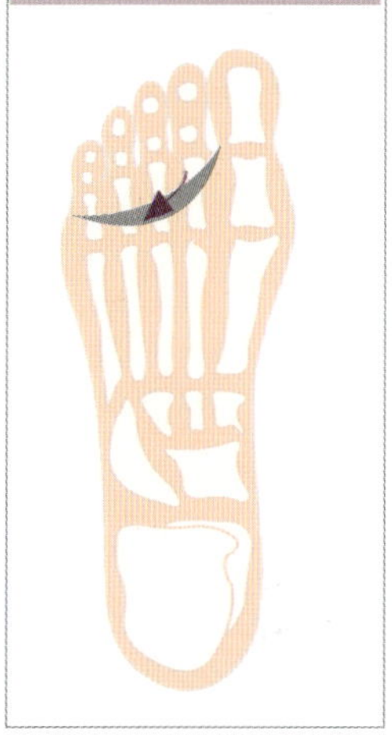

19 폐/기관지

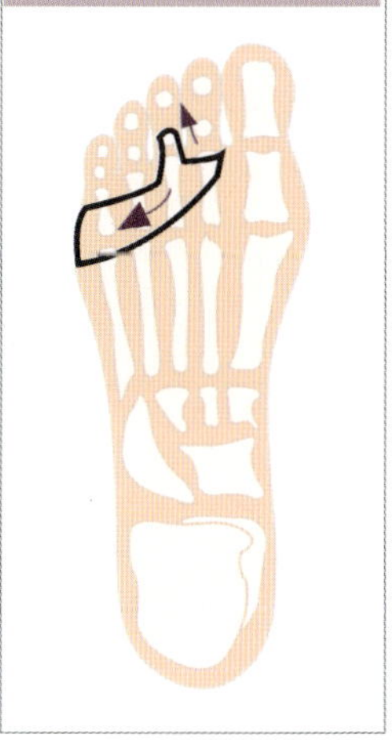

20 위

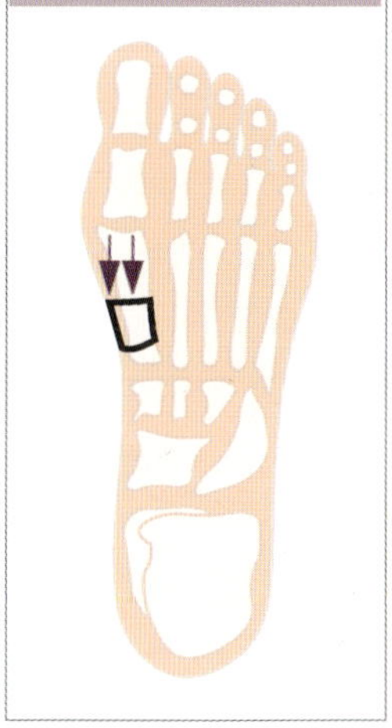

21 췌 장

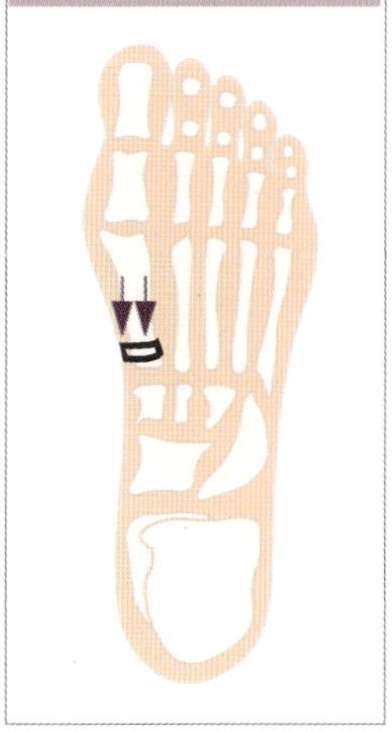

22 십이지장

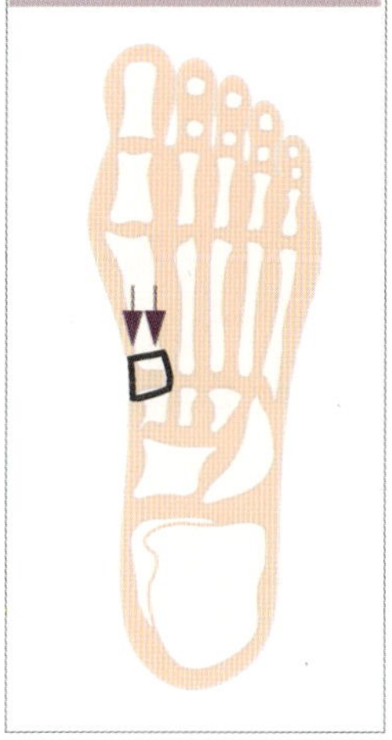

23 복강신경총

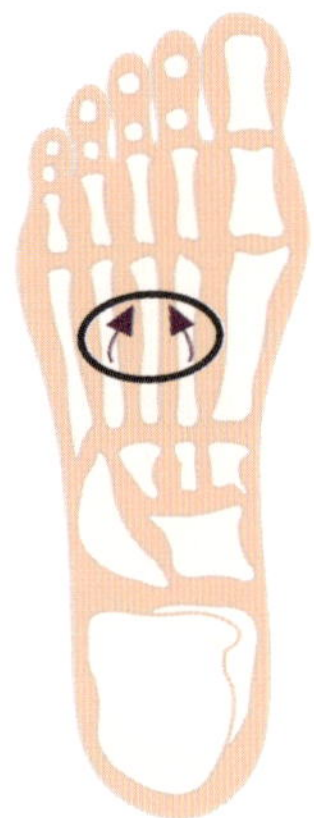

24 왼발-심장, 오른발-간장

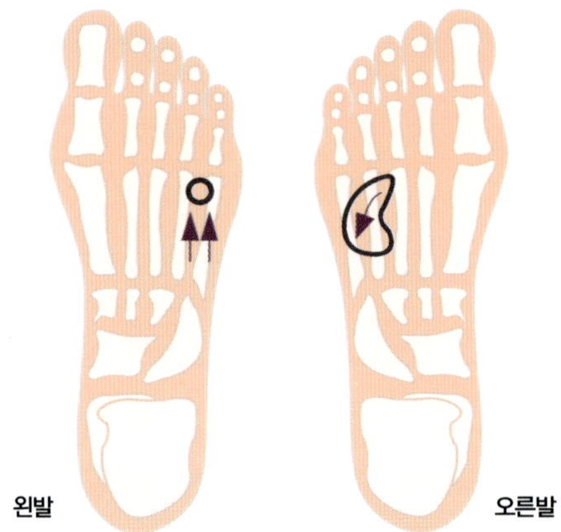

25 왼발-비장, 오른발-담낭

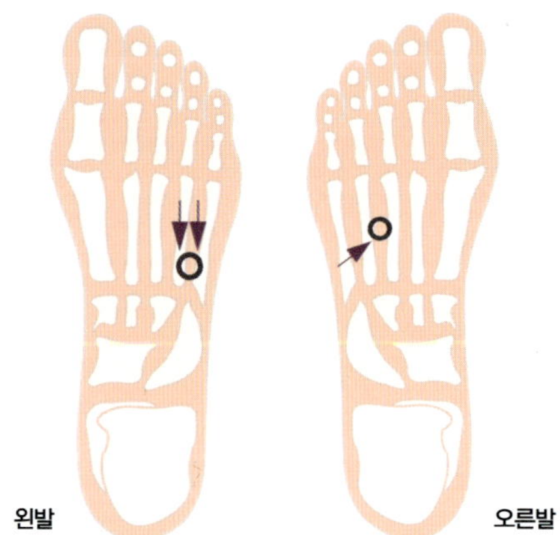

26 소장

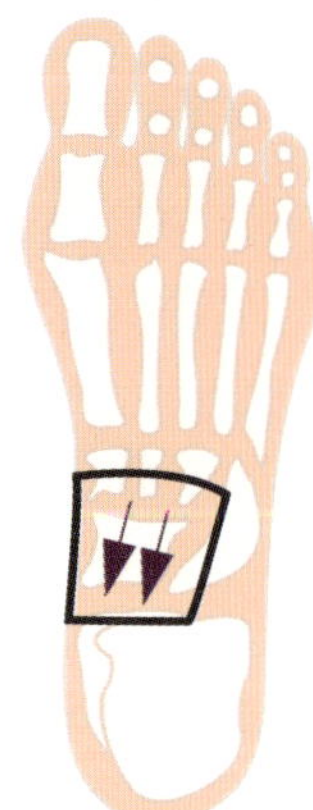

27 왼발-횡행결장, 오른발-맹 장

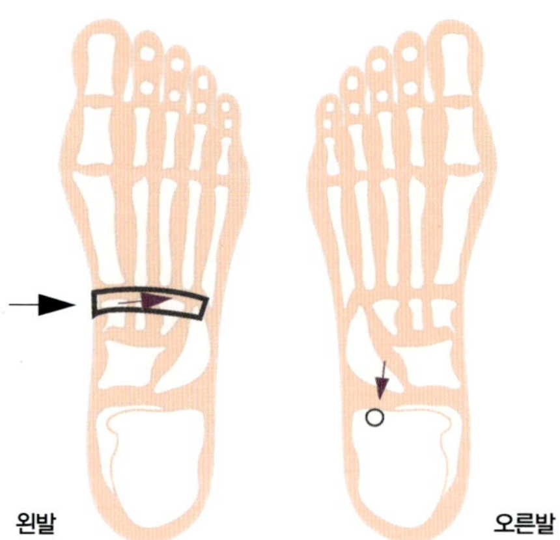

28 왼발-하행결장, 오른발-회맹판

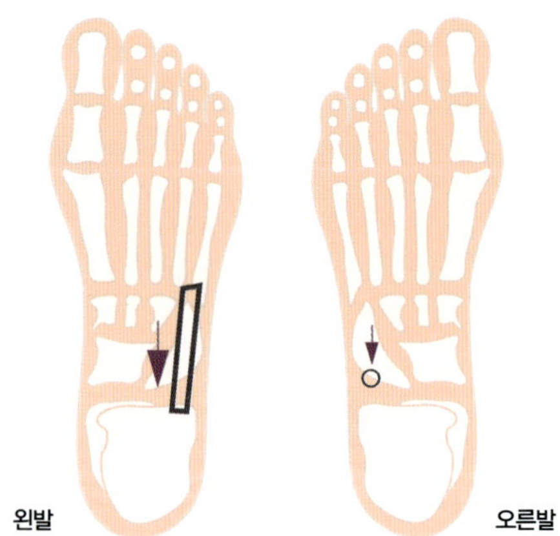

29 왼발-직 장, 오른발-상행결장

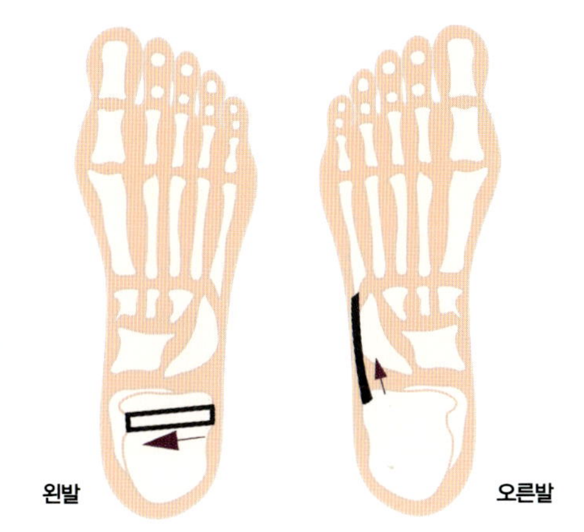

30 왼발-항문, 오른발-횡행결장

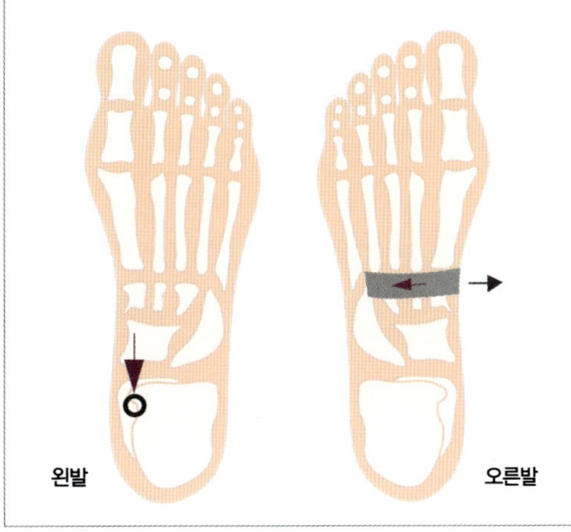

31 생식선

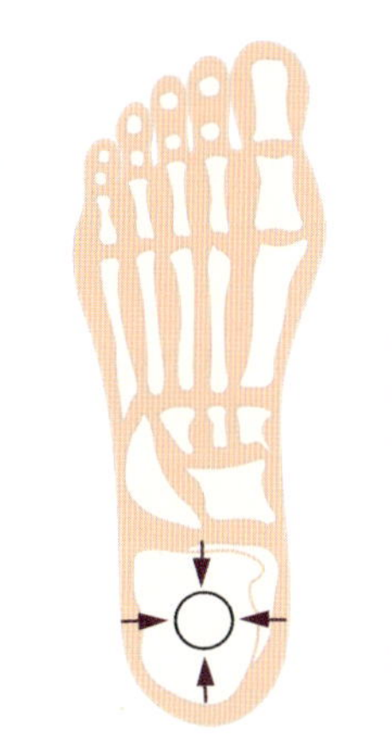

32 흉추

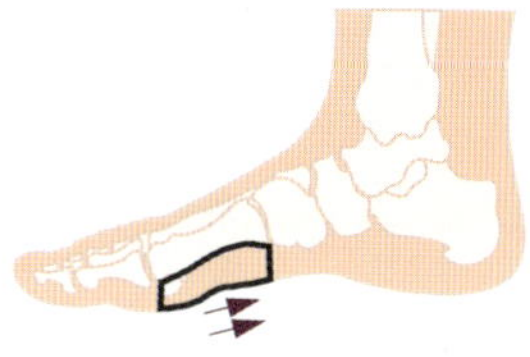

33 요 추

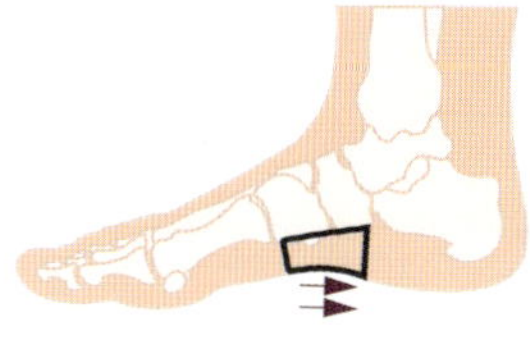

34 천골

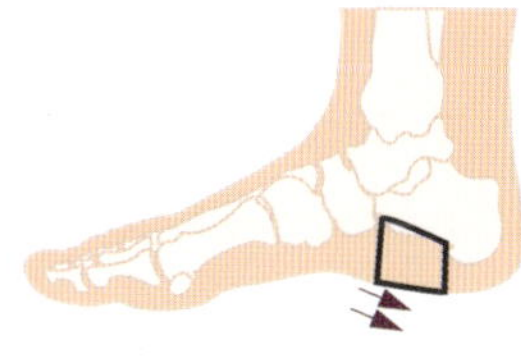

35 내미골

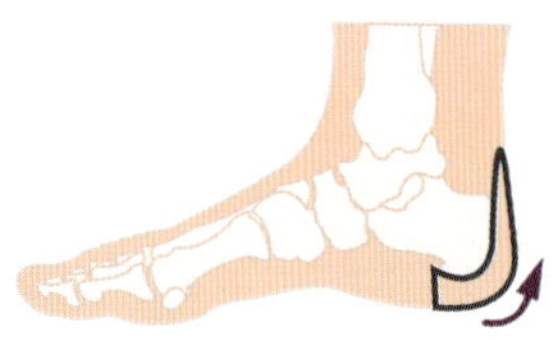

36 자궁전립선

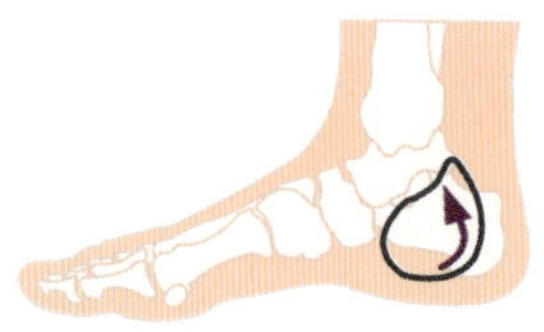

37 고관절

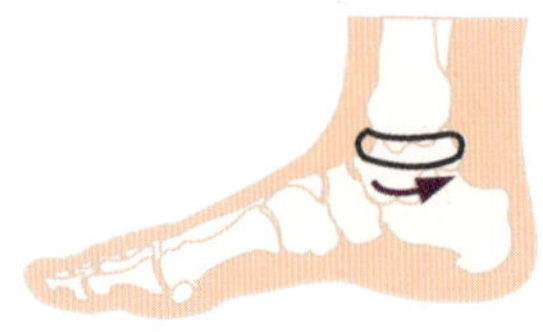

38 직장근

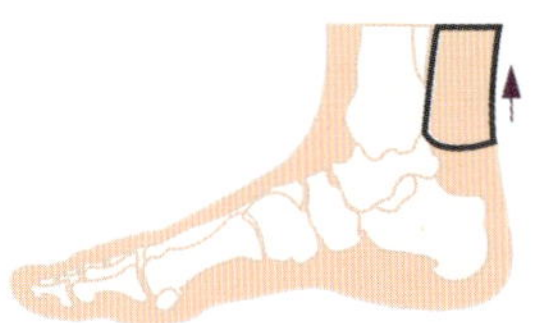

39 어깨관절

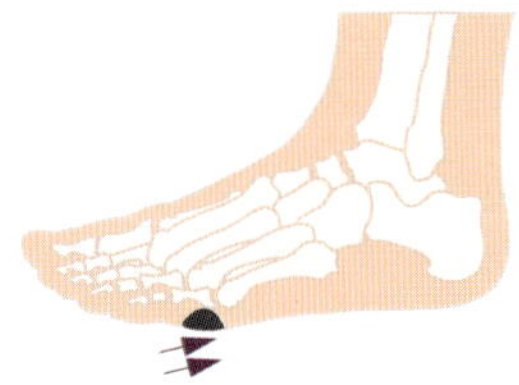

40 팔꿈치관절

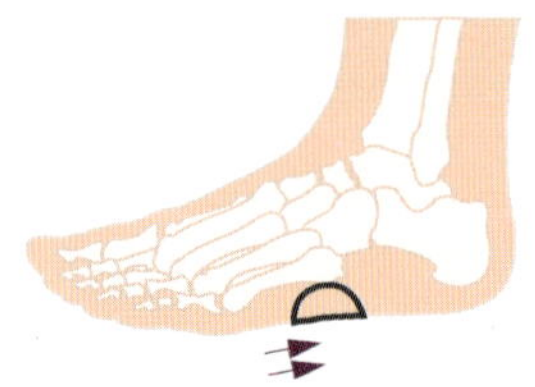

41 무릎관절

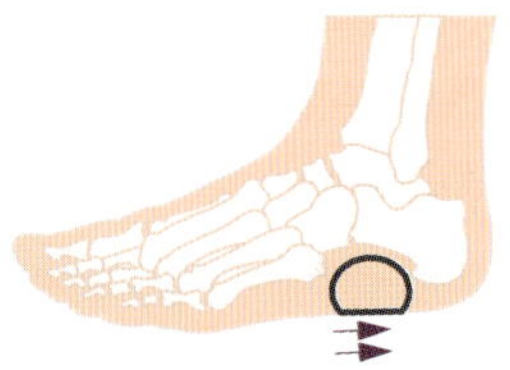

42 외미골

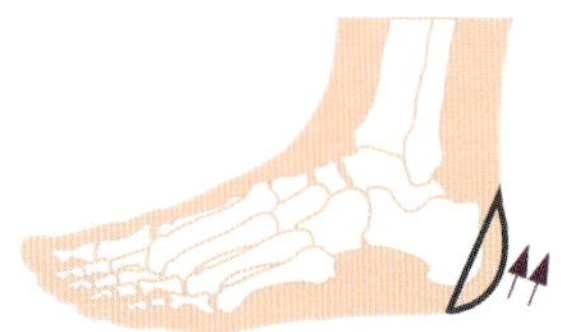

43 난소/고환

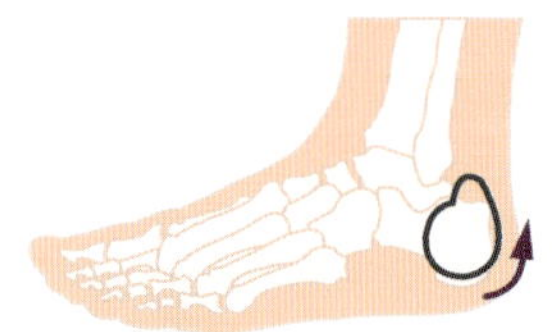

44 고관절

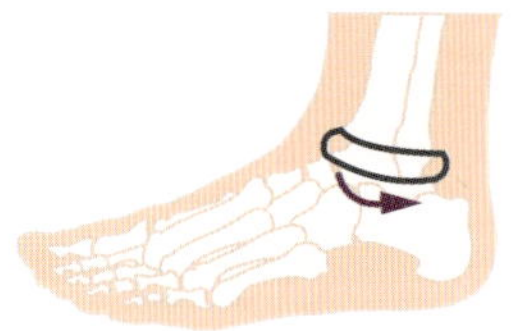

45 비골근

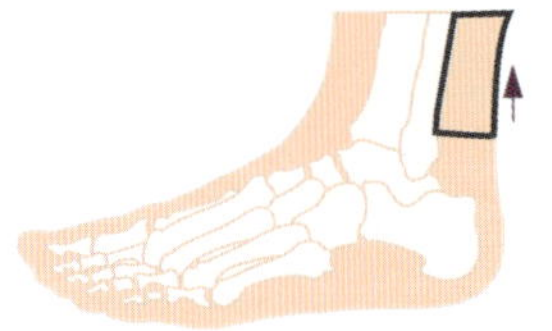

46 윗턱

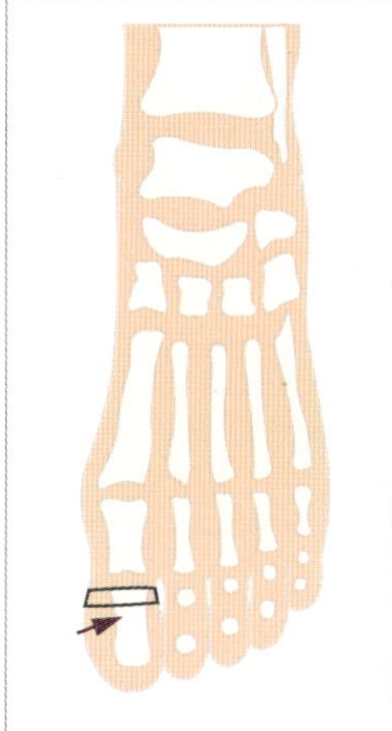

47 아랫턱

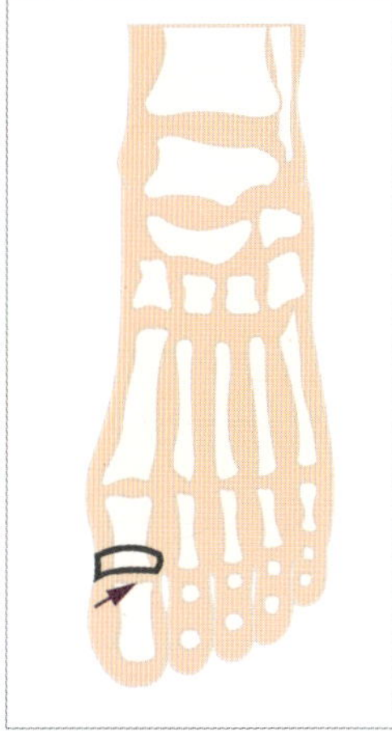

48 편도선

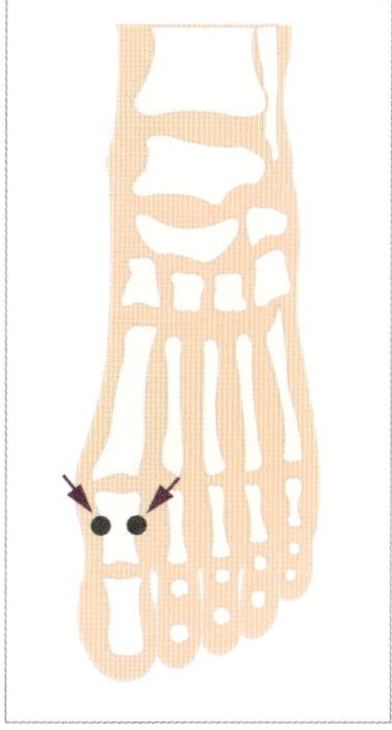

49 흉부임파선

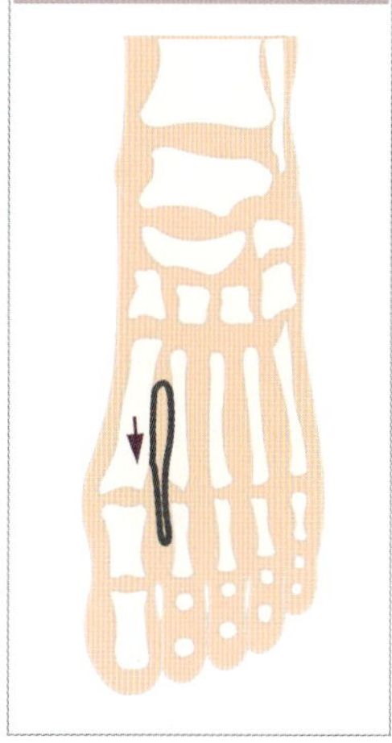

50 성대/인후/기관

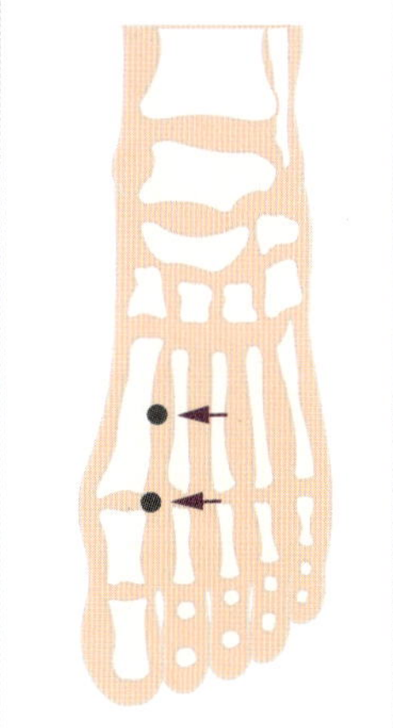

51 가슴

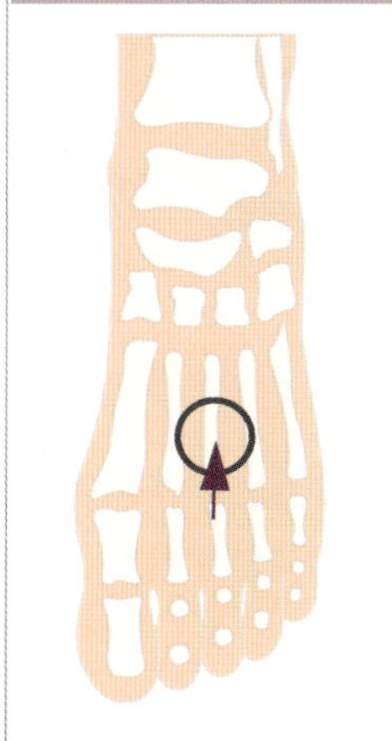

52 평형기관

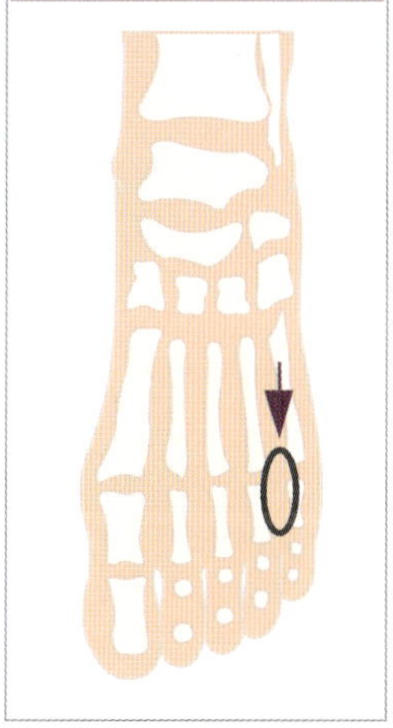

53 견갑골

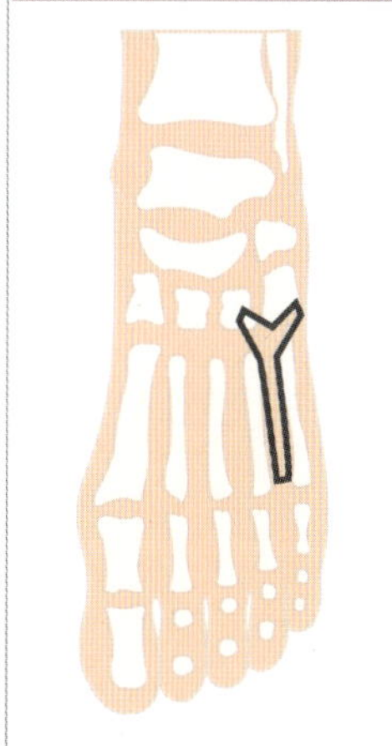

54 횡격막

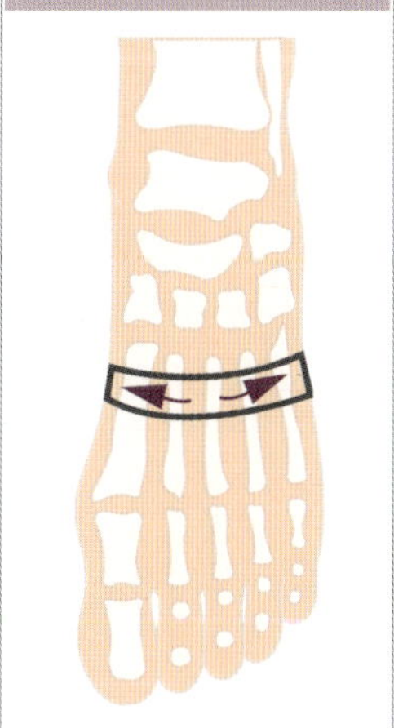

55 갈비뼈(늑골)

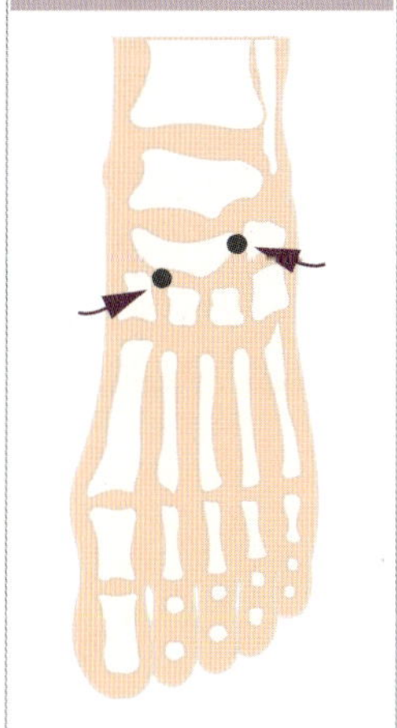

56 서혜부

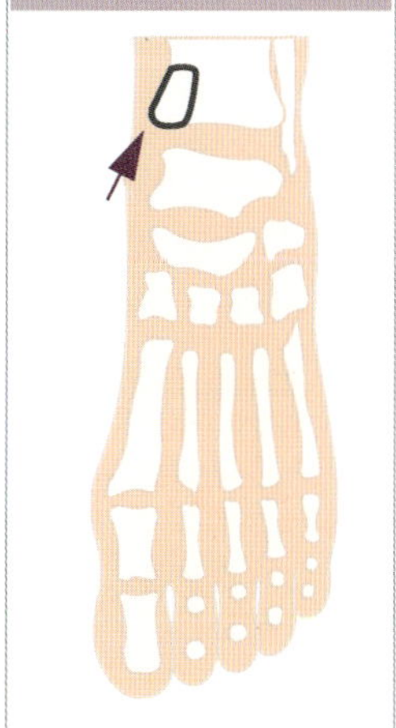

57 상반신임파선

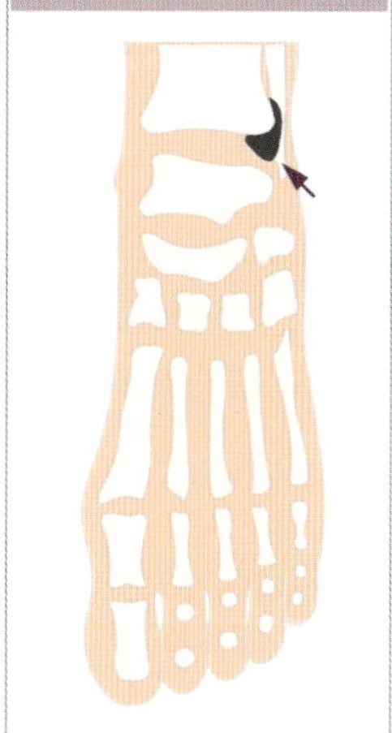

58 하반신임파선

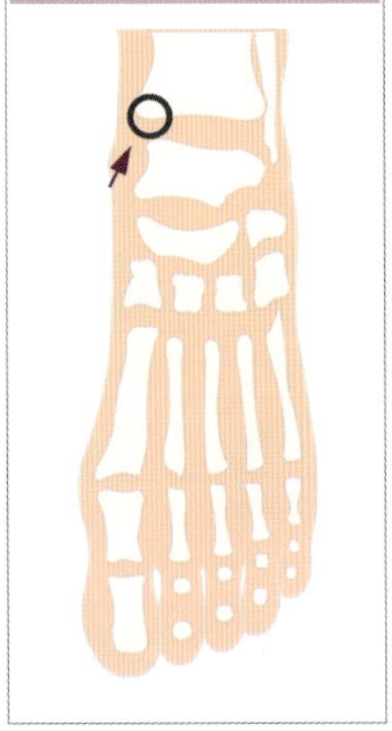

59 좌골신경

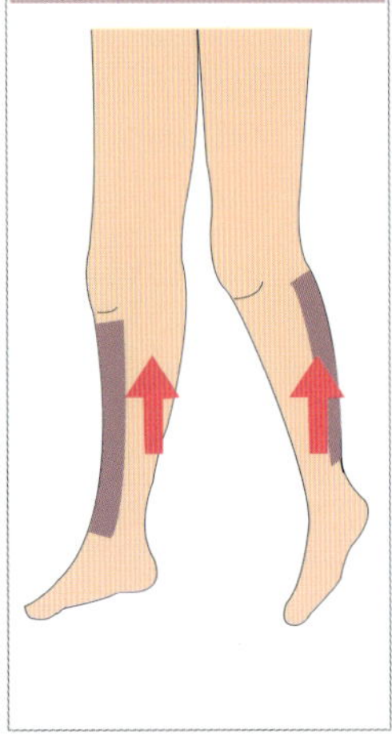

2-1 신 장

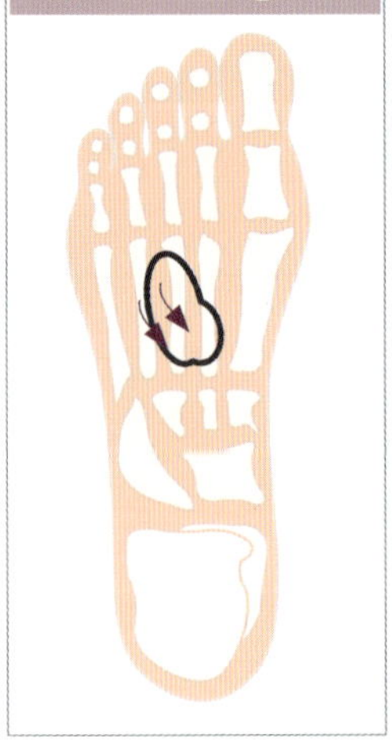

3-1 수뇨관

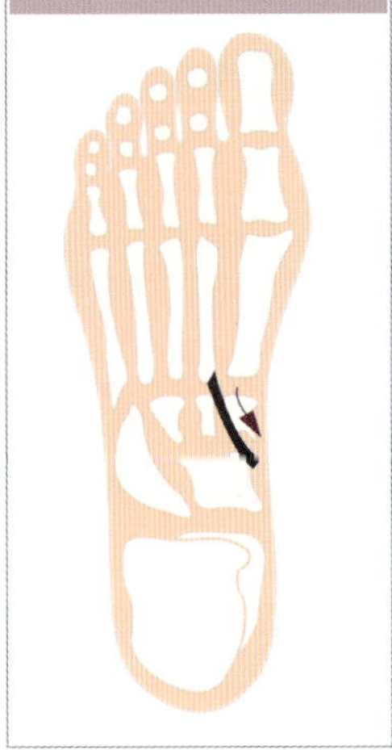

4-1 방 광

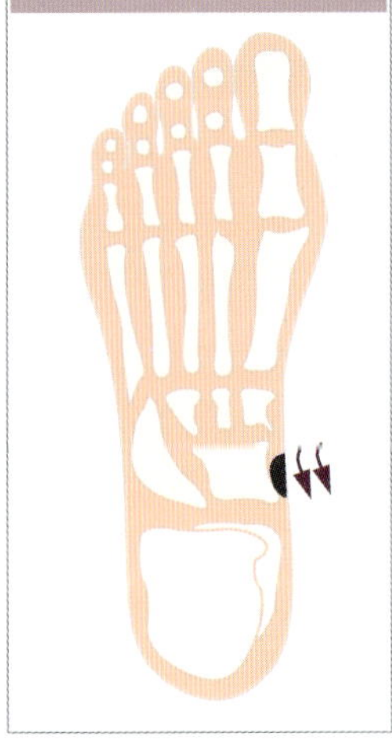

5-1 요 도

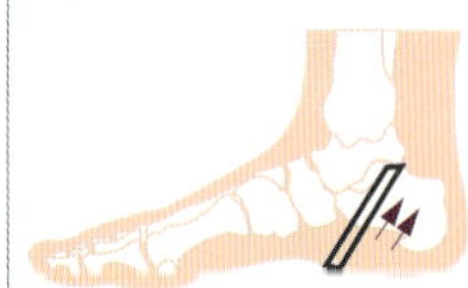

기본반사구 신장, 수뇨관, 방광, 요도까지 떼지말고 자극을 주면서 마무리 한다.(6회정도)

Ⅲ. 오른발 반사구 실기방법

오른발도 왼발과 마찬가지로 기본반사구로 시작하여 전반적인 순서는 왼발과 같으며 오른발의 반사구가 있는것을 따로 설명을 하였다.

- 오른발 순서 -

01 부신 → 23 복강신경총 → 24 간장(왼발_심장) →

왼발과 같은 순서

25 담낭(왼발_비장) → 26 소장 → 27맹장(왼발_횡행결장) →

28 회맹판(왼발_하행결장) → 29 상행결장(왼발_직장) → 31 횡행결장(왼발_항문) →

왼발과 동일 순서로 마무리한다.

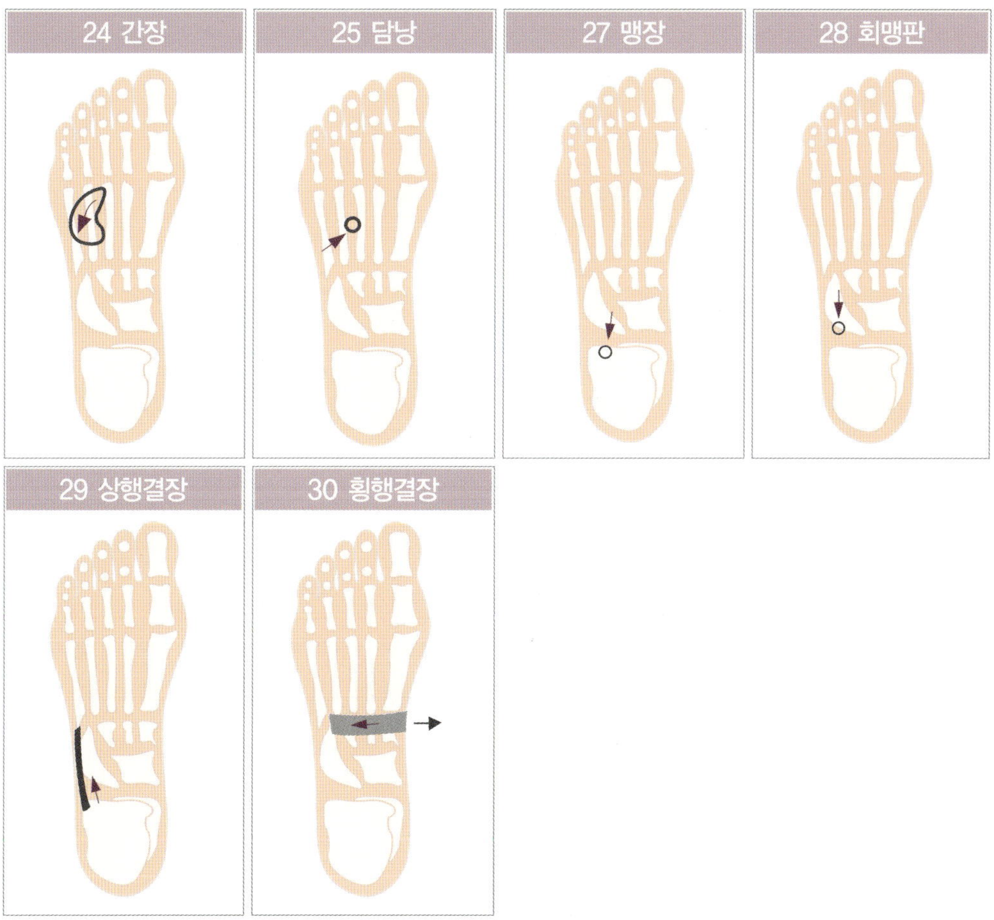

24. 간장 (Liver 간) → 심장 (왼발 P67 참고)

우측 상복부의 횡경막 아래에 위치하며 무게는 약 1.5kg 정도의 인체 최대의 장기이며 체내 대사의 중추적인 역할을 담당하는 내부기관으로 담즙을 분비하는 내분비선 기능이 있고혈액여과, 담즙생산, 독소의 해소, 요소의 합성 등의 재생능력이 강한 장기이다. 또한 적혈구 생성에 필수적인 미네랄 저장 및 간내에 분포하는 혈관에 당대사 및 지방대사와 산소운반 및 해독작용, 체온조절 작용을 한다.

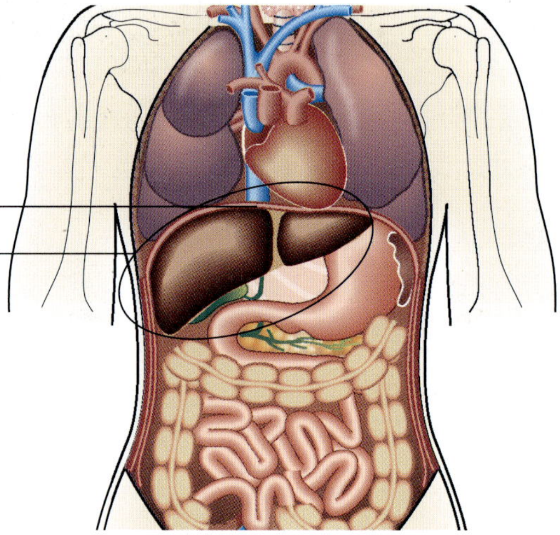

■ **발 반사구 위치**

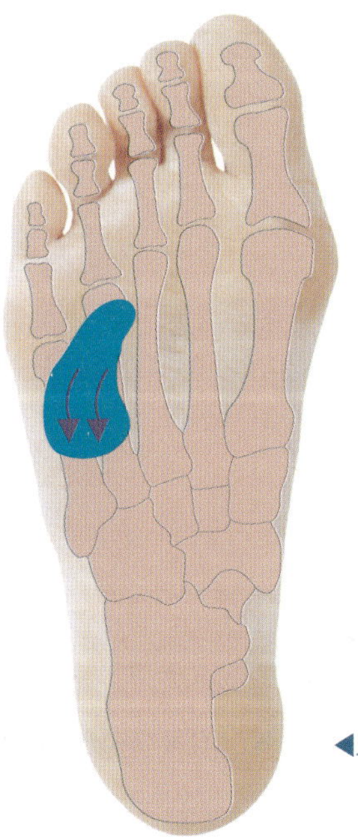

◈관련증상

간장질환, 간경화, 간경화 복수, 간기능장애, 간염

◈자극시 효과

신진대사 작용 원활, 간장질환, 간염, 황달, 간경화, 만성피로 등의 예방 및 면역력 증강

◈자극방법

오른발바닥 발가락쪽에서 아래쪽으로 지그시 누른 후 돌리면서 자극한다.

◀오른 발바닥 제 4 · 5번째 발가락사이의 중족골 상단에 위치

25. 담낭 (Gall Bladder 쓸개) → 비장 (왼발 P68 참고)

간의 우측 아래에 위치하며 길이 10cm, 용적 35ml, 직경 3cm로 푸른색을 띄는 근육성의 주머니로 하루에 약 500ml의 담즙이 분비된다. 소화흡수 및 촉진을 돕고, 장을 자극하여 연동운동을 하게 하며 변비 완화 역할 및 악취제거의 역할과 필수 지용성 비타민 흡수에도 기여한다.

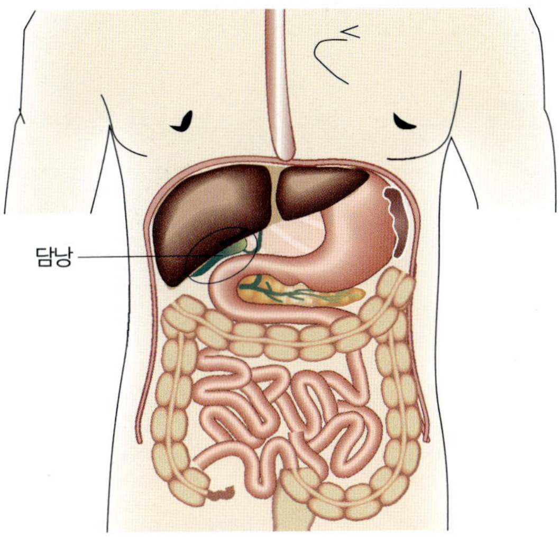

■ 발 반사구 위치

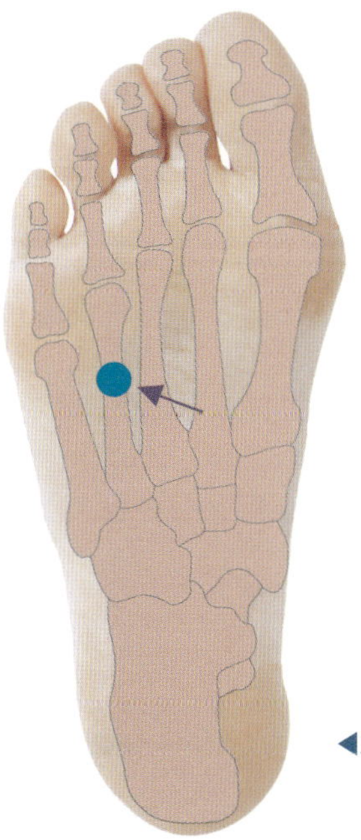

◆관련증상

소화불량, 황달, 담낭 염증, 담결석

◆자극시 효과

담낭 염증, 담결석, 소화불량, 황달, 담낭 염증, 담결석 등의 예방 및 면역력 증강

◆자극방법

발바닥 바깥쪽에서 발바닥 안쪽 방향으로 천천히 자극한다.

◀오른쪽 발바닥의 제4번째 발가락 중족골 중단 부위에 위치

27. 맹장 (Caecum 막창자) → 횡행결장 (왼발 P70 참고)

오른쪽 하복부의 회장아래에 위치하며 대장 시작부에 있다. 길이는 5~6cm이고, 하단에는 충수가 부착되어 있으며, 맹장은 특별한 기능은 없지만 충수는 림프 조직이 발달되어 소화를 도와주는 역할을 한다.

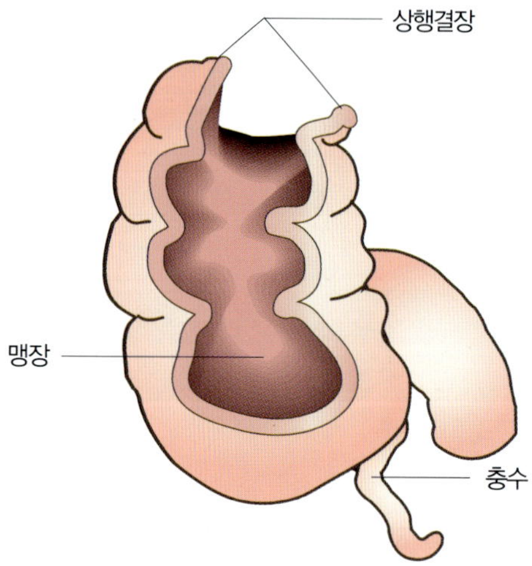

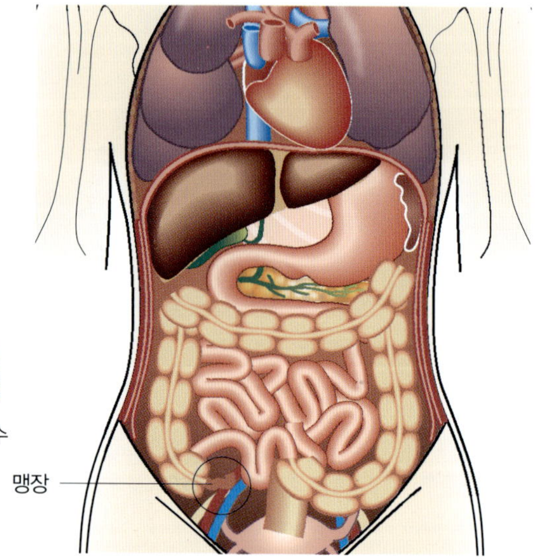

■ 발 반사구 위치

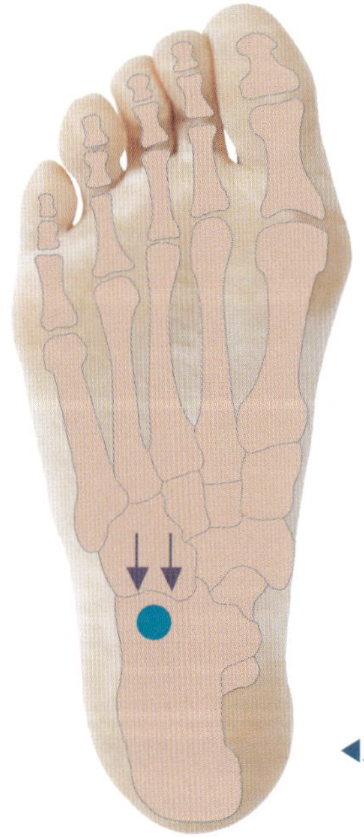

◀오른 발바닥 발뒤꿈치 종골 상단에 위치(방광반사구와 횡으로 일직선상에 위치)

◆관련증상

충수염, 맹장염, 하복부 팽만

◆자극시 효과

충수염, 하복부 팽만, 맹장염 등의 예방 및 면역력 증강

◆자극방법

발가락 방향에서 발뒤꿈치 방향으로 지그시 눌러 자극한다.

28. 회맹판 (Ileocecal valve 회장맹장판막) → 하행결장 (왼발 P71 참고)

대장의 입구로 회장과 맹장 사이에 위치하며, 소화되고 남은 대장의 내용물이 소장으로부터 역류되는 것을 막는 곳으로 회맹판 이상이 생기게 되면 대장으로 들어갔던 음식물이 역류하거나 가스가 장벽을 자극해서 하복부의 팽만감을 느끼게 된다.

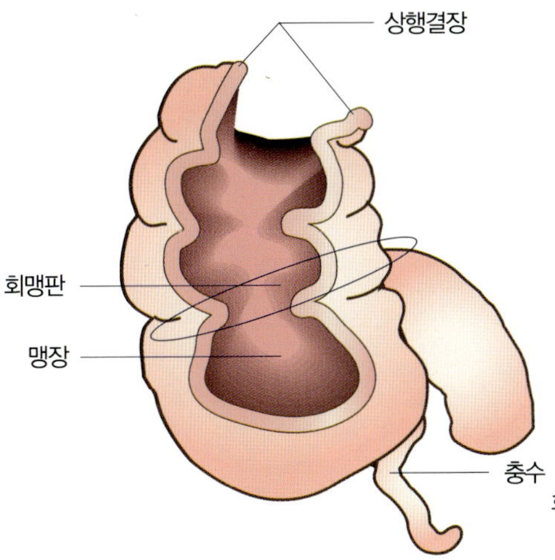

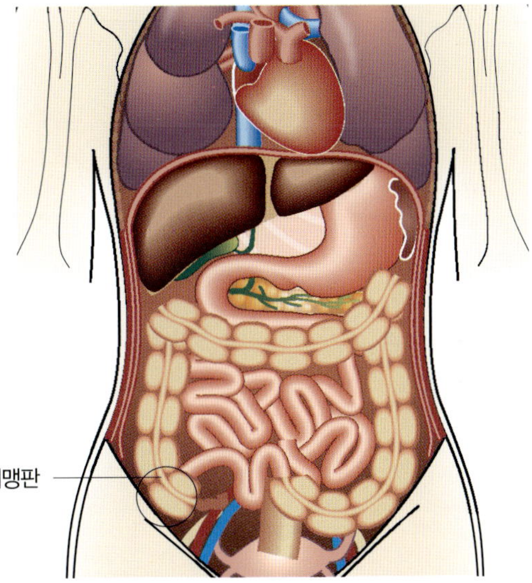

■ 발 반사구 위치

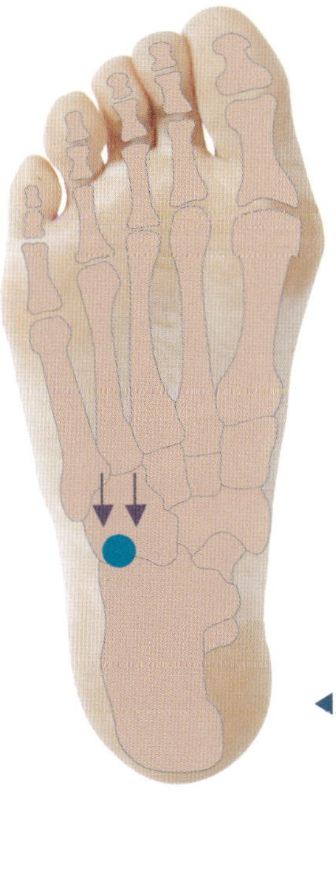

◆관련증상

복부팽만, 소화불량, 소화기계통의 흡수 장애, 복통, 회맹판의 기능 약화

◆자극시 효과

복통, 회맹판의 기능 약화, 복부팽반, 소화불량, 소화기계통의 흡수 장애, 등의 예방 및 면역력 증강

◆자극방법

발뒤꿈치 방향에서 발가락 방향으로 자극한다.

◀오른 발바닥 발뒤꿈치 입방골 끝부분 오목한 곳에 위치

29. 상행결장 (Ascending colon 오름주름 창자) → 직장 (왼발 P72 참고)

맹장의 연속이며 복강 오른쪽으로 올라가 간의 아래 부분의 횡행결장에 연결부위까지 약 20cm 정도의 결장이며, 간막은 없고, 상행결장 중에서 가장 짧은 것이 특지이며, 맹장과 이어진 상행결장은 횡행, 하행결장으로 연결되어 곧 직장으로 이어진다.

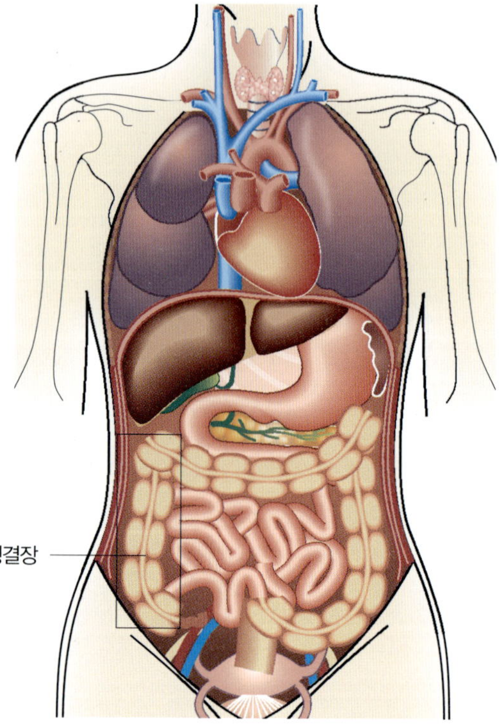

■ 발 반사구 위치

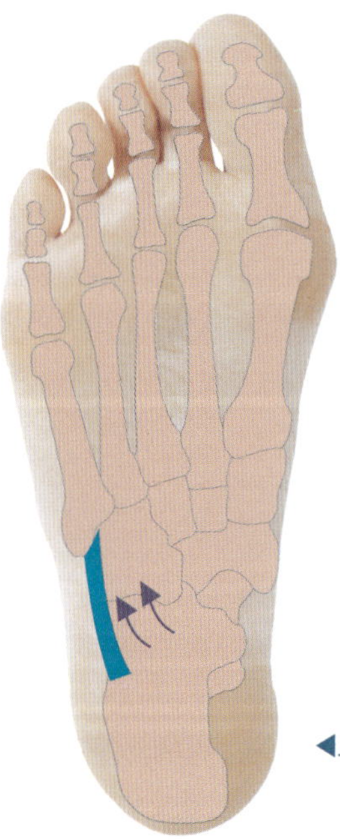

◀오른발바닥 뒤꿈치 앞 거골의 상부부위에 위치

◈관련증상

장염, 변비, 설사, 복통, 소화기계통의 질환

◈자극시 효과

장염, 변비, 설사, 복통, 소화기계통의 질환 등의 예방 및 면역력 증강

◈자극방법

발뒤꿈치 방향에서 발가락 방향으로 자극한다.

30. 횡행결장 (Transverse colon 가로주름 창자) → 항문 (왼발 P73 참고)

상행결장에서 하행결장으로 이어지는 중간에 위치하며 길이는 약 50cm 정도이며 결장중에서 가장 길고, 복막에 싸여 있으며 운동성이 매우 좋은 부분이어서 연동운동이 원활하게 이루어지는 곳이다.

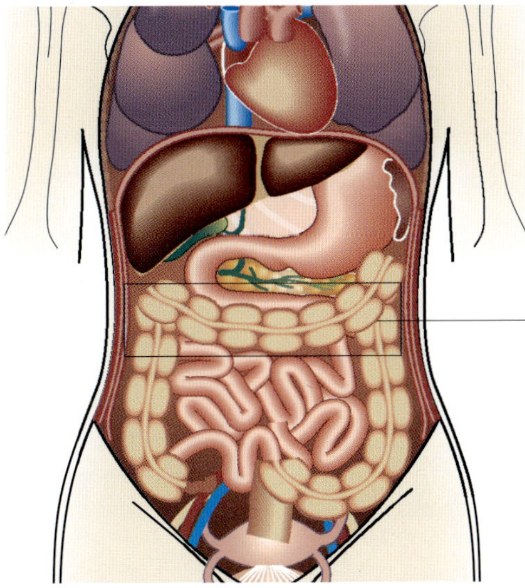

■ 발 반사구 위치

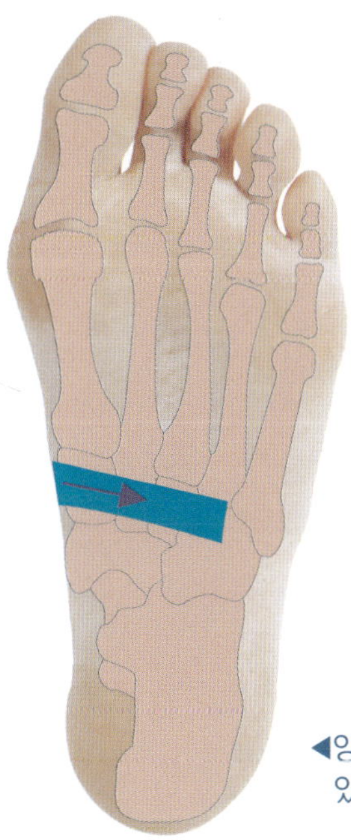

◆관련증상

소화기계통의 질환, 장염, 변비, 설사, 복통

◆자극시 효과

연동운동의 촉진, 변비, 설사, 복통, 장염 등의 예방 및 면역력 증강

◆자극방법

왼발은 발 안쪽에서 바깥쪽으로 오른발은 발바깥쪽에서 안쪽 방향 횡으로 자극한다.

◀양발 십이지장 반사구의 아래 횡으로 되어 4번째 발가락선이 연결되어 있는 부위

Ⅳ. 정맥 매뉴얼 테크닉

발반사요법을 하기전에 정맥마사지를 하면 발반사구의 통증을 감소시킬수있어므로, 심장으로부터 멀리떨어진 발끝에서 서혜부방향으로 부드럽게 마사지하여 혈행을 도와준다. 또한 하지의 정맥은 혈액의 역류를 막기위해 판막이 많이 발달되어 있어 너무강한자극을 하게되면 손상될수 있으므로 부드럽게 마사지한다.

1.준비

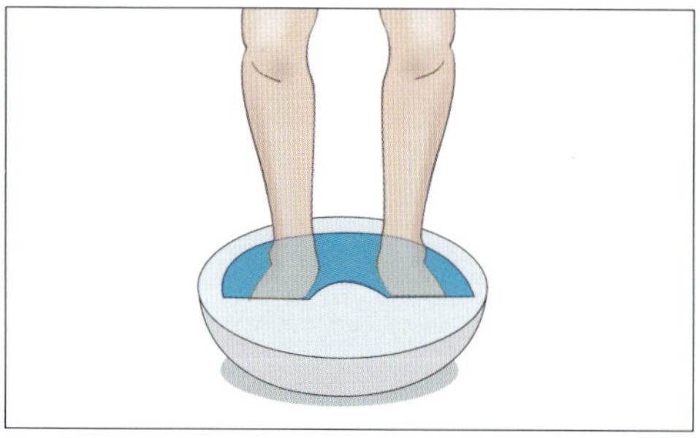

1 Foot Both

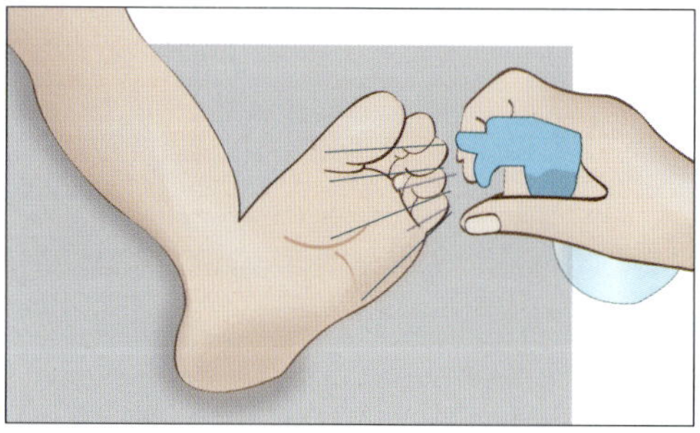

2 Foot spray

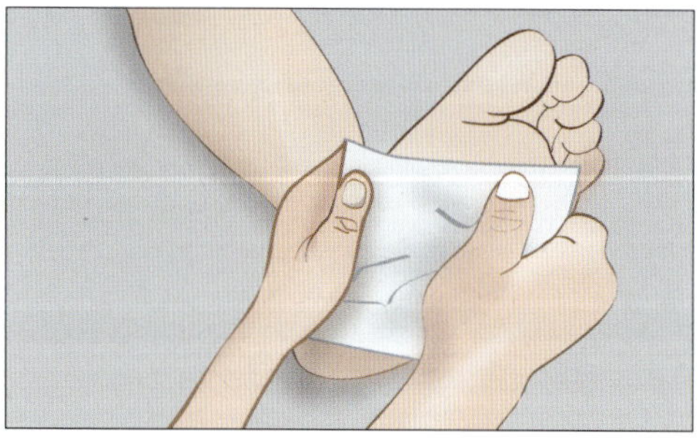

3 Tissue로 물기 제거하기

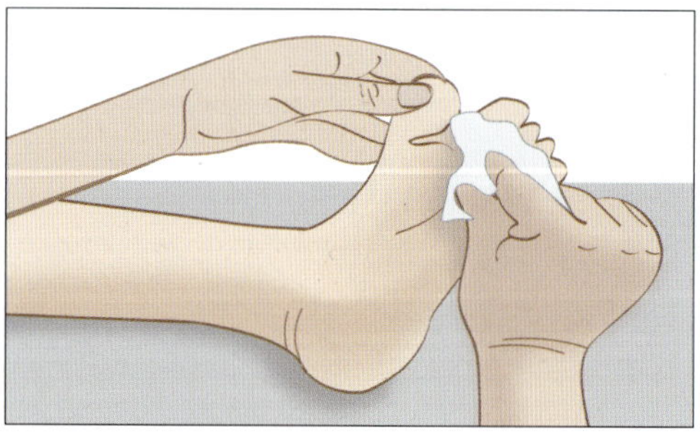

4 발가락 사이 습기 제거하기

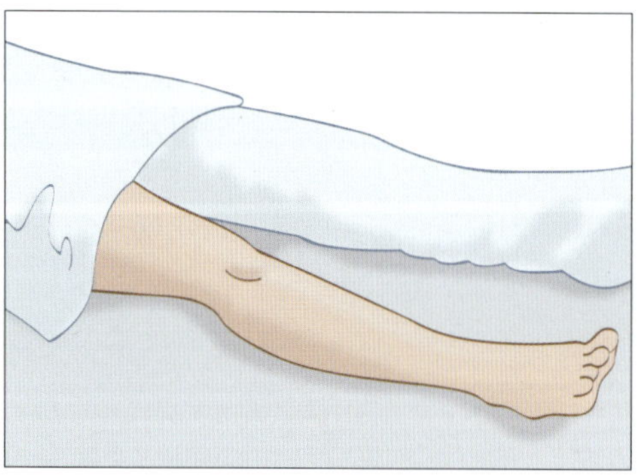

5 관리하지 않는 다리는 중타월로 덮어둔다.

팔 관리가 끝나면 바로 내타월을 접어 올려서 덮어준 뒤 다시 관리를 시작한다.

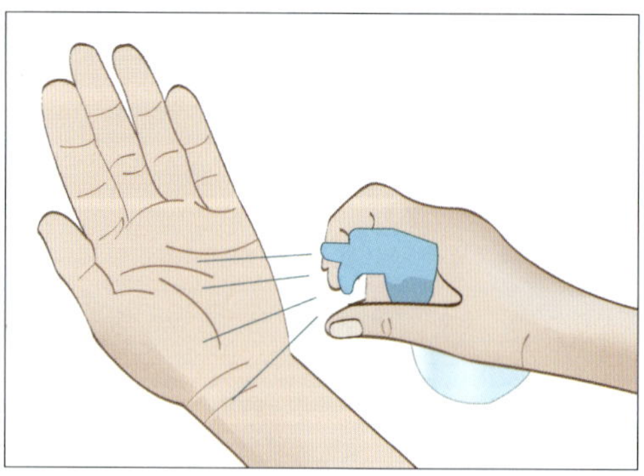

6 알콜을 이용하여 꼼꼼하게 손을 소독한다.

2.클렌징

■ **알콜을 이용한 발가락 소독** - 화장솜에 알콜을 묻혀 발가락 사이발바닥, 발등을 소독한다.

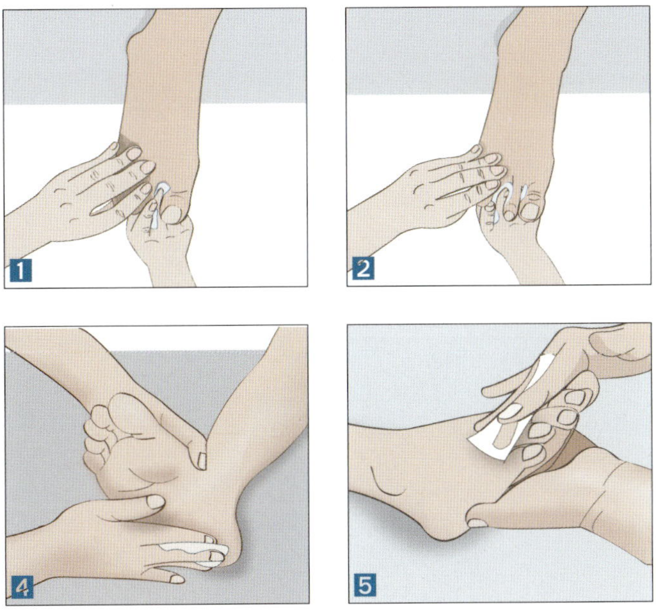

■ **토너 이용 다리전면 클렌징** - 젖은 화장솜에 토너를 충분히 묻힌 후 다리 전면을 클렌징하며 내려온다.

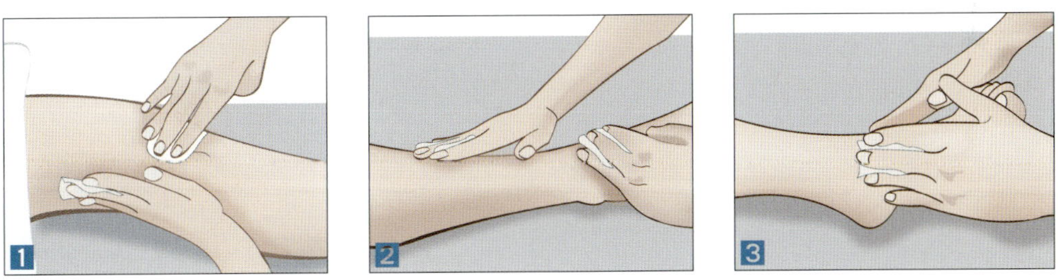

3.오일 도포 - 오일을 적당량 덜어서 골고루 도포한다.

효과 | 오일을 양다리에 골고루 발라 피부에 스며들게 하여 마사지를 할때 자극을 줄여주고 다리의 혈액순환을 좋게한다.

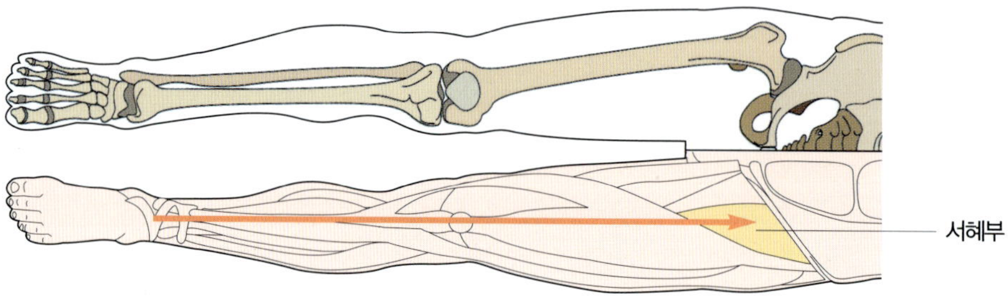

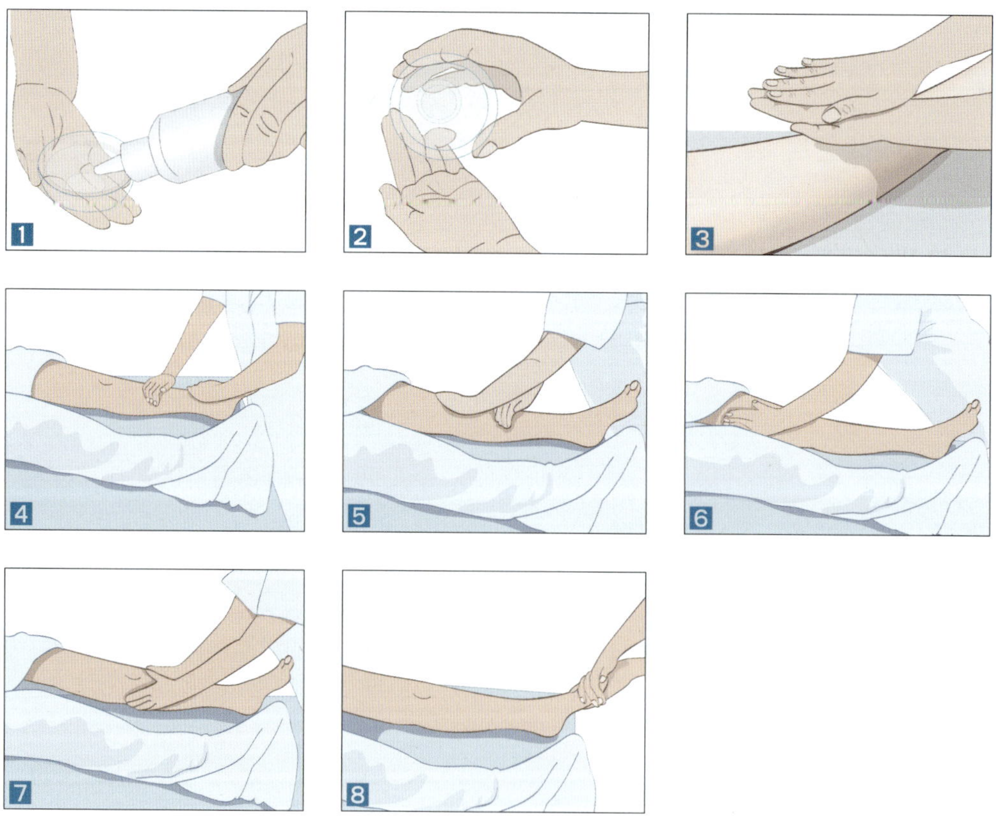

4.정맥마사지 실기

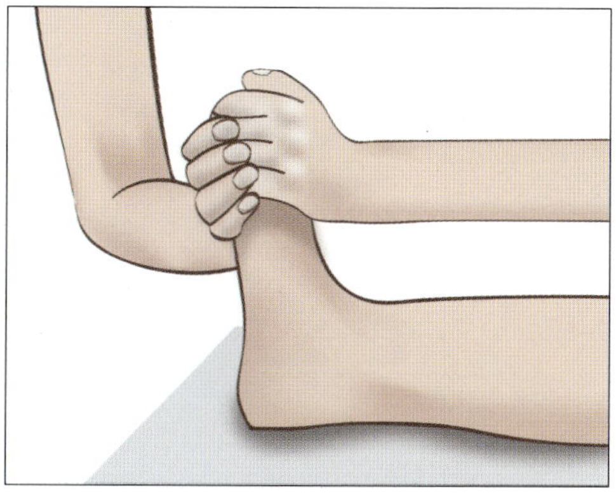

01 양손바닥을 이용하여 발등과 동시에 발바닥-발 뒤꿈치까지 밀착감있게 쓸어준다.단, 1회 〈 2회 〈3회 로 쓸어주는데 점점 깊이 쓸어줄 수 있도록 한다.

발 뒤꿈치까지 쓸어 내릴때 내려갈때는 강하게 쓸어주며, 올라올때는 힘을 뺀 상태에서 올려준다.

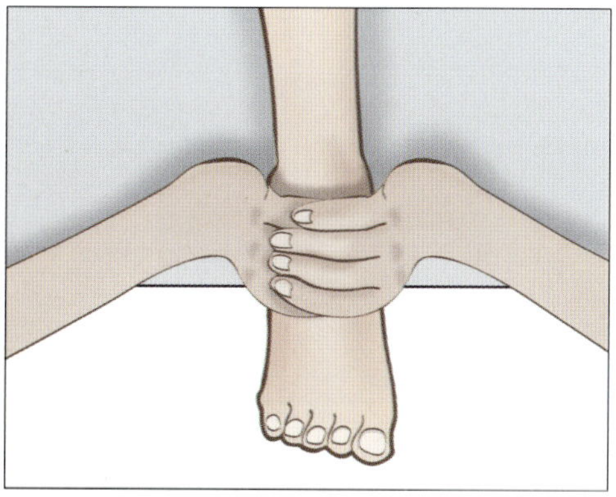

02 엄지와 2,3,4,5지를 이용하여 발의 내측과 외측을 조이듯이 쓸어 내린다. 1회 〈 2회 〈 3회로 쓸어주는데 점점 깊이 쓸어줄 수 있도록 한다.

한쪽 발을 앞으로 한 상태에서 관리하며 몸을 실어서 관리한다.

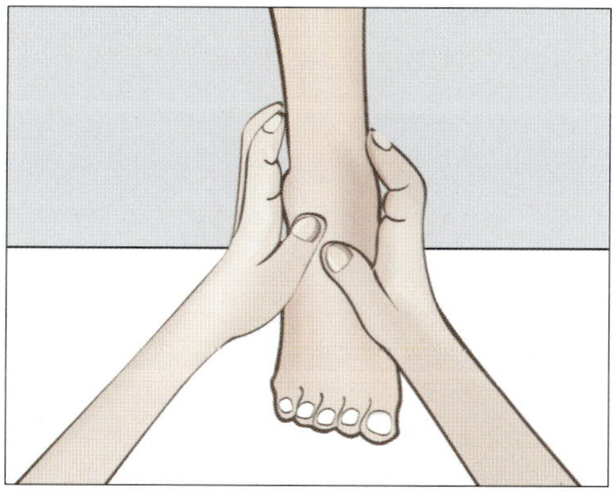

03 2,3,4,5지의 지문부위를 이용하여 발의 내측과 외측의 복숭아뼈 원을 그려준다. (리듬감있게)

한쪽 발을 앞으로 한 상태에서 관리하며 몸을 실어서 관리한다.

Tip!

주먹을 쥔 권총 자세를 한 다음 복숭아뼈를 중심으로 중시를이용하여 둥글고 강하세 반원을 그려준다.

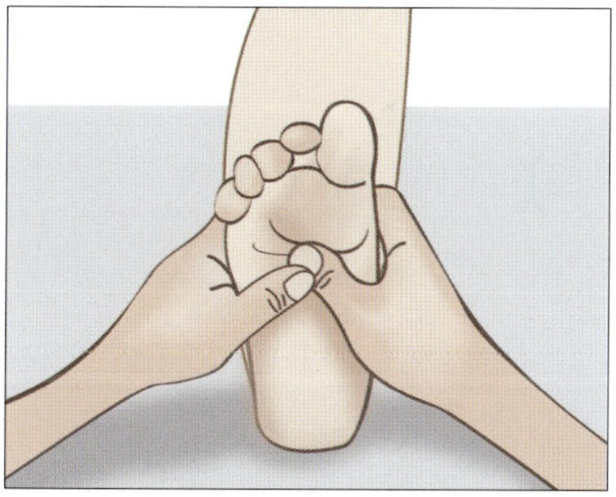

04 엄지손가락을 이용하여 뒤꿈치에서부터 용천까지 쓸어올려주면서 지긋이 누른다. 용천 5초 눌러주기. (리듬감 있게)

무릎을 꿇고 시술한다.

Tip!

주먹을 이용하여 밟닥 전체를 상하로 쓸어준다.(폐, 기관시부터 용천, 생식기까지 긁어내려준다.)

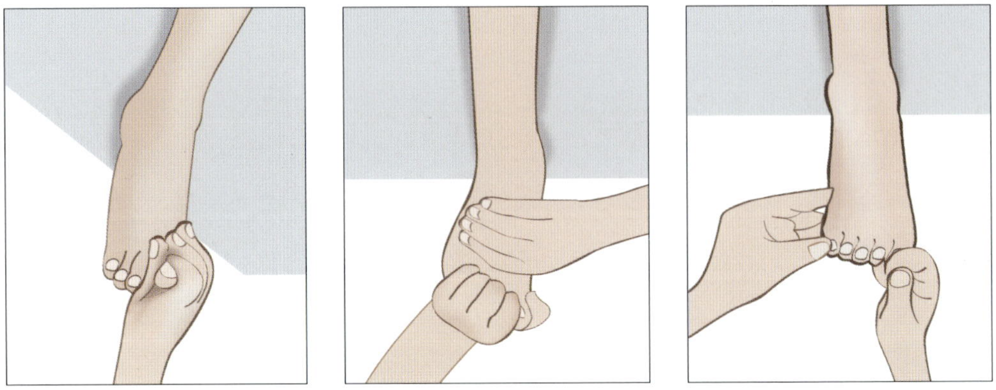

05 양 엄지손가락을 이용하여 발가락 사이사이를 눌러준다 → 젖혀준다 → 뽑아준다 → 돌려준다 (리듬감있게)

무릎을 끊은채 연결하여 일어서서 뽑는다.

Tip!

폐, 기관지 올려주기 → 폐, 기관지 가로로 쓸어주기 → 눈, 귀 올려주기 → 눈, 귀 가로로 쓸어주기

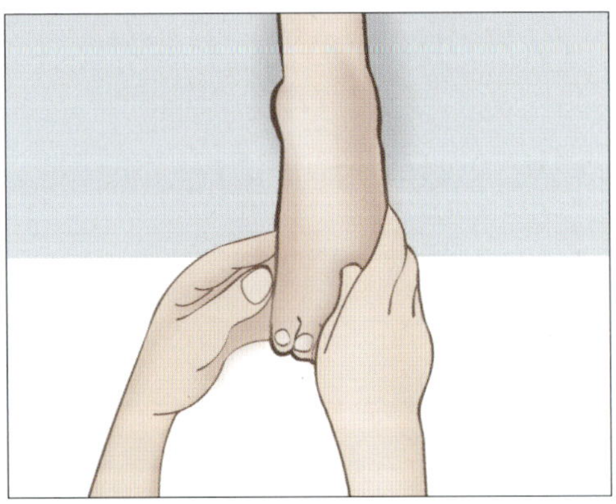

06 발등의 제1중족골(엄지발가락)과 제2중족골(둘째발가락) 사이를 엄지손가락 측면을 이용하여 쓸어준다.(9번)

(06~11) 한쪽 발을 앞으로 한 상태에서 관리하며 몸을 실어서 관리한다.

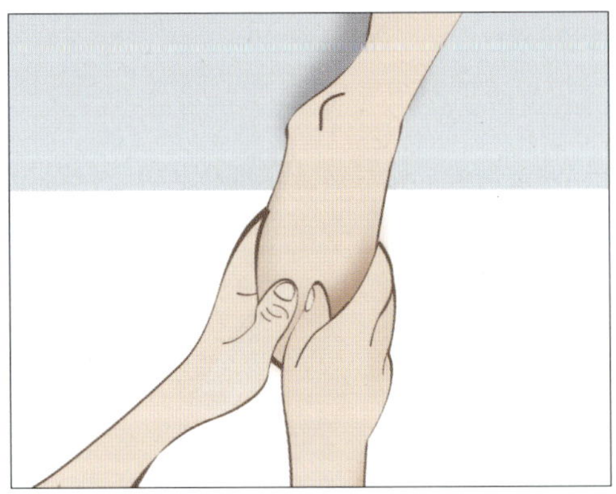

07 양손의 엄지손가락을 이용하여 제2중족골(둘째발가락)과 제3중족골(셋째발가락) 사이를 쓸어준다.(9번)

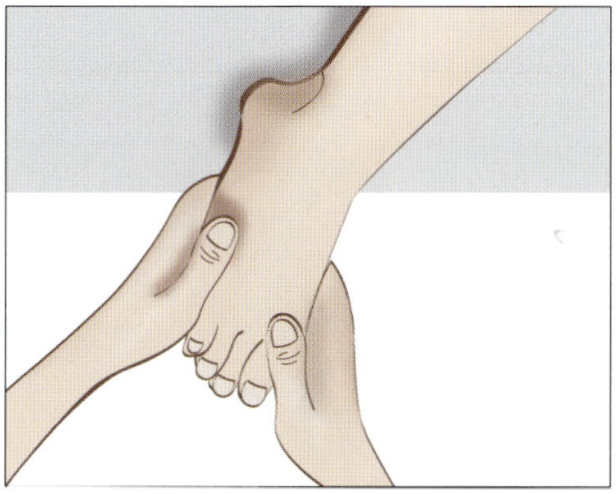

08 양손의 엄지손가락을 이용하여 제3중족골(셋째 발가락)사이와 제4중족골(넷째 발가락) 사이(평형 감각기관 반사부위)를 쓸어준다.(9번)

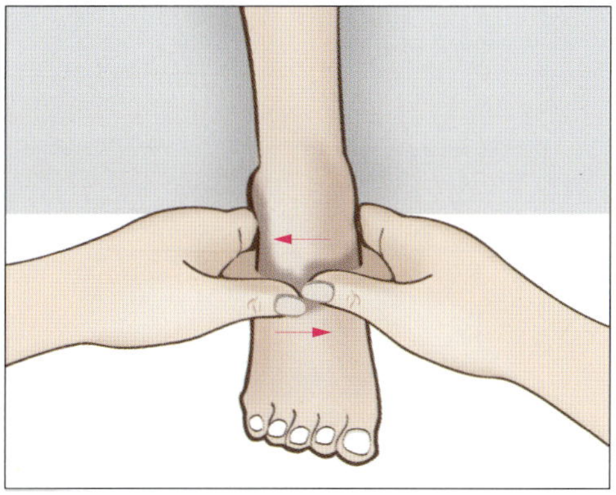

09 양손의 엄지손가락을 이용하여 발등(횡경막)을 엇갈리게 쓸어준다.(발등으로 엄지손가락이 올라갈 때만 강하게 밀고간 후 내려올 땐 힘을 뺀다.(9번)

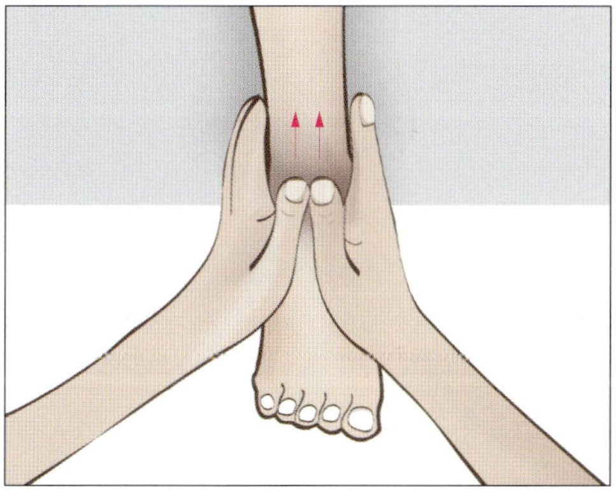

10 양 엄지 손가락 지문부위를 이용하여 발목(서혜부 반사구)을 쓸어준다. 심장방향으로 올려줄 때 강하게 해주고 내려올땐 힘을 뺀다.(9번)

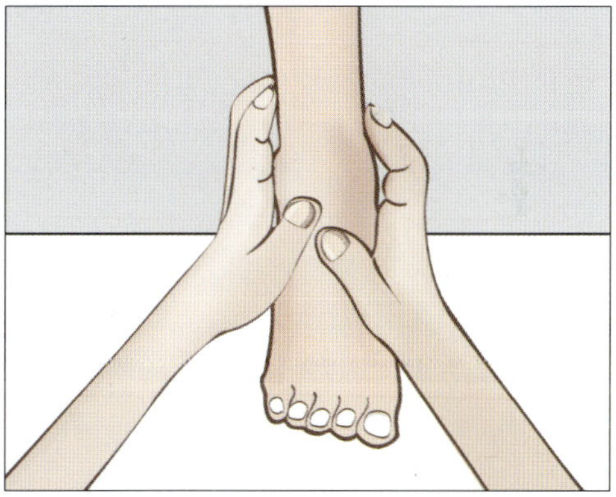

11 복숭아뼈 원그리기. (리듬감있게)(9번)

12 양 손바닥을 이용하여 발목에서부터 종아리, 무릎, 대퇴부까지 쓸어 올려준다. 쓸어올려줄때 강하게 올려준다.(3회 반복)

옆으로 서서 실시한다.

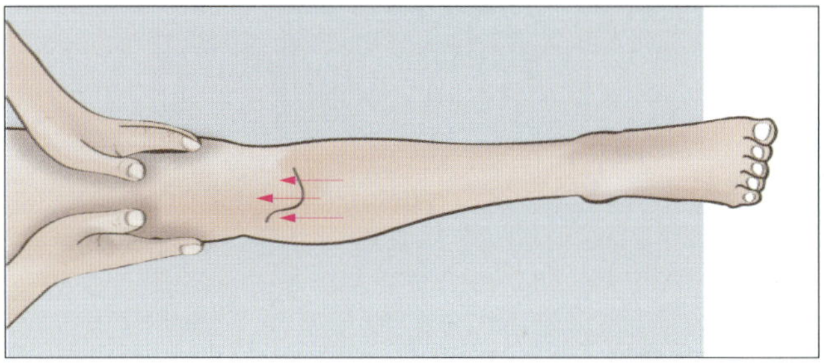

13 엄지손가락을 이용하여 무릎 위(10cm)에서 대퇴부를 큰원3개 그리기 3회(외측광근과 내측광근을 향해) 실시한다.

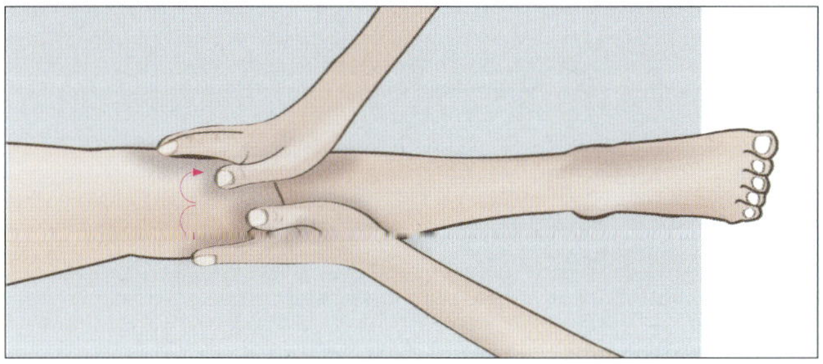

14 엄지와 손바닥을 이용하여 발목에서부터 무릎 밑부분까지 사각으로쓸어주기 동작을 실시한다. 3단계로 나누어 3번씩 3회 반복한다.(엄지와 검지를 크게 편후 퍼올리는듯한 동작으로 하며 뼈는 심하게 누르지 않는다)

한쪽 발을 앞으로 한 상태에서 관리하며 몸을 실어서 관리한다.

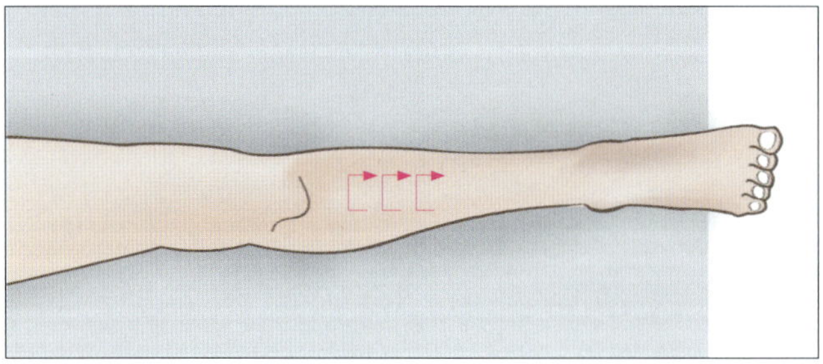

15 엄지손가락과 손바닥을 이용하여 무릎 위쪽 대퇴부 측면에서 큰원을 치켜 올리듯 문지른다.

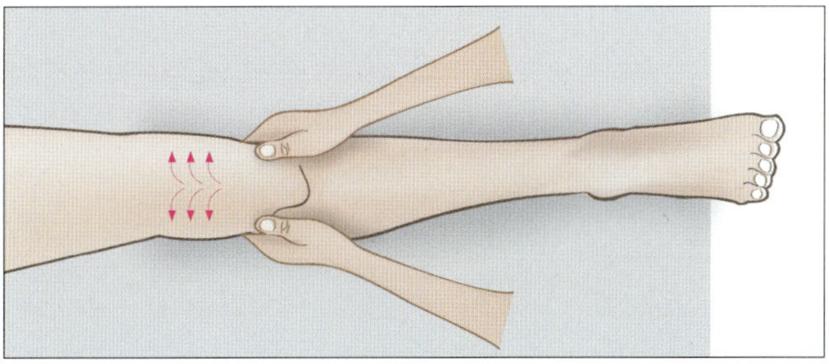

16 엄지와 손바닥을 이용하여 발목에서 무릎 밑까지 경골중심으로 안쪽과 바깥쪽 3번씩 갈매기 모양으로 문질러 준다. (무게중심 옆으로.)

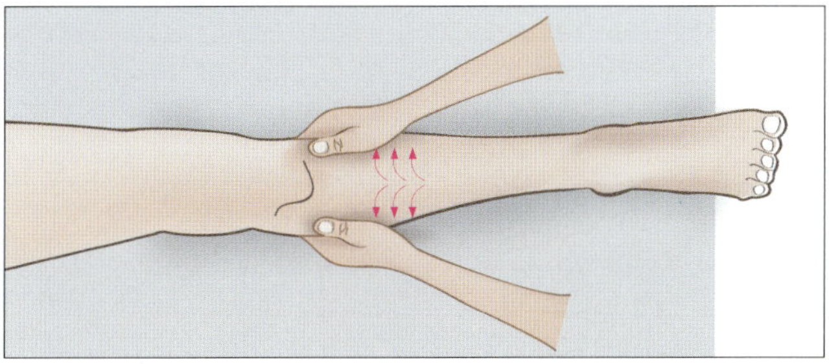

17 엄지손가락과 손바닥을 이용하여 무릎 위(10cm)에서 대퇴부를 엄지손가락으로 큰원3개 그리기 3회(외측광근과 내측광근을 향해) 실시한다.

옆으로 선다.

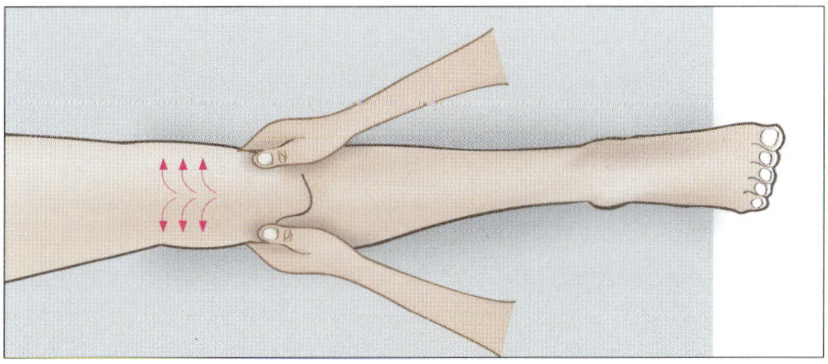

18 엄지손가락을 이용하여 무릎둘레 원을 그려준다. 오른손(3회), 왼손(3회), 양손을 이용함 3회 반복 실시한다.

무게중심 옆으로.

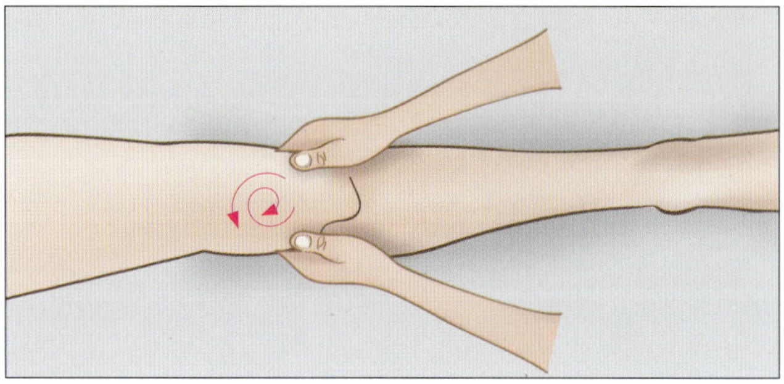

19 엄지손가락과 손바닥을 이용하여 무릎 위(10cm)에서 대퇴부를 엄지손가락으로 큰원3개 그리기 3회(외측광근과 내측광근을 향해) 실시한다.

옆으로 선다.

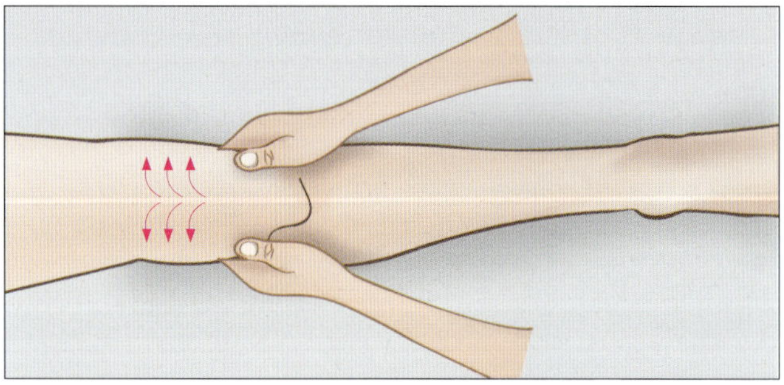

20 손바닥을 이용하여 발목에서부터 종아리 무릎을 지나 대퇴부까지 쓸어올림 쓸어올린땐 강하게 내려올때 힘을 뺀다.(3회반복)

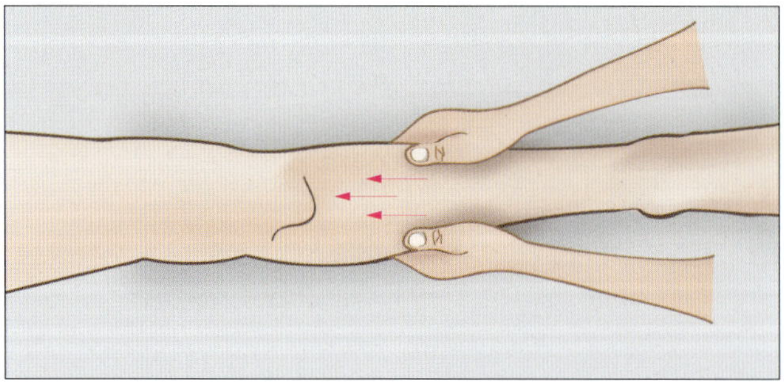

5.해면 사용법

1. 대퇴부에서 부터 안쪽 – 중간 – 바깥쪽 순서대로 3회씩 닦아준다.
2. 종아리 안쪽 – 중간 – 바깥쪽 – 발등바깥쪽 – 발등중간 – 발등안쪽 – 엄지바깥쪽 길게 새끼발가락까지
3. 아킬레스건 받치고 뒤쪽 다리 길게 해면으로 닦아 쓸어온 뒤 발가락 스트레칭
4. 엄지발가락부터 하나씩 꼼꼼하게 닦아주기

6.온습포 사용법

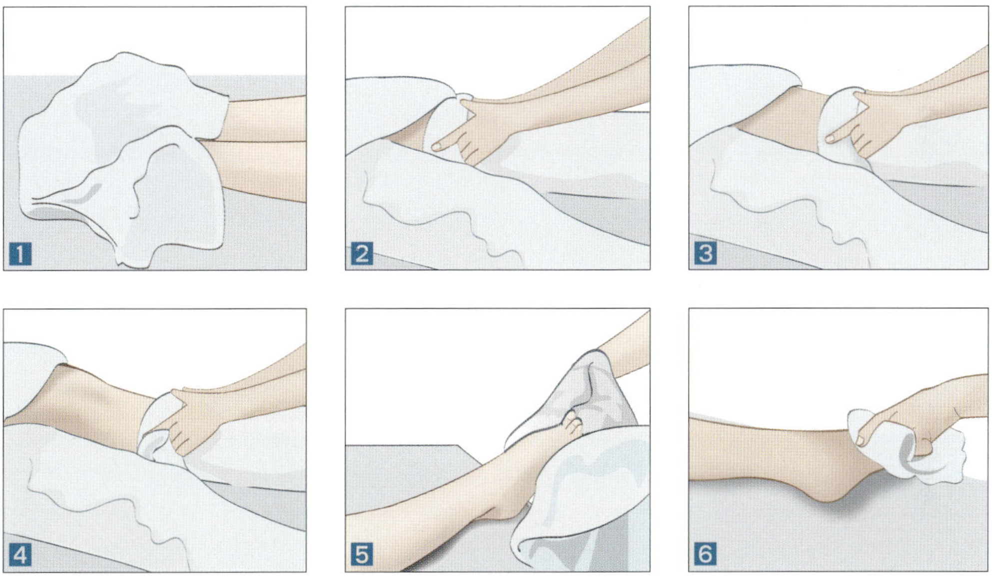

1 온도를 체크한 뒤 온습포를 펼쳐서 허벅지부터 수건을 접어가면서 닦아내려준다.

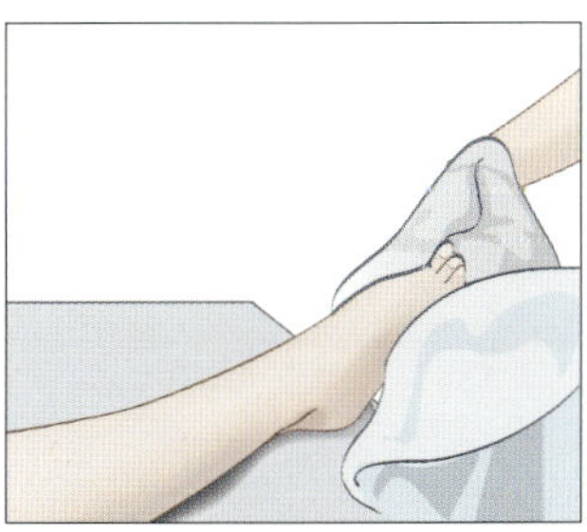

2 발등과 발가락 사이사이를 꼼꼼하게 닦아준다.

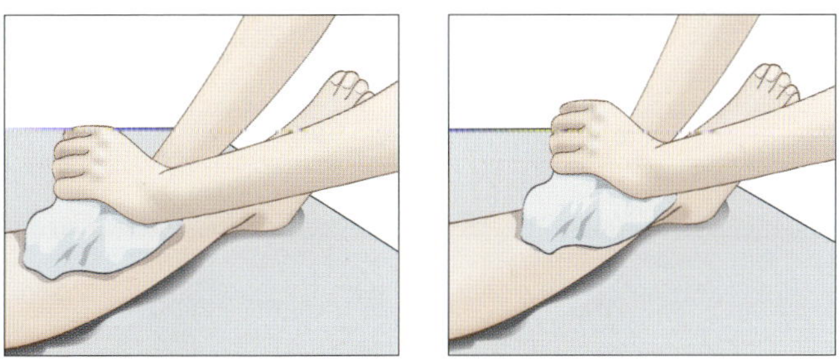

3 수건을 깨끗한 부분으로 접어서 다시 한 번 닦아준다.

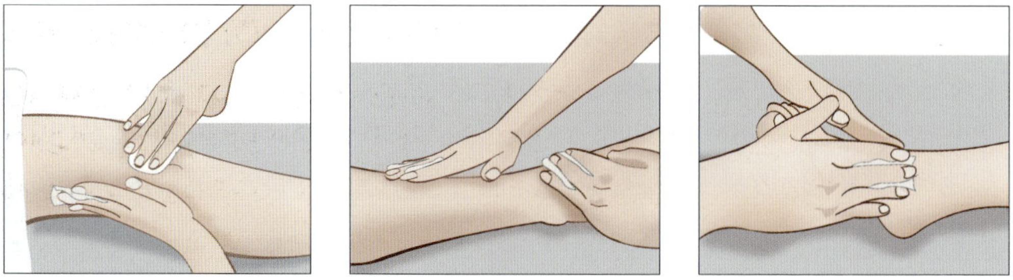

4 젖은 화장솜에 토너를 충분히 묻힌 후 다리 전면을 클렌징하며 내려온다.

Chapter 6

발 경락관리

1. 경락의 개요

2. 족부 경락

1. 경락의 개요

경락(經絡)은 인체의 기, 혈, 진액이 운행하는 주요 통로이며, 인체의 각 장부와 사지, 관절을 서로 연결하는 길이다. 즉 경락은 인체의 연결, 반응, 조절계통으로, 고유의 연락체계를 형성하여 각종 장부조직, 기관, 피부 및 모발, 근육, 골격 등의 조직과 소통 및 연결시켜, 인체의 생리와 병리, 질병의 진단과 치료에 중요한 근거가 된다. 경락(經絡)은 경맥(經脈)과 낙맥(絡脈)의 총칭으로서 십이경맥(經脈), 십이경별(經別), 십이경근(經筋), 기경팔맥(奇經八脈), 십오별락(別絡), 손락(孫絡), 부락(浮絡), 혈락(血絡)을 포괄적으로 포함하고 있다. 경락은 기혈을 유통시키는 작용을 수행함으로서 유기체의 5장 6부, 사지 백절과 모두 연계되어 생리적 기능을 수행하고 있다. 경락은 작용함에 있어서 경락의 고유한 특징을 가지고 있으며 인체가 정상적인 환경에 있을 때는 규칙적인 자기의 역할을 수행하지만, 인체에 병변이 발생하면 해당 계통의 경락에 증후가 반영된다. 특정 부위에 통증(痛症), 냉감(冷感), 경결(硬結), 함몰(陷沒) 등의 이상이 나타나게 된다. 그러므로 인체의 생리와 병리, 질병의 발생과 진단과 치료에서, 경락이 매우 중요한 부분이다.

■ 경락의 구성과 유주

경(經)과 낙(絡)은 하나의 이름으로 불리어지나, 경(經)은 팔, 다리, 몸통, 뇌 등 심층의 일정 부위에 분포하는 큰 지맥을 의미하며 간선으로서 곧게 가는 선이며, 낙(絡)은 경에서 갈라진 지맥으로서 그물과 같이 선 사이를 서로 연락하는 것이다. 경락은 인체 내의 경맥과 낙맥을 총칭하는 말로 전신의 기혈(氣血)을 운행하고 각 부분을 조절하는 통로이다.

경락의 구성

경락(經絡)	경맥(經脈)	십이경맥(十二經脈)
		십이경별(十二經別)
		기경팔맥(奇經八脈)
	낙맥(絡脈)	십오락맥(十五絡脈)
		손락맥(孫絡脈)
		부락맥(浮絡脈)
		혈락맥(血絡脈)

1)경맥(經脈)의 구성

경맥은 십이경맥(十二經脈), 십이경별(十二經別), 기경팔맥(奇經八脈)의 세 종류로 구성되어 있으며, 십이경근(十二經筋), 십이피부(十二皮部)를 포괄적으로 포함한다.

(1)십이경맥(十二經脈)

십이경맥은 심부(深部)에 고루 분포하고 종횡으로 순행하는 경맥이다. 십이경맥은 오장육부인장부의 이름을 붙여 명명하고 있으며 십이정경맥(十二正經脈)이라고 불려진다. 정경(正經)은수, 족 삼음경(三陰)과 수, 족 삼양경(三陽)의 12개가 있어 '십이경맥' 이라 한다. 십이경맥은 좌우대칭이며 팔에 분포하는 경맥을 수삼음, 수삼양이라 하며, 다리에 분포하는 경맥을 족삼음, 족삼양이라 한다. 삼음은 태음(太陰), 소음(少陰), 궐음(厥陰)이며, 삼양은 태양(太陽), 양명(陽明), 소양(少陽)이다. 이것을 장부와 결합하면 수태음폐경(手太陰肺經), 수양명대장경(手陽明大腸經), 족양명위경(足陽明胃經), 족태음비경(足太陰脾經), 수소음심경(手少陰心經), 수태양소장경(手太陽小腸經), 족태양방광경(足太陽膀胱經), 족소음신경(足少陰腎經), 수궐음심포경(手厥陰心包經), 수소양삼초경(手少陽三焦經), 족소양담경(足少陽膽經), 족궐음간경(足厥陰肝經)의 십이경맥이다.

십이정경(十二正經脈)의 음, 양경에 따른 분류

십이정경(十二正經脈)	육양경(六陽經)	수삼양경(手三陽經)	수양명대장경(手陽明大腸經)
			수소양삼초경(手少陽三焦經)
			수태양소장경(手太陽小腸經)
		족삼양경(足三陽經)	족양명위경(足陽明胃經)
			족소양담경(足少陽膽經)
			족태양방광경(足太陽膀胱經)
	육음경(六陰經)	수삼음경(手三陰經)	수태음폐경(手太陰肺經)
			수궐음심포경(手厥陰心包經)
			수소음심경(手少陰心經)
		족삼음경(足三陰經)	족태음비경(足太陰脾經)
			족궐음간경(足厥陰肝經)
			족소음신경(足少陰腎經)

(2)십이경별(十二經別)

십이경별은 십이경맥에서 갈라져 나온 지맥(支脈)으로 십이경맥과 낙맥과는 다른 경로의 혈맥으로 별행(別行)하는 정경(正經)이라 하여 경별(經別)이라 불려진다.

(3)기경팔맥(奇經八脈)

십이경맥 이외의 별다른 길의 경맥으로, 인체의 정중선을 유주하는 독맥(督脈), 임맥(任脈), 충맥(衝脈), 대맥(帶脈), 양교맥(陽蹻脈), 음교맥(陰蹻脈), 양유맥(陽維脈), 음유맥(陰維脈)의 8개가 있다. 독맥(督脈)은 머리, 목 등의 정중선을 순행하여 전신의 양경(陽經)을 총괄하며, 임맥(任脈)은 목, 가슴, 배의 정중선을 순행하여 전신의 음경(陰經)을 총괄한다. 충맥(衝脈)의 순환 경로는 밑에서 위로 올라가기만 하고 바로 십이경맥의 주요한 길목에 있다. 대맥(帶脈)은 12늑골 밑에 허리를 돌아가면서 음양의 여러 경을 구속한다. 양교(陽蹻)는 음교(陰蹻)의 교(蹻)자는 민첩하다는 뜻이며 또 발뒤축이라는 뜻이 포함되어 있다. 이 두 맥은 다 발뒤축의 양쪽에서 시작하여 한 가닥은 안쪽으로부터 올라가는데 이것을 음교라 하고 바깥쪽으로부터 올라가는 것을 양교라 한다. 음유(陰維)는 모든 음경맥(陰經脈)을 연락 조절하고, 양유(陽維)는 모든 양경맥(陽經脈)을 연락 조절하여 기혈(氣血)의 운행(運行)에 작용(作用)을 한다. 십이정경과 임맥, 독맥을 합쳐 십사정경이라 부르기도 한다.

2)낙맥(絡脈)의 구성

낙맥(絡脈)은 인체의 얕은 체표에 사행으로 유주하는 경맥의 작은 분지로, 십오낙맥(十五絡脈), 부락(浮絡), 손락(孫絡), 혈락(血絡)으로 구성되며, 별락(別絡)이라고 불려진다. 십오낙맥(十五絡脈)은 십이경맥(十二經脈), 독맥(督脈), 임맥(任脈), 별락 비경(脾經)의 대포락(大包絡)을 합하여 십오낙맥(十五絡脈)이라한다. 낙맥의 역할은 주로 표리관계에 있는 음경과 양경의 경맥간의 연계체계를 강화시켜주는 역할을 한다. 부락(浮絡)은 낙맥이 체표에 떠 있는 것으로, 넓게 분포해서 경맥과 체표를 소통시킨다. 부락 가운데 피부로 노출된 작은 혈관을 혈락(血絡)이라고 한다. 손락(孫絡)은 낙맥에서 갈라져나간 가장 작은 가지로, 기혈을 운행시키고 영위를 통하게 하는 작용이 있다.

3)십이경맥의 유주순서

십이경맥의 유주순서는 복부의 중초에서 흉부인 폐로 상행하고, 수태음폐경맥에서 시작하게 되며 수양명대장경, 족양명위경, 족태음비경, 수소음심경, 수태양소장경, 족태양방광경, 족소음신경, 수궐음심포경, 수소양삼초경, 족소양담경, 족궐음간경 순으로 유주하여 폐경맥으로 다시 오게 된다.

■ 십이경맥의 순행

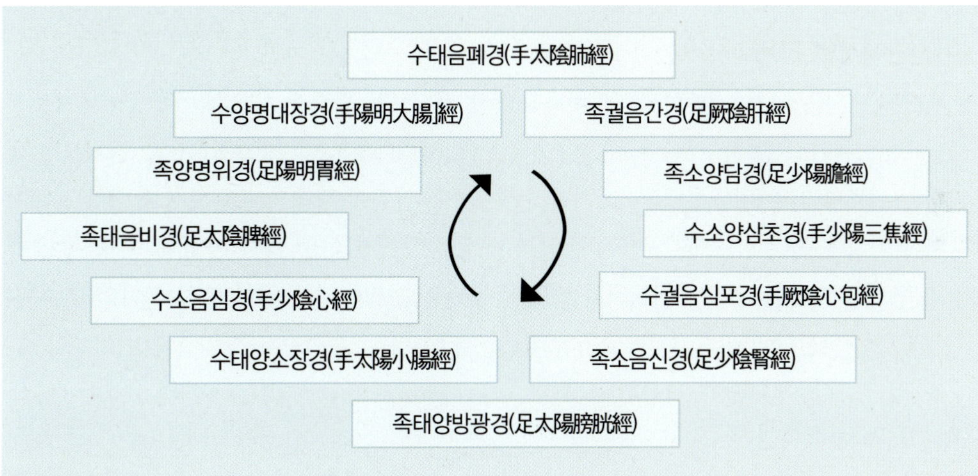

4)경락의 기능

경락의 기능은 표리상하를 소통시켜 장부와 조직을 연결하고, 기혈을 운행하며, 병사의 침입이나 기타 자극을 전달하고, 인체의 이상을 감지 및 반영하며, 인체 각 부부의 기능을 조절하는 것 등이다.

(1)생리적 작용

12경맥을 비롯하여 15낙맥, 12경별, 기경 8맥, 경근과 전신의 손가락 등이 한 개의 통일체를 이루어 안으로는 5장 6부, 밖으로는 사지(四肢), 백해(百骸), 근(筋), 골(骨), 피부(皮膚), 육(肉), 귀(耳), 눈(目), 입(口), 코(鼻), 혀(舌) 등 생체의 각 부분, 그리고 장(臟)과 장(臟), 장(臟)과 부(腑), 장과 오관(五官), 사지와 구간(軀幹) 사이를 순행하여 이를 이어주며, 일체적인 균형을 유지하고 전신에 영양을 공급하여 병사(病邪)를 막아 내며 건강을 유지하게 하는 작용을 한다.

(2)병리적 작용

기혈은 경락을 통하여 온몸에 수송된다. 그리고 인체의 조직과 기관은 기혈이 적시는 작용을 통해서 정상적인 생리활동을 유지하며, 외사(外邪)의 침입을 방어하여 인체를 보호한다. 외사(外邪)가 인체에 침습할 때에 경락의 기가 자기의 기능을 상실하여 모든 질병을 제때에 막아내지 못한다면 경락의 통로를 통하여 직접 내장으로 들어가 이증(裏症)이 나타나며, 병발(病發) 혹은 경락에 후유 증상이 나타나게 된다. 경락은 인체 각 부분의 기능 활동에 대하여 상대적 평형과 협조를 유지하는 작용을 한다.

(3)진단에서의 작용

경락은 병사(病邪)의 침입이나 침구 자극 등을 전달하는 작용이 있으며 이를 '경락 감응전달 현상'이라고 한다. 경락 감응전달 현상은 혈자리에 자극이 가해졌을 때, 인체에 발생하는 시큰거림, 마비증상, 묵직하거나, 붓는 등의 감각이 경맥의 순행노선을 따라 전해지거나 퍼지는 현상을 말한다. 자각 증상과 타각 증상에 따라 하나의 경맥 혹은 몇 개 경맥의 병변을 판단할 수 있다. 그러나 경맥이 동일한 부위에서 동일한 증상이 나타날 수 있으므로 주의를 요한다.

(4)치료에서의 작용

경락은 인체의 이상을 반영하는 작용이 있다. 경락은 인체의 질병 발생에 대하여 연결된 부위에 이상변화를 반영한다. 특히 체표부위의 이상 현상을 반응점, 압통점 또는 과민점이라고 한다. 이런 체표 반응점은 질병 진단과 침구 치료에 쓰는 혈자리이다. 인체는 한열(寒熱), 온냉(溫冷), 기계 및 전, 자기적 자극과 약물의 자극에 의한 내적 자극 등에 의하여 반응을 일으킨다. 이러한 반응현상은 병을 치료함에 있어서 약물이나 침구 요법은 물론이고 경락은 중요한 단서를 제공하고 있다.

경락의 목적은 경혈을 통하여 각종의 병적 변화를 조절하는데 있다. 그러므로 경혈은 본경 혹은 여러 경의 경기가 모여 있는 곳이 있기 때문에 경혈을 통하여 경락의 기를 유통시켜 국부에서부터 원격 부위로 전신에 이르게 하여 질병을 치유할 수 있다.
경락이 인체의 생리기능과 발병 기전에 중요한 의의가 있을 뿐만 아니라 진단과 치료에 있어서도 중요하다. 그러므로 경락은 모든 병리치료법, 처방, 약물 등에 총괄해서 경락 학설을 이해하여야 더욱 효과적인 치료 결과를 볼 수 있다.

5)경혈의 개요

인체 내부 장기에 병적 변화가 일어났을 때 그 장기에 해당하는 일부의 경락 계통에는 병리 반응이 나타나게 되는데, 동의학에서는 내장 장기와 일부 경맥이 연계되어 오장육부에 해당하는 그 반응 계통이 종횡으로 그물처럼 전신에 분포되어 있는 일정한 계통을 따라 나타나는데 이 계통을 경락이라고 하였다. 그 경락선에서 반응이 더욱 현저하게 나타나는 일정한 점을 경혈이라고 한다. 혈위(穴位), 공혈(孔穴), 수혈(腧穴), 유혈(俞穴)이라 부르기도 한다. 동의학에서 경락은 본래 기혈을 운행하며 음양을 조절하며 영양을 공급하는 등의 생리, 병리, 진단, 치료뿐만 아니라 모든 병적 관계까지 처리하는 것을 말한다. 내장 장기에 병이 있을 때 해당되는 경혈을 누르면 그 경혈은 손끝에 만져지는 감각이 다르며 환자는 압통을 느끼며, 건강한 부위와는 다른 감촉을 느끼게 된다. 이와 같이 경혈은 백 기운이 모이는 부위이며 침과 뜸을 실시하는 부위이다. 이는 인체의 내장 장기 기운이 통하는 경락의 기운이 모이며 수송되고 주입되는 곳이기 때문이다.

(1)경혈(經穴)

경혈은 14경락 계통에 속한 수혈을 말한다. 동의보감, 침구 경험방에서는 365혈이라 하였고, 침구대성에서는 359혈, 소문, 14경 발휘, 갑을경에서는 354혈로 기록되어 있다.

(2)경외기혈

①기혈(奇穴)

'동의보감' 에서는 "영추와 내경에 나와 있지 않으므로 기혈이다" 라고 하였다. 임상에서 독특한 효과가 있는 혈을 말하며 14경락의 계통에 속하지 않으며, 경혈의 보완역할을 할 수 있는 비방혈로 알려져 있다.

②아시혈(阿是穴)

아시혈은 인체의 국소부위에 민감한 반응을 나타내는 압통점을 말한다. 이것은 천응혈(天膺穴), 통응혈(痛膺穴), 부정혈(不定穴)이라고도 한다. 즉 아픈 부위에 혈을 정하고 침과 뜸을 실시하는 곳을 아시혈이라고 한다. 이것은 고정된 혈 위치가 있는 것이 아니라 아픈 부위가 있는 데를 혈위로 하는 것이다. 인체 부위 중에 몹시 아픈 통증을 유발하거나 시큰거림 또는 근의 경직감을 나타내는 곳으로 침이나 뜸을 하면 병증에 대한 치유 효과가 있다고 하여 임상적으로 널리 상용된다. 아시혈의 특징은 일정 부위의 유주 경로가 없고 대락, 별락, 손락과 연계함으로서 경락의 흐름을 보완하는 역할을 한다.

(3)경혈(經穴)의 기능

기혈의 소통하는 곳으로 경맥과 낙맥이 관통하는 부위이며, 경맥의 기혈은 경혈을 통해 만나 소통하여 신체를 하나의 유기체로 구성한다. 질병의 반응이 나타나는 곳이기도 하다. 경락과 경혈은 장부, 조직, 기관과 연계되어 있어서 질병이 생기면 해당 경혈 부위에 이상 반응이 나타난다. 또한 질병을 예방하고 치료하는 곳이다. 경혈은 인체 내부의 병변에 대한 반응도 나타나지만 역으로 인위적인 외부 자극에 의해서도 생리, 병리적 반응을 하기 때문에 경혈을 통해 기혈을 조절하여 정기(正氣)를 돕고, 사기(邪氣)를 없애 질병을 치료나 예방한다.

(4)경혈의 작용

경혈은 일정한 경락이 순행하는 계통에 분포되어 있기 때문에 그의 작용은 경락의 기능과 밀접한 관계를 가지고 있다. 침구 요법은 이 특징을 기반으로 경락과 장부의 기능을 조절, 치료, 예방의 목적을 달성할 수 있다. 경혈은 각기 위치한 부위와 연계인근 조직과 기관의 병증을 치료 할 수 있다. 예를 들면 눈부위의 정명, 승읍, 사백혈은 모두 눈병을 치료하고, 귀부위의 청궁, 청회, 예풍혈은 귓병을 치료하며, 위부위의 중완, 건리, 양문혈은 위병을 치료한다. 또한 국소 통락(局所通洛)작용으로 혈을 중심으로 한 한정된 부위의 기혈(氣穴)을 잘 소통시키는 작용을 말한다. 혈의 중요성에 따라 국소의 범위가 달라진다. 특정 혈의 작용으로서 원거리 조절 및 2차성 작용 기능이 있다. 즉 경맥이 순환하는 먼 부위의 조직 기관장부의 병증도 치료하고 신체에 영향을 주는 작용을 한다. 특정한 혈만의 특별한 작용을 하는 기능도 있다.

(5)경혈의 주요혈

①원혈(原穴)

질병에 대하여 강한 자연 치유력을 증가시키는 혈자리이다. 각 경에 있어서 삼초의 원기가 특히 강하고 현저하게 나타나는 곳이다. 삼초의 원기를 유도 및 북돋우는 적당한 경혈이다. 또한 내장 장기와 연관이 있는 혈자리 이다.

②낙혈(絡穴)

십이경맥에서 갈라져 나가 다른 경맥과 경맥 사이에서 연계를 가지므로 낙혈이라고 한다. 14경락에는 각각 1개씩의 낙혈이 있고 족태음 비경에는 대락혈(大絡穴)이 한 개 더 있어서 15낙혈로 되어 있다. 낙혈은 모두가 자기의 경락으로 부터 갈라져 나가 다른 경락과의 연계를 형성한 것이며 낙혈은 또한 병변이 발생하면 각각 그의 특징적인 병후를 나타낸다. 만성병에 잘 듣는 혈로서 한 경맥에서 다른 경맥으로 이동할 때 발기점이 되는 곳이며 경맥의 허(虛)와 실(實)에 따라 반응하며 보사(補瀉)의 대상이 되는 치료점이다.

③극혈(隙穴)

극(隙)자를 쓰는 이 혈들은 근과 근 사이, 근막과 뼈 사이, 뼈와 뼈 사이 등 틈새에 위치하고 있다. 즉 극혈은 기혈이 깊이 모이는 곳이기 때문에 치료하는데 일부 특수한 효과가 있다. 대체로 급성질환에 잘 듣는 혈이다. 자침된 침 끝에 의하여 방전되는 전기적 정체의 해결 효과가 간극의 통로를 따라 먼 위치까지 전달되는 특징이 있다.

④모혈(募血)

모혈 은 12경맥에 각각 1개씩 있으며, 위치는 대부분 사응되는 장부와 가까이 있어서 내장병의 진찰과 치료에 사용된다. 복부에 있어서 양병(陽病)에 잘 듣는 혈이며 미용적 변이의 원인을 진단하는 혈이다.

⑤배유(背俞) 또는 배수

배유(배수)는 잔등의 배부(背部)에 있는 5장 6부의 유혈이다. 즉 심유, 폐유, 간유, 신유, 비유 등인데 그 장이나 부의 경락의 기가 운반되어 흐르는 곳이다. 음병(陰病)에 잘 듣는 혈이며, 만성병에 주효하며, 특히 뜸 치료에 잘 듣는 혈이기도 하다.

⑥교회혈(交會穴)

교회혈은 두 개 경맥이나 혹은 그 이상의 경맥이 교회하는 부위인데 전신에 약 90여 혈이 있어서 질병뿐만 아니라 그 교회하는 맥의 질병을 겸하여 치료할 수 있다.

⑦팔맥교회혈(八脈交會穴)

사지부(四肢部에)서 기경팔맥(奇經八脈)을 통하는 8개의 혈위를 말한다. 통증을 제거하는 혈이다. 충맥은 공손혈, 음유맥은 내관혈로 심장, 위장, 흉부의 통증을 다스리는데 쓰인다. 독맥은 후계, 양교맥- 신맥 이 두혈은 시력저하, 결막염, 항간증, 어깨통증, 소장의 이상, 방광의 이상을 다스린다. 대맥은 임읍, 양유맥은 외관혈을 교회혈로 하여 편두통, 항간증, 어깨통증을 다스리는 데 쓰인다. 임맥은 열결, 음교맥은 조해혈을 다스려 호흡기질환, 인후염, 흉통을 다스려 효과를 본다.

(6)오수혈(五輸穴)

오수혈(五輸穴)이란? 경락상의 경혈 중에서 특정한 오행의 성정이 강하게 나타나는 것을 각각의 오행으로 구분하고 구분된 오행의 기능을 의미 있게 표현한 것을 총칭하며 오수혈 또는 오행혈(五行穴)이라고도 한다. 즉 사지(四肢)의 말단(末端)에서 주관절(關節)과 슬관절(膝關節)로 향하여 정(井) · 영(榮) · 수(輸) · 경(經) · 합(合)으로 요혈(要穴)이 특정한 명칭 순으로 배열된 부위이다. 경기(經氣)가 경맥(經脈)의 순행과정에서 소경기(小經氣)에서 대경기(大經氣), 얕은 부위에서 깊은 부위로, 가까운 부위에서 먼 부위로 정(井), 영(榮), 수(輸), 경(經), 합(合)의 통과부위에 따라 변화하고, 그 작용도 구별되는 것을 명칭으로 표현한 것이다.

①정혈(井穴)

맥기(脈氣)가 처음 솟아 나온다(所出爲井)는 뜻이다. 수족의 조갑측(爪甲側)이나 지단(指端)에 위치해 있다. 정혈은 거의 손끝, 발끝에 있으나 오직 용천혈만은 발바닥에 있다. 주치증으로는 급성열성질환(急性熱性疾患), 정신질환(精神疾患), 구급질환(救急疾患) 등을 응용할 수 있으며, 협심증(狹心症)의 발작심계항진(發作心系亢進), 심장쇠약(心臟衰弱), 정신흥분(精神興奮), 신경증(神經症), 신경통(神經痛)의 격통(激痛) 등을 진정하는 데 효과적이며, 편도선염(扁桃腺炎), 학질(疾), 소아(小兒)의 소화불량(消化不良)신생식기계통(腎生殖器系統)의 질환(疾患)소복부(小腹部), 제질환(諸疾患), 산증(疝症), 소화기계통(消化器系痛)의 급통(急痛) 구급치료(救急治療)에 이용된다.

②영혈(榮穴)

맥기(脈氣)가 번성해서 천천히 흐르는 상태로 즉 작은 수류(水流)가 되어 흐르는 정혈(井穴)보다는 맥기가 약간 큰 것을 표시한다. 영혈의 위치는 손가락이나 발가락의 근처에 있다. 주치증으로는 신열(身熱)과 심(心), 화병(火病), 발열(發熱)을 다스리고, 학질(疾), 간헐열(間歇熱), 인후종통(咽喉腫痛) 등에 효과가 있다.

③수혈(輸穴)

맥기(脈氣)가 주입(注入)되는 곳 즉 맥기주수(脈氣注輸)의 의미가 있다. 경맥(經脈)중의 맥기는 점차적으로 강성해져, 수혈(輸穴)은 수류가 관통하는 곳으로 맥기가 머물고 소통하는 역할을 한다. 수혈(輸穴)의 위치는 수관절(手關節)과 족관절(足關節)부근에 있다. 주관절동통(關節冬痛), 슬관절동통(膝關節冬痛), 체중절통(體重節痛)풍습비통(風濕痺

通), 감기(感氣), 폐염(肺炎)의 발열(發熱), 신경통(神經痛), 관절염(關節炎)등을 다스린다.

④경혈(經穴)

맥기(脈氣)가 통행(通行)하는 곳으로, 기가 왕성하여 큰물을 이루어 흐르는 것과 같다 하여 경과(經過) 및 통행(通行)이란 의미를 가지고 있다. 경혈(經穴)은 수관절(手關節)이나 족관절(足關節)의 손목과 발목 부근에 있다. 주치증으로는 인후두질환(咽喉頭疾患), 해수(咳嗽), 천식(喘息), 한열(寒熱), 흉협통(胸脇痛), 학질천수한열(疾喘嗽寒熱)흉심통(胸心痛), 심통(心痛), 인후부 등의 병증을 다스린다.

⑤합혈(合穴)

맥기(脈氣)가 들어가 합쳐지는 것을 의미하는 것으로, 맥기(脈氣)가 장부(臟腑)로 들어가 제경(諸經)과 회합(會合)하는 이유로 합(合)이라 한다. 합혈의 위치는 주관절과 슬관절의 부위에 있다. 주치증으로는 만성병(慢性病)의 치료에 좋으며 특히 소화기질환(消化器疾患), 부통(腑痛) 그리고 이명(耳鳴), 방광염(膀胱炎), 요도통(尿道痛), 위병(胃病), 장병(腸病), 담병(膽病), 심통(心痛) 등을 다스린다.

(7)기타요혈

팔회혈, 사총혈, 팔회혈 및 사총혈을 수정 보완한 오요혈과 심요혈 등이 있다. 그 중에서 팔회혈은 장(臟), 부(腑), 근(筋), 수(髓), 혈(血), 골(骨), 맥(脈), 기(氣) 등이 만나는 부위로서 중요한 혈이다. 신체 조직을 8계통으로 구분하여 각 계통의 질환에 사용하면 뚜렷한 효과를 볼 수 있는 혈이다. 그것들을 열거하면 다음과 같다.

■팔회혈(八會穴)

①장회(臟會) : 장문(章門)

장회는 비의 모혈이다. 오장(간, 심, 비, 폐, 신)은 비에서 기를 받으므로, 오장의 모든 병, 즉 흉격 및 간, 비, 신의 병증일 때 치료점이 된다.

②부회(腑會) : 중완(中脘)

중완은 위의 모혈이다. 육부(담, 소장, 위, 대장, 방광, 삼초)는 위에서 기를 받기 때문에 육부의 모든 병증에 쓰인다.

③기회(氣會) : 전중(膻中)

전중은 심포의 모혈이다. 신경계 및 천식, 기울(노이로제) 등에 쓰인다.

④혈회(血會) : 격유(膈俞)

격유는 심장이나 혈액 등과 관련된 병증에 쓰인다.

⑤근회(筋會) : 양릉천(陽陵泉)

양릉천은 근육경련, 하지마비 등과 같은 근육 병증에 쓰인다.

⑥맥회(脈會) : 태연(太淵)

태연은 무맥증이나 심력쇠갈 등과 같은 맥박과 순환기 관련된 병증에 쓰인다.

⑦골회(骨會) : 대저(大杼)

대저는 척주병, 만성 소모열 등과 같은 골과 근육에 관련된 병증에 쓰인다.

⑧수회(髓會) : 현종(懸鍾)

현종(절골)은 하지골통이나 핍력(힘이 다 빠짐) 등과 같은 골수에 관련된 병증에 쓰인다.

6)취혈법

경혈의 위치는 체표의 돌기나 함요부 등에서 몇 촌 상측 또는 하측 등으로 나타낸다. 이와 같이 정해진 경혈의 위치를 바르게 잡는 것을 취혈이라고 한다. 취혈을 정확하게 하려면 우선 바른 자세를 취하는 것이 중요하다. 취혈법에는 골도분촌법, 수지등신촌법, 구촌법, 목촌법 등이 있다.

(1)골도분촌법(骨度分寸法)

골도분촌법은 '영추' '골도편' 에 기록되어 있는 촌법을 기준으로, 여기에 쓰는 척도는 신체 각 부위의 길이가 남녀노소와 비수에 다라 모두 다르므로 보통 자로 잴 수는 없다. 신체의 부분을 일정한 표준 치수로 등분한 측량치로서 두 개의 관절간의 길이를 등분하여 표시한 것이다. 골도법의 단위는 촌, 푼으로 한다. 실제 임상에서 취혈할 때에는 골도분촌법을 기준으로 하면서도 해당 부위의 해부적 사항이나 반응 등을 손으로 만져 살펴야 한다.

■ 골도 분촌법의 체표정위의 구분

신체부위	측량거리	촌(寸)
두면부	전발제~후발제	12
	미심~전발제	3
	대추~후발제	3
	좌우 유양돌기	9
	좌우 액발각간	9
흉복부	좌우 유듀간	8
	좌우 쇄골상와 중점간	8
	흉늑각사이~제중사이	8
	제중~치골연합상연	5
배면부	흉추극돌기~견갑내측연	3

신체부위	측량거리	촌(寸)
배면부	제7경추돌기~견봉	7
외측부	액중~계늑	12
상지부	액횡문~주횡문	9
	완횡문~주횡문	12
	대퇴골대전자~슬중	19
하지부	슬중~외과첨	16
	치골상연~슬개골상연	18
	경골내과하연~내과첨	13
	둔횡문~슬횡문	14
발바닥	발바닥전체 길이	12

(2)수지동신촌법(手指同身寸法)

수지동신촌법은 경혈을 정하는 데 있어서 신체 각 부위를 동일한 촌법, 즉 본인의 손가락으로 자기 몸의 촌법을 측정하기 때문에 수지동신촌법이라고 하였다.

■ 수지동신법

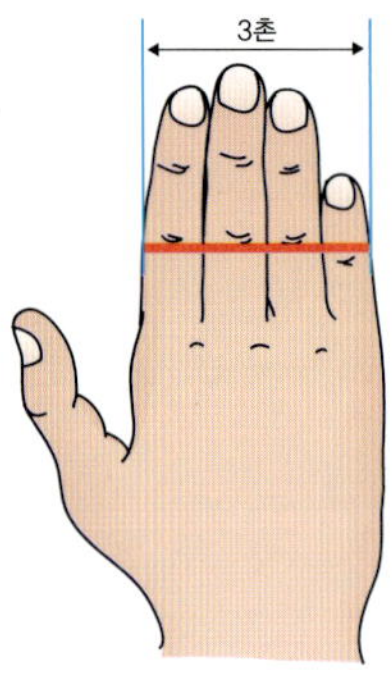

일부법(一夫法)

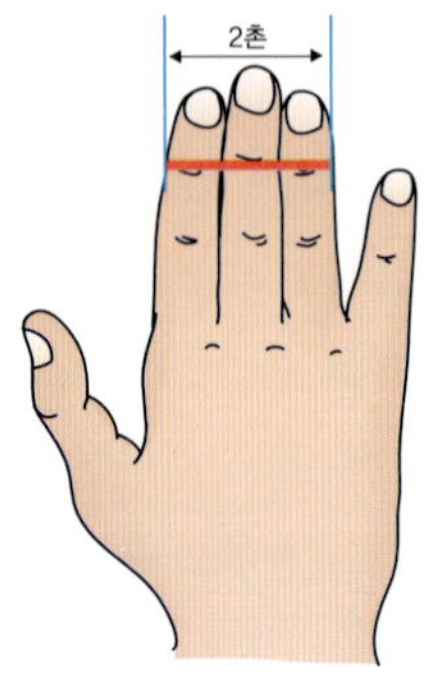

3지(三指) 동신촌(同身寸)

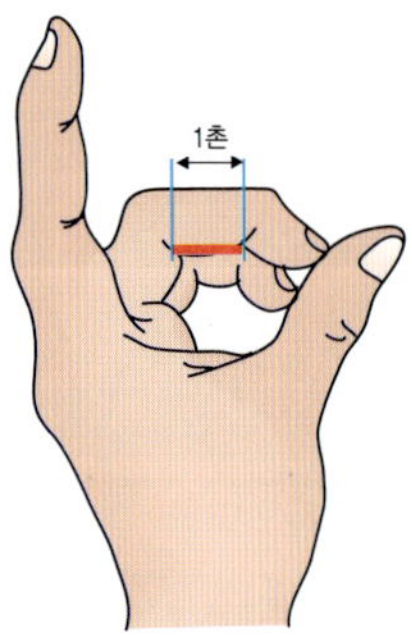

중지(中指) 동신촌(同身寸)

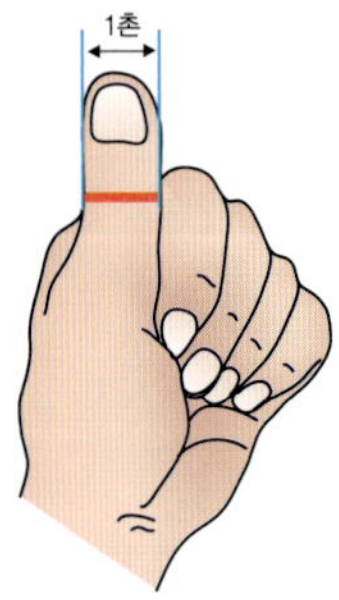

모지 동신촌(同身寸)

① 모지 말절의 횡경을 1촌으로 본다.

② 시지와 중지를 가지런히 했을 때, 그 2지 중절의 횡경을 1촌으로 본다.

③ 남자는 왼쪽, 여자는 오른쪽 중지 말절의 길이를 1촌으로 본다.

④ 가지런히 붙인 제2, 3 ,4지의 횡경을 2촌으로 본다.

⑤ 모지를 제외한 4지의 횡경을 3촌으로 본다.

(3)구촌법(口寸法)

좌우 구각의 거리를 1촌으로 하며 본인의 입술을 기준으로 가로길이에 해당하는 측량방법을 말한다.

(4)목촌법(目寸法)

내안각과 외안각의 거리를 1촌으로 하며 자신의 눈 총 가로 길이를 기준으로 한 측량 방법을 말한다.

7)진단법(診斷法)

(1)사진법(四診法)

한의학에서는 통상적으로 사진법에 의한 진단이 주로 이루어진다. 병증을 진단하기 위해서는 보고(望診), 듣고(聞診), 묻고(問診), 확인(切診)하는 것을 말한다. 실제의 진단법에는 냄새 맡는 것을 더하여 오감(五感), 경험적 직감(直感)을 더하여 육감(六感)을 활용한다. 이 사진법(四診法)을 통하여 환자의 외견(外見), 맥증(脈症), 복증(腹症), 설증(舌症) 등을 종합적으로 관찰해서 증상의 표(表), 리(裏), 음(陰), 양(陽), 허(虛), 실(實)을 판단한 다음 치료를 시작한다.

(2)望診(망진)

눈으로 보면서 진단하는 방법이며, 시진(視診)이라고도 한다. 대상자의 체질, 영양상태, 얼굴모습과 색, 형태 등 육안으로 관찰 가능한 모든 것과 기, 혈의 허, 실 등을 판정한다. 대상자의 자세를 보고 판단하는 방법으로 허리가 굽었다면 소화기, 가슴이 오므라졌으면 심장, 어깨가 들려 있으면 간장이나 비장 등에 기능 상태를 살펴보아야 한다. 안면부 색진 방법으로는 안색과 내장과는 연계성을 가지고 있기 때문에 안색을 관찰하여 장부 기혈의 성쇠를 알아 낼 수 있다. 오장과 오색의 관계는 다음과 같다. 안면의 색이 푸른색을 띠면 간(肝)에 문제가 있고, 붉은색은 심장과 소장, 누런색은 비장과 위, 흰색은 폐와 대장, 검은색은 신장과 방광의 이상이 있을 때 이다.

또한 턱에 단단한 여드름이 있으면 대장의 문제성, 검고 칙칙한 색을 디는 것은 생식기 계통의 문제로 파악한다. 입술 옆이 헐거나 침이 고이는 것은 위에 열증이 있는 것으로, 입술이 트거나 갈라지는 것은 진액의 고갈과 위의 상대가 정상적이지 않다고 판단한다. 혀는 심장과 비장 기능의 문제시에 이상이 발견 되며 설태의 증상에 따라서 병변을 깊이가 진단되는데, 치설은 만성위염, 임파계 · 혈관계의 이상, 홍색일 경우는 염증성 위장장애, 자색인 경우는 기혈이 울체, 흑색인 경우는 신진대사가 원활하게 되지 않을 때 이다.

(3)문진(聞診)

문진은 소리와 냄새를 통하여 진단하는 방법이다. 즉 환자의 음성, 기침소리, 가래 끓는 소리, 딸꾹질 소리, 트림하는 소리, 호흡하는 소리, 위(胃) 속에서 끓는 소리를 듣거나 또는 구취(口臭), 체취(體臭) 등의 냄새를 맡아서 하는 진찰방법이다. 음성이 크고 여운이 있을 때는 실증, 음성이 작고 길지 못한 사람은 허증이 많다. 호흡이 빠를 때는 폐염, 늑막염, 심장병, 숨을 크게 쉴 수가 없을 때는 허증으로 체력이 약해졌을 때로 파악한다. 재채기는 코감기의 증세, 딸꾹질은 횡경막의 경련, 트림은 위의 허증으로 파악한다. 그 외로 구취는 위경(土氣),단내는 화기(火氣), 비릿내는 과음이나 피로(木氣) 상태로 파악한다.

(4)문진(問診)

의사와 환자와의 문답으로 하는 형태의 진찰방법이다. 직접 환자 본인에게 여러가지 증후를 물어보아 환자의 질병의 발생 시기, 진행과정, 가족력, 통증의 정도, 제반 여러가지 정황을 들어서 진단하는데 병인을 찾는데 중요한 단서가 된다. 미용경락인 경우는 피부 트러블의 발생 시기나 비만의 시기 등을 세밀히 듣는다. 사춘기의 여드름과 30대를 전후한 여드름의 원인과 관리 방법은 다르기 때문이다. 비만이 형태도 병증에 의한 것인지 과잉영양 상태인지, 순환기 장애인지를 구별하여야 한다.

(5)切診(절진)

진맥을 하고 눌러 보는 방법으로, 구체적인 세밀한 진단을 말한다. 맥진은 맥박의 횟수나 형태, 강약, 위치 등을 고려해서 진단 한다. 또 경혈을 촉진하여 무력한 상태, 경결, 통증 등의 반응을 본다. 여기에는 크게 맥진(脈診), 복진(腹診), 배후진(背後診) 등 세 가지가 있다. 등 척주 옆의 방과 1선을 따라 압을 주며 주행하면서 경결의 정도, 압통의 정도, 모공의 넓어짐, 붉음 등을 해당 경혈에 따라 관찰한다. 방광 1선의 압진은 경락 관리를 함에 있어 상당히 중요하다. 복부를 관찰 할 때는 장기의 위치가 만져지는 느낌을 놓치지 않고 관찰 하여야 한다. 복부에는 장기가 위치하는 곳이며 모혈이 있어 진단이 섬세하게 손끝의 감각을 느끼면서 진단한다.

2. 족부경락

1)족양명위경(足陽明胃經)

(1)순행

코 날개 양쪽에서 시작하여 눈 안쪽 모퉁이 눈시울 아래를 거쳐 윗쪽 치아에 들어간 다음 입과 입술을 돌아서 승장혈(承漿穴)에서 마주치고 귀 앞쪽 이마 부위에 분포된다. 그런 다음 볼을 타고 내려가 목을 지나서 쇄골(鎖骨) 위 움푹 들어간 부위에 들어가게 된다. 여기서는 두 가닥으로 나뉘게 되는데 한 가닥은 흉부의 횡격막을 지나서 아래로 복구구(腹股溝)에 이르게 된다. 다른 가닥은 젖꼭지를 지나 복부를 따라 밑으로 내려가면서 두 가닥이 복구구에서 만나게 된다. 다시 다리 바깥쪽을 따라 밑으로 내려가서 발등을 지나 두 번째 발가락 끝부분에 이르게 되며 이 두 가닥에서 직각으로 제3의 가닥이 있는데 한 가닥은 무릎 아래 족삼리 혈에서 시작하여 발의 세 번째 발가락 바깥쪽 끝 부위로 이어지게 된다. 다른 한 가닥은 발등에서 엄지발가락 안쪽 끝으로 이어지면서 족태음비경(足太陰脾經)과 맞닿게 된다. 45개혈, 좌우 90개의 혈이 있다.

(2)신체

위경은 소화 작용을 관장한다. 그러므로 복부가 나오고 배에 힘이 없으며 위경을 따라 흐르는 허벅지 부위가 비대하다. 복부가 나올 때는 상복부와 하복부가 나오며 배꼽부위는 위축된다. 특히 허벅지 부위는 셀룰라이트가 정체되어 단단하고 작은 자극에도 통증이 있다. 무릎에 통증이 있으며 발목이 가늘다. 가슴과 어깨는 그다지 크지 않다.

(3)관찰 및 진단

복부의 진단점은 상복부의 중앙에 있다. 이 부위가 불룩해지며 통증이 있고 등을 볼 때 등의 중간 부위(흉추의 끝부분)가 불룩하며 답답하다.

■ 족양명위경(足陽明胃經)의 경혈

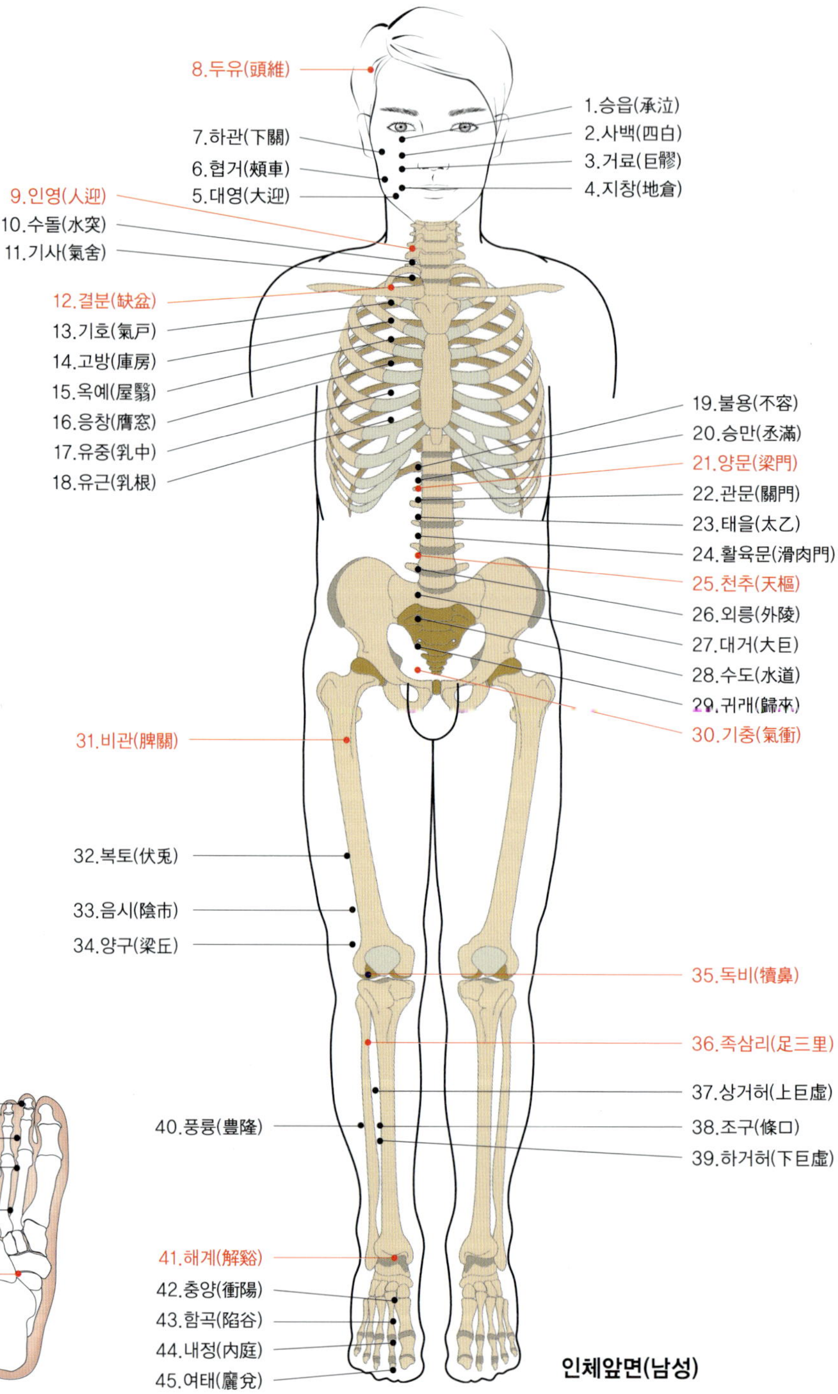

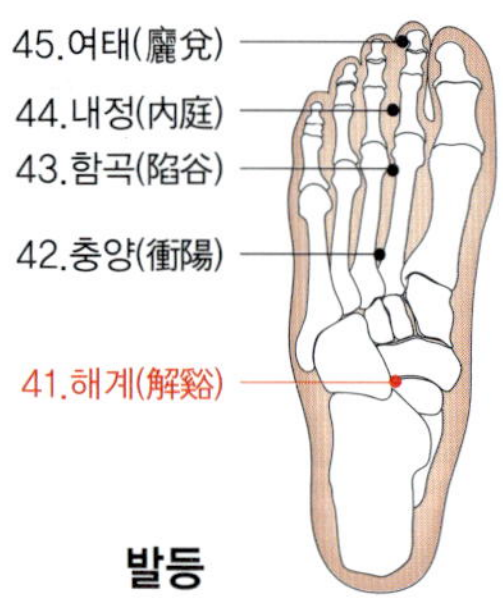

■ 위경(胃經)의 하지, 족부의 혈 상세도

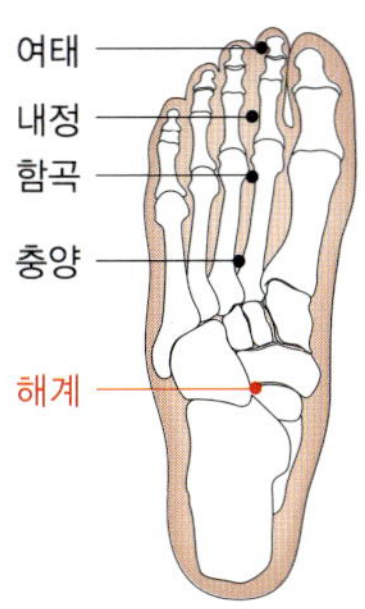

발등

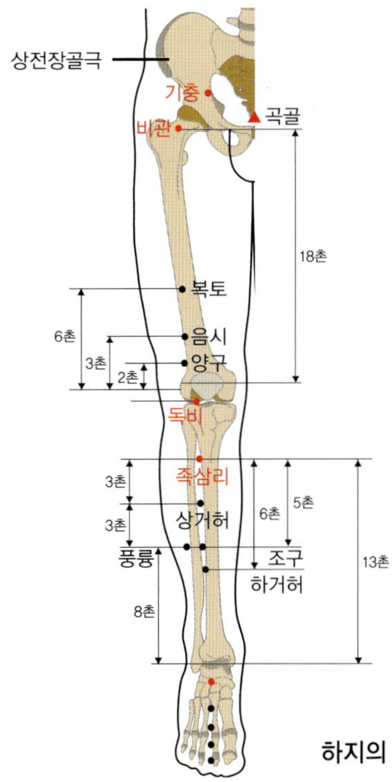

하지의 앞면

4)경혈점

①음시(陰市)

- 위치 : 빈골 허리뼈 바깥쪽 위로 3촌 되는 지점
- 병증 : 하지신경통, 허리, 다리, 무릎부 냉각증, 월경곤란 등
- 미용 : 냉증으로 인한 여드름, 복부비대 등

②양구(梁丘)

- 위치 : 빈골 허리뼈 바깥쪽에서 위로 2촌 되는 지점에 있다.
- 병증 : 위통, 위산과다, 지사, 유선염, 슬관절염 등
- 미용 : 하체비만 방지

③독비(犢鼻)

- 위치 : 무릎을 굽히면 빈골 허리뼈 아래 빈인대 바깥쪽 패어 들어간 지점
- 병증 : 슬관절류마티즘, 신경통, 각기, 통풍 등
- 미용 : 무릎상부, 오금, 혈해 부위의 비대

④족삼리(足三里)

- 위치 : 독비혈 아래 3촌 되는 곳으로 종아리뼈 앞 등성이 바깥쪽 한 손가락 넓이의 지점.
- 병증 : 위통, 구토, 설사, 이질, 간장과 담(膽)의 질병, 불면증, 고혈압, 쇼크, 발열, 다리 앞 부위의 질병 그리고 또한 건강과 강장작용도 있다.
- 미용 : 비만, 알레르기성 피부질환 등

⑤상거허(上巨虛)

- 위치 : 족삼리혈 아래 3촌 되는 지점에 있다.
- 병증 : 맹장염, 이질, 급만성위염, 급만성장염, 다리 부위 질병 등
- 미용 : 하퇴부 비대, 여드름 등

⑥조구(條口)

- 위치 : 상거허혈에서 밑으로 2촌 되는 곳. 종아리뼈 앞 등성이에서 바깥쪽으로 한 손가락의 옆넓이의 지점에 있다.
- 병증 : 고혈압, 반신불수, 하지신경마비, 오십견, 비장근(腸肌) 경련 등
- 미용 : 하퇴부 비대

⑦하거허(下巨虛)

- 위치 : 상거허혈 아래 3치 되고 종아리뼈 등성이 바깥쪽 한 손가락 넓이의 지점에 있다.
- 병증 : 급만성장염, 관절염, 이질, 하체통증, 하지 마비증 등
- 미용 : 다리부종

⑧풍륭(豊隆)

- 위치 : 독비혈에서 아래로 8촌 되고 종아리뼈 등성이 바깥쪽 두 손가락 합친 넓이의 지점.
- 병증 : 변비, 천식, 현기증, 정신질환, 간질, 하체질병 등
- 미용 : 비만, 다리부종

⑨해계(解谿)

- 위치 : 둘째 발가락에서 바로 위 발목 앞 주름살 한가운데 오목한 곳
- 병증 : 두통, 류마티즘, 발목관절염 등
- 미용 : 발 및 안면부종

⑩충양(衝陽)

- 위치 : 발등의 제2려척골(骨)의 계상골(楔狀骨) 사이의 움푹 들어간 부위
- 병증 : 하지신경통, 족관절염, 위염, 두통 등
- 미용 : 다리부종, 안면근육경직 등

⑪함곡(陷谷)

- 위치 : 충양에서 아래로 1.5촌 지점
- 병증 : 복통, 소화불량, 위궤양, 치통, 발열 등
- 미용 : 안면부종, 습성여드름 등

⑫내정(內庭)

- 위치 : 둘째와 셋째 발가락 사이 오목한 곳
- 병증 : 치통, 급만성위장염, 전두통 등
- 미용 : 안면부종

⑬여태(厲兌)

- 위치 : 둘째발가락의 발톱뿌리 모서리 옆 0.1촌
- 병증 : 간장염, 뇌빈혈, 전광증, 치통, 복수, 급만성위염 등
- 미용 : 안면부종

2) 족태음비경(足太陰脾經)

(1)순행

엄지발가락 안쪽 끝(은백혈)에서 시작하여, 적백육제(발바닥과 발등의 경계)를 따라 가다가 핵골의 뒤쪽을 거쳐 위로 안쪽 복사뼈의 앞쪽을 지난다. 종아리 안쪽에서 정강이뼈 뒤쪽을 따라 올라가다가, 족궐음간경과 교차하여 족궐음간경 앞쪽으로 나온다. 위로 무릎 안쪽과 허벅지의 앞쪽을 지나 배로 들어가서, 비에 소속하고 위에 연락한다. 위로 횡격막을 지나 목구멍을 끼고 혀뿌리에 이어지고 혀 아래에서 흩어진다. 한 가지는 위(胃)에서 별도로 올라가, 횡격막을 지나 가슴 속으로 들어가 수소음심경과 만난다. 관련 장부는 비, 위, 심, 소장, 관련기관은 목구멍, 혀, 음기, 소속경혈은 좌우 각 21개가 있다.

(2)신체

① 무릎안쪽의 혈해혈을 중심으로 단단하게 뭉치고 차며, 견갑골의 양 밑 부위가 뭉침
② 다리가 휘어져 보이고 무릎이 나와 보인다.
③ 신체 전반적인 비만에 관여하며, 복부와 무릎의 윗부분에 문제가 많다.

(3)관찰 및 진단

비경의 진단점은 제11늑골 아래인 옆구리 쪽에 있다. 발이 차고 몸이 무거우며 등의 부분이 담에 결린 듯하다. 시원한 음식을 즐겨 찾으며, 단 것을 좋아하며 게으르고 눕고 싶다.

(4)경혈점

①은백(隱白)

- 위치 : 엄지발가락 발톱 안쪽 모서리에서 0.1촌
- 병증 : 구토, 구역질, 설사, 변혈, 복통, 안면 통, 소화관 출혈, 정신병, 뇨혈, 붕루 등
- 미용 : 복부비만, 눈밑처짐 등

②대도(大都)

- 위치 : 엄지발가락 내측, 첫번째 중족지절 관절 앞쪽에 있는 적백육의 경계선
- 병증 : 위통, 소화불량, 변비, 설사, 사지부종, 중풍 등
- 미용 : 복부비만, 습열성 여드름 등

■ 족태음비경(足太陰脾經)의 경혈

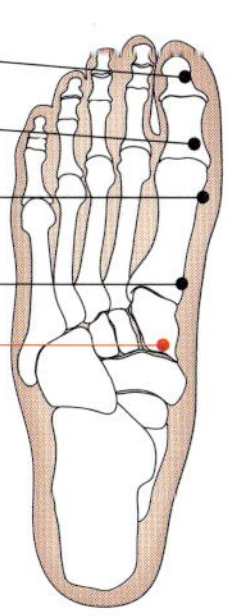

발등

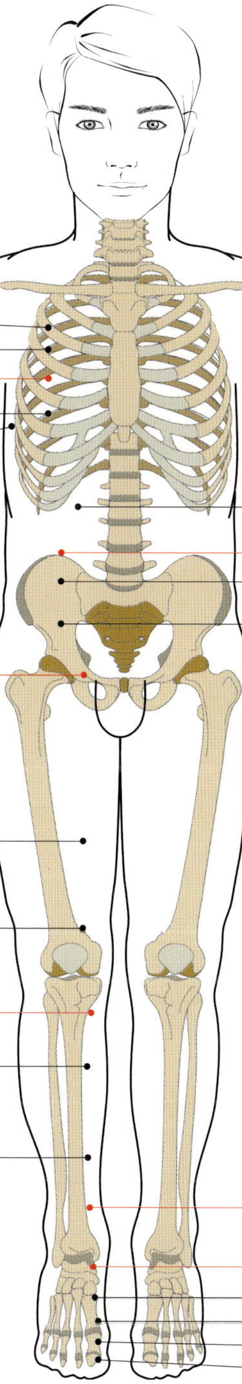

인체앞면(남성)

■ 비경(脾經)의 족부, 하지부 혈 상세도

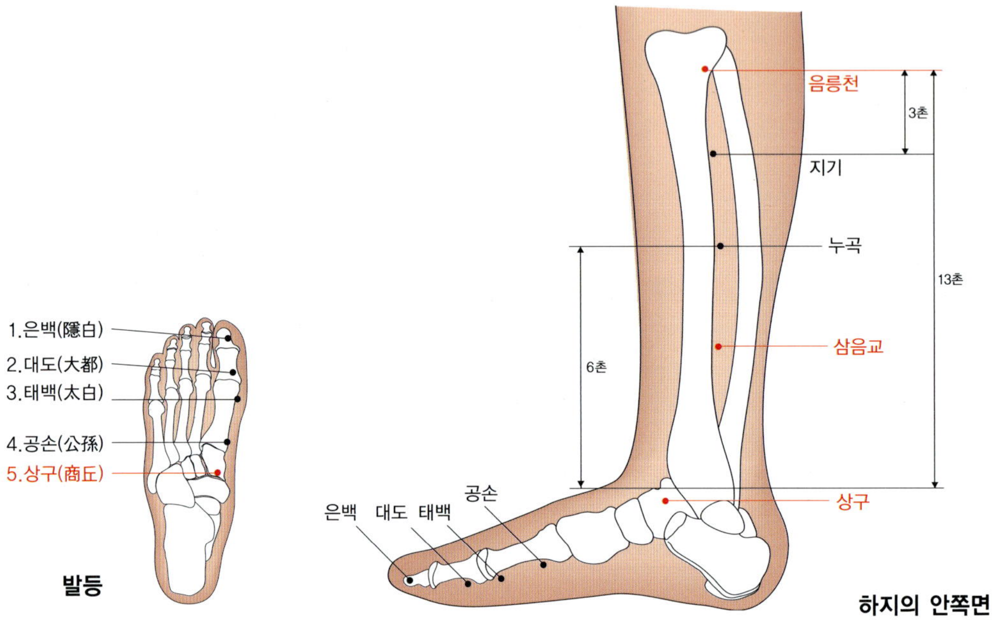

③태백(太白)

- 위치 : 첫 번째 중족지절관절의 후연이며 적백육의 경계면에서 움푹 들어간 곳
- 병증 : 두통, 위통, 부종, 설사, 이질, 변비, 급성위장염 등
- 미용 : 변비로 인한 복부비만

④공손(公孫)

- 위치 : 제1 중족골 기저부 후하 오목한 곳
- 병증 : 급만성위염, 위경련, 복통, 식욕부진, 구토, 장출혈, 설사, 자궁내막염 등
- 미용 : 피부탄력저하

⑤상구(商丘)

- 위치 : 안쪽 복사뼈에서 앞 하방으로 움푹 들어간 곳
- 병증 : 위염, 장염, 설사, 변비, 부종, 황달, 각기병, 소화불량, 장명, 족관절 질환 등
- 미용 : 하지부종, 하복부비대 등

⑥삼음교(三陰交)

- 위치 : 발 안쪽 복사뼈 위 3촌 지점
- 병증 : 생식기질환, 월경부조, 백대하, 불임, 자궁출혈, 소화기질환, 신경성질환 등
- 미용 : 근육노화방지, 발목부종, 무릎위쪽 비대 등

⑦누곡(漏谷)

- 위치 : 삼음교 상 3촌
- 병증 : 소화불량, 변비, 설사, 복창 등
- 미용 : 다리근력저하, 둔부처짐 등

⑧지기(地機)

- 위치 : 삼음교 상 5촌
- 병증 : 대하, 월경통, 월경부조, 유정, 소화불량, 위완통, 식욕부진 등
- 미용 : 다리내측무력, 둔부처짐 등

⑨음릉천(陰陵泉)

- 위치 : 경골내측과 하연의 오목한 곳 즉 경골 후연과 비복근의 사이
- 병증 : 양위, 백대하, 자궁경련, 음경통, 유정, 슬관절주위염, 하지마비 등
- 미용 : 하복부 및 둔부 처짐, 다리내측무력 등

⑩혈해(血海)

- 위치 : 무릅뼈(슬개골) 위로 2촌 지점
- 병증 : 월경곤란, 자궁출혈, 생리통, 습진, 담마진, 음부소양 등
- 미용 : 하체비만, 무릎내측비대, 복합성피부 등

3) 족태양방광경(足太陽膀胱經)

(1)순행

정명혈에서 시작하여 위로 이마를 지나 정수리(백회혈)에서 좌우가 교차한다. 그 가지는 정수리에서 귀 위쪽 끝에 이른다. 곧게 가는 경맥은 정수리에서 안으로 들어가 뇌에 이어지고, 다시 돌아 나와 정수리에서 목덜미로 내려가, 어깨뼈 안쪽–등줄기 양옆 1.5촌에서 등줄기를 따라 허리로 내려가고, 등심을 따라 안으로 들어가서 신에 연락하고 방광에 소속한다. 그 가지는 허리에서 아래로 내려가 엉덩이를 지나 오금(위중혈)으로 들어간다. 또 한 가지는 목덜미에서 어깨뼈 안쪽 등줄기 양옆 3촌을 따라 아래로 등줄기를 타고 내려가 큰 대퇴돌기(환도혈)를 지나 넓적다리 뒤쪽을 따라 내려가서, 허리에서 온 가지와 오금에서 만난 다음, 아래로 장딴지를 지나서 바깥 복사뼈 뒤쪽(곤륜혈)으로 나와, 새끼발가락 끝(지음혈)에 이르러 족소음신경과 만난다. 소속경혈은 좌우 각 67개가 있다.

(2)신체

① 소화불량 및 아랫배가 단단하다.

② 아킬레스건 부위가 아프거나 당기며, 발꿈치가 갈라지며, 새끼발가락에 티눈이 생긴다.

③ 엉덩이가 늘어지며, 오금부위와 하지 뒤쪽이 당기고 단단하다.

(3)관찰과 진단

방광경의 진단점은 치골 바로 위의 중극이다. 아랫배가 나온 사람 중에도 이 부분이 꺼진 경우가 많은데 이런 경우에 소변을 참지 못하든지 조절이 어렵다. 천골에서 꼬리뼈 쪽으로 색이 검거나 꺼진 경우에도 방광염 등 냉한 증상으로 오는 문제를 야기할 수 있다. 엉덩이가 검고 닭살을 이룬다.

(4)경혈점

①부극(浮郄)

- 위치 : 위양 상측 1촌, 즉 슬와의 외상측이다.
- 병증 : 좌골신경통, 하지마비, 외측 대퇴신경통, 비골신경통, 슬관절염 등
- 미용 : 허벅지 근육 경직 및 비대

■ 족태양방광경(足太陽膀胱經)의 경혈

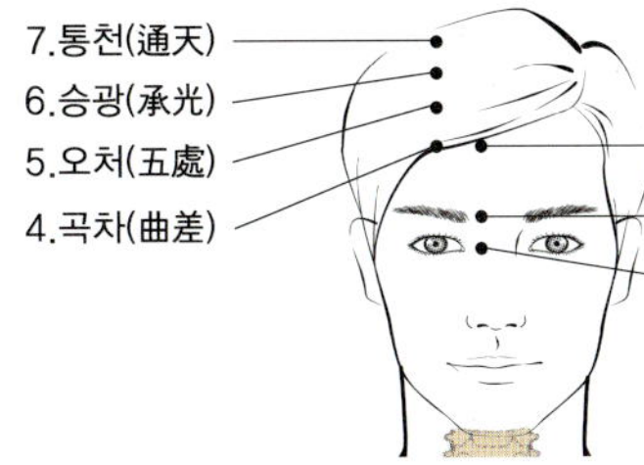

두부(앞면)

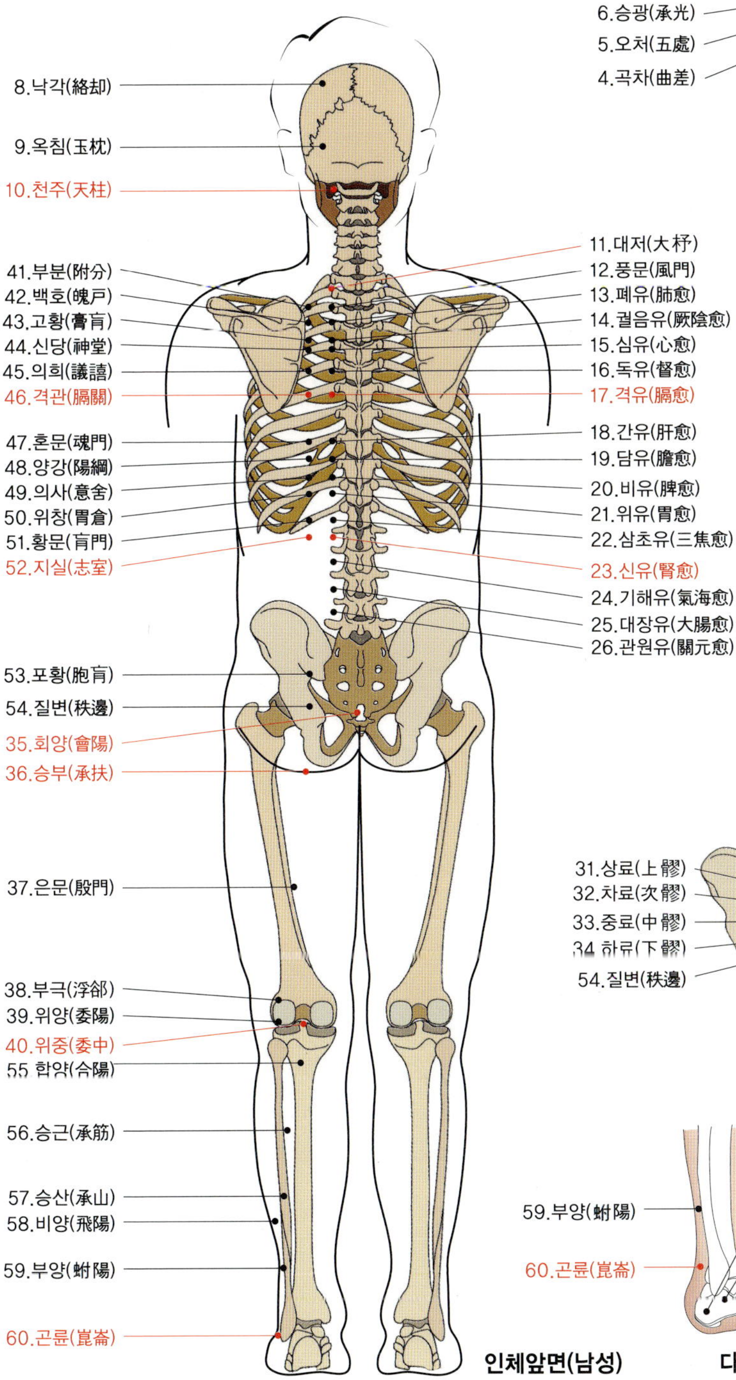

인체앞면(남성)

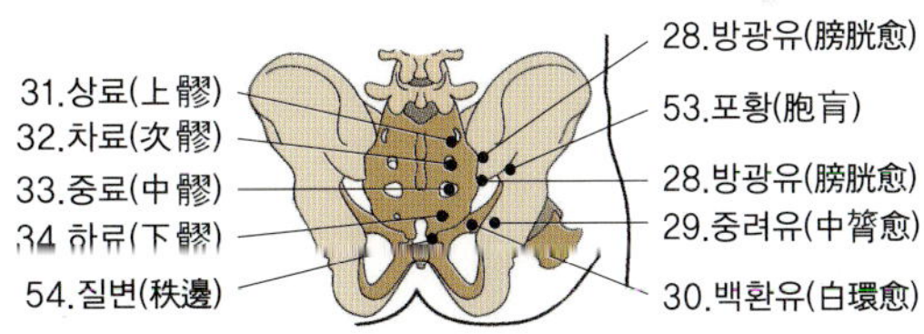

골반(뒷면)

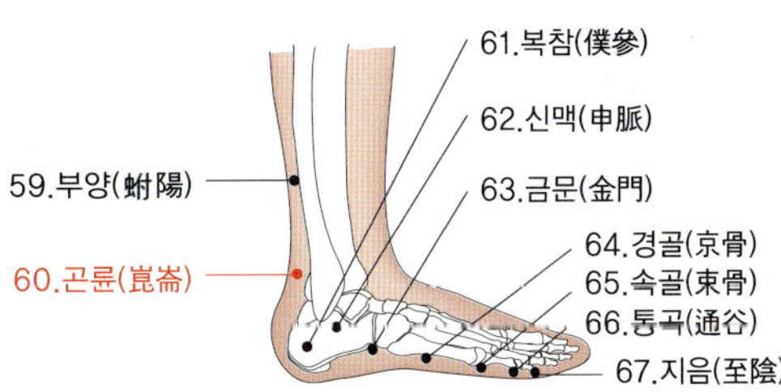

다리(바깥쪽면)

■ 방광경(膀胱經) 하지부의 혈 상세도

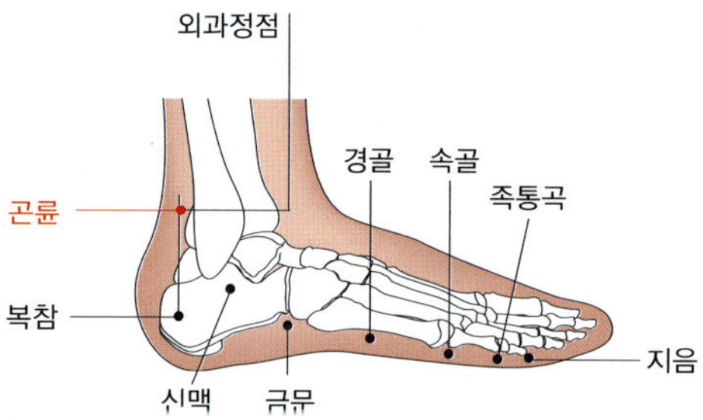

다리(바깥쪽면)

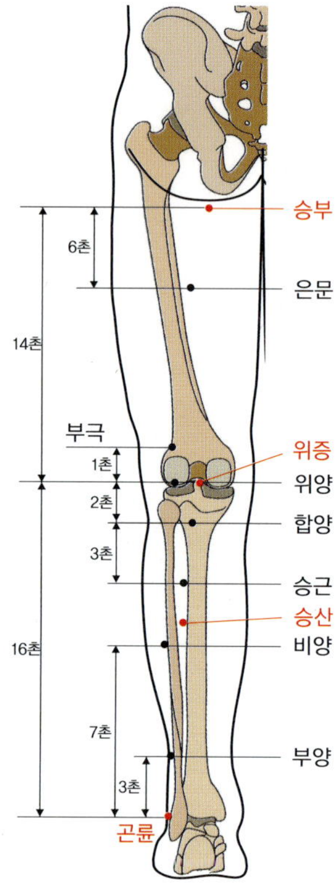

하지(뒷면)

②위양(委陽)

- 위치 : 슬와 횡문의 외단, 즉 대퇴골 외측상과 후측의 함요부이다.
- 병증 : 슬관절 류마티스, 슬관절염, 좌골신경통, 중풍, 반신불수, 방광염, 비골신경통 등
- 미용 : 종아리 비대, 하복부 경직 등

③위중(委中)

- 위치 : 슬와 횡문의 정중앙에 있다.
- 병증 : 좌골신경통, 슬관절염 및 류마치스, 하지마비, 요배통, 두통, 고혈압, 열성질환 등
- 미용 : 종아리 비대, 비만 등

④합양(合陽)

- 위치 : 슬와의 중앙(위중혈) 하측 3촌으로 하퇴 후측 정중선상이다
- 병증 : 좌골신경통, 요통, 비복근 경련, 각기, 자궁출혈, 치질 등
- 미용 : 종아리 비대, 다리무력, 발목비대 등

⑤승근(承筋)

- 위치 : 위중 하측 5촌으로 비복부의 거의 중앙이다.
- 병증 : 좌골신경통, 비복근 경련, 각기, 자궁출혈, 치질 등
- 미용 : 비만, 근육노화방지, 종아리근육비대 등

⑥승산(承山)

- 위치 : 하퇴 후측의 중앙선상으로 비복근의 근복과 아킬레스건의 이행부이다.
- 병증 : 좌골신경통, 종골통, 전근, 치출혈 등
- 미용 : 근육노화, 비만 방지 등

⑦비양(飛揚)

- 위치 : 외과 상측 7촌으로 비골의 후외측이다.
- 병증 : 하퇴신경통 및 마비, 현운, 두통, 역상, 좌골신경통, 자궁출혈 등
- 미용 : 근육노화방지

⑧부양(跗陽)

- 위치 : 비양 하측 4촌, 외과 상측 3촌으로 비골의 후외측이다.
- 병증 : 좌골신경통, 방광염, 자궁내막염, 족관절염 등
- 미용 : 근육노화방지

⑨곤륜(崑崙)

- 위치 : 외과 후하측 5푼의 종골 바로 위 함요부로 아킬레스건의 전외측이다.
- 병증 : 두통, 항강, 목현, 비뉵, 견배요퇴통, 각근종통 간증 난산 등
- 미용 : 부종에 의한 발목비대

⑩복삼(僕參)

- 위치 : 곤륜 하측 1.5촌으로 종골 외측면의 함요부이다.

• 병증 : 좌골신경통, 족관절염 및 류마티스, 염좌, 아킬레스건염, 하리, 요통, 두통 등
• 미용 : 부종에 의한 발목비대

⑪신맥(申脈)

• 위치 : 외과 하측 0.5촌의 거퇴관절부로 장비골근건 하연의 함요부이다.
• 병증 : 족관절염 및 류마티스, 염좌, 전통, 현운 등
• 미용 : 부종에 의한 발목비대, 외과하연의 비후, 엉덩이 처짐 등

⑫금문(金門)

• 위치 : 신맥의 전하측 0.5촌으로 종입방관절의 외측 함요부이다.
• 병증 : 족배통 및 마비, 좌골신경통, 족관절 염좌, 소아경풍 등
• 미용 : 무릎의 경직, 외과하연의 경직 등

⑬경골(京骨)

• 위치 : 제5중족골저의 외측에 융기되어 있는 조면의 후하제 함요부
• 병증 : 족배통, 족저통, 족관절 염좌, 뇌충혈, 안충혈, 각막염 등
• 미용 : 허리비대

⑭속골(束骨)

• 위치 : 제5중족골의 외연을 후에서 전으로 향해 지두로 쓸어갈 때 손가락 끝이 걸리는 곳.
• 병증 : 족배통, 족저통, 족관절 염좌, 뇌충혈, 안충혈, 각막염 등
• 미용 : 부종에 의한 발비대

⑮통곡(通谷)

• 위치 : 제5중족지절관절의 전외측 함요부이다.
• 병증 : 뇌충혈, 뇌일혈, 뇌빈혈, 두통, 현운 등
• 미용 : 부종에 의한 발비대

⑯지음(至陰)

• 위치 : 소지 발톱의 후단에서 가로로 그은 가선과 외측단에서 뒤로 그은 가선의 교차점.
• 병증 : 태아의 위치이상, 난산 등
• 미용 : 부종에 의한 발비대

4) 족소음신경(足少陰腎經)

(1)순행

새끼발가락쪽 발바닥에서 시작하여 용천혈을 비스듬히 지나고, 연곡혈 아래로 나와 안쪽 복사뼈 뒤쪽(태계혈)을 따라 발뒤꿈치 속으로 들어간 다음, 종아리 안쪽 뒤쪽으로 올라가서 오금 안쪽(음곡혈)으로 나와, 위로 넓적다리 안쪽 뒤쪽을 따라 올라가, 독맥의 장강혈 부위에서 등줄기를 관통하여 신에 소속하고 방광에 연락한다. 곧게 가는 경맥은 신에서 올라가 위로 간과 횡격막을 통과해서 폐로 들어가고, 목구멍을 따라 혀뿌리에 이른다. 다른 한 가지는 폐에서 갈라져나가 심에 이어지고, 가슴으로 들어가 수궐음심포경과 만난다. 소속경혈은 좌우 각 27개가 있다.

(2)신체

① 설사를 잘하고 여위며, 아랫배가 부르다.
② 무릎이 시리며, 몸이 잘 붓는데 특히 얼굴과 발등이 심하다.
③ 발바닥의 용천 부위가 두꺼워지며, 조금만 걸어도 피로를 느낀다.

(3)관찰 및 진단

신경을 진단하는 곳은 엎드려 누운 자세로 볼 때 제12늑골의 하단에 있다. 이 부위를 누르면 통증이 있다. 허리 부위에 띠를 두른 듯이 검고, 시린 듯한 느낌이 있다. 쉬 피로하다. 저녁에 소화력이 떨어지며 음식을 먹으면 붓는다. 허리디스크를 일으키는 부위는 수기(水氣)가 주관하는 부위이며, 할머니가 허리가 구부정한 것도 신기(腎氣)가 약해진 때문이다.

(4)경혈점

①용천(湧泉)

- 위치 : 제 2, 3발가락 사이의 발바닥 앞쪽과 뒤쪽의 사이에서 전방으로부터 1/3에 있다.
- 병증 : 고혈압, 신질환, 심계항진, 신경쇠약, 휴극, 중서, 뇌일혈, 소아경풍, 전간 등
- 미용 : 부종에 의한 비만, 다리관리 등

■ 족소음신경(足少陰腎經)의 경혈

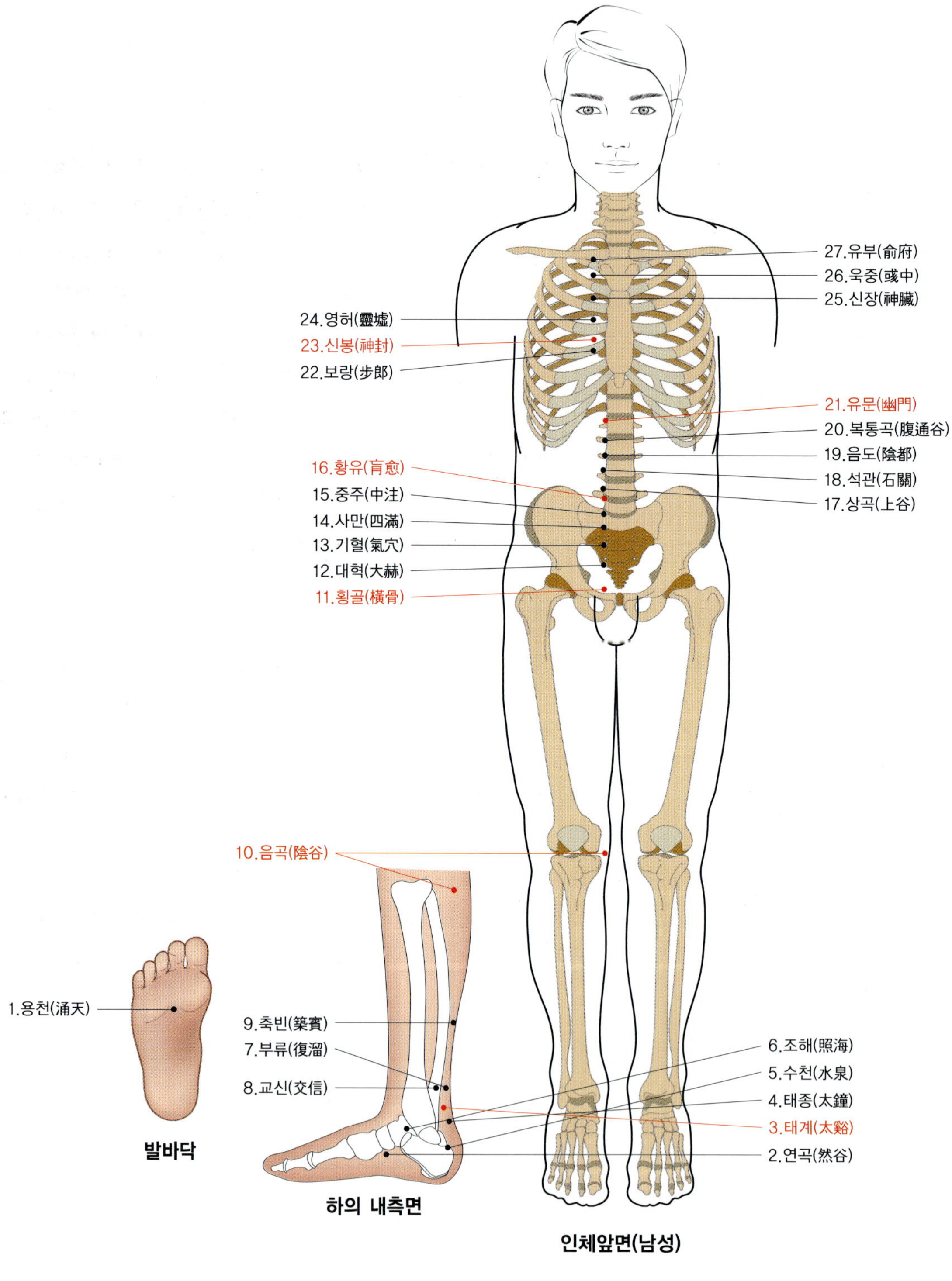

■ 신경(腎經) 족부, 하지부의 혈 상세도

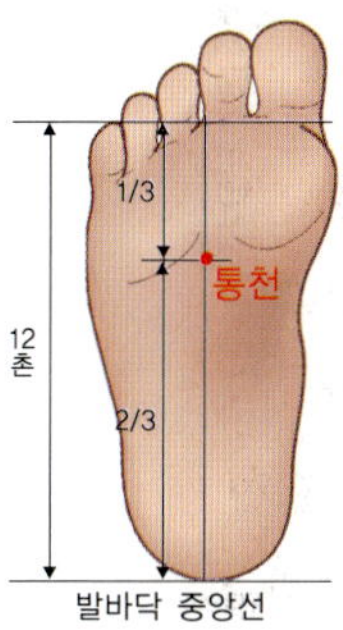

발바닥 중상선과 용천(涌泉)

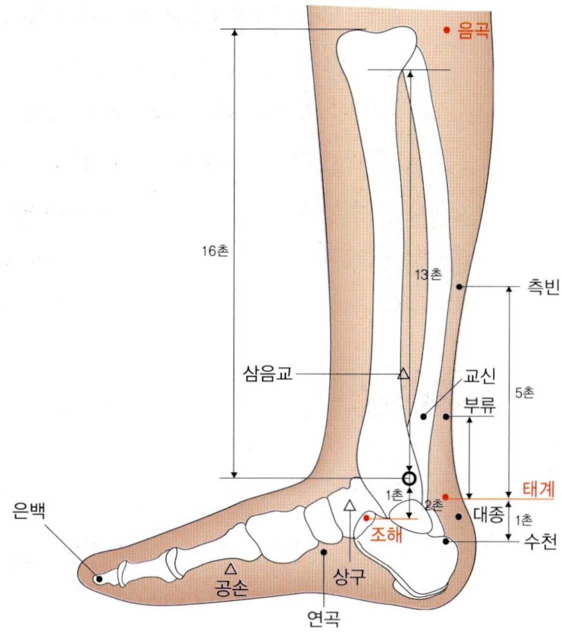

하퇴의 안쪽면

②연곡(然谷)

- 위치 : 발의 주상골의 뒤 아래쪽에 있다.
- 병증 : 고혈압증, 뇌졸중후유증, 인후종통, 외음부소양증, 요로감염, 당뇨병, 소아경풍 등
- 미용 : 발목부종, 팔, 다리관리 등

③테계(太谿)

- 위치 : 내과정점의 후방에서, 후경골동맥부(後經骨動脈部)에 있다.
- 병증 : 족저통, 냉증, 종골통, 요통, 유정, 치통, 이명, 인후통, 신염, 방광염, 유뇨 등
- 미용 : 기미, 피부이상, 팔 및 다리관리 등

④대종(大鍾)

- 위치 : 태계의 바로 아래 0.5촌에 있다.
- 병증 : 학질, 효천, 신경쇠약, 억병, 요폐, 인통, 각근통 등
- 미용 : 복부비대, 발목비대, 부종에 의한 비만 등

⑤수천(水泉)

- 위치 : 태계의 바로 아래 1촌에 있다.
- 병증 : 월경부조, 종골통, 복통, 소변불리, 자궁탈수, 근시 등
- 미용 : 발목부종, 복부비대 등

⑥조해(照海)

- 위치 : 안쪽 복사뼈 정점의 바로 밑 1촌에 있다.
- 병증 : 인통, 이질환, 요통, 신질환, 족저통, 월경부조, 신경쇠약, 전간, 변비, 인후염 등
- 미용 : 목주름, 거친 피부 등

⑦복류(腹留)

- 위치 : 하퇴내측의 음곡과 태계의 사이에서, 태계로부터 1/8에 있다.
- 병증 : 족저통, 요통, 제중통, 허한, 설사, 수종, 복창, 신염, 고환염, 도한 등
- 미용 : 발목비대, 종아리경직 등

⑧교신(交信)

- 위치 : 하퇴내측의 음곡과 태계의 사이에서, 태계로부터 1/8의 경골후면에 있다.
- 병증 : 월경부조, 붕루, 요폐, 이질, 변비, 하지내측통 등
- 미용 : 턱 주위 여드름, 색소변이, 발목비대 등

⑨축빈(築賓)

- 위치 : 태계혈에서 곧장 위로 5촌 되는 곳으로 근육과 근육사이 우묵한 곳에 있다.
- 병증 : 비복근경련, 해독(식독, 약독)치질, 하복통, 월경통, 신경관능증, 소퇴통 등
- 미용 : 기미, 피부이상, 발목부위 근육 뭉침 등

⑩음곡(陰谷)

- 위치 : 하퇴내측의 슬와횡문상에서 반건양근건과 반막양근건의 사이에 있다.
- 병증 : 슬관절통, 냉증, 대하, 월경과다 및 장해, 요로감염, 요저류, 유정, 양위, 붕루 등
- 미용 : 기미, 색소침착, 피부노화 등

5)족소양담경(足少陽膽經)

(1)순행

눈초리(동자료혈)에서 시작하여, 올라가 이마 구석(함염혈)에 이르고, 다시 내려가 귀 뒤에서 꺾어져 이마로 올라가서, 눈썹 위 양백혈에서 꺾어져서 아래로 귀 뒤에 이르러, 목을 따라 수소양삼초경의 앞쪽으로 가며, 어깨에 이른 뒤에 뒤로 물러나와 수소양삼초경과 교차하여 그 뒤쪽으로 나와 결분으로 들어간다. 그 가지는 귀 뒤에서 귓속으로 들어가고 또 귀 앞으로 나와 눈초리에 이른다. 다른 한 가지는 눈초리에서 내려가 대영혈 부위에 이르고, 수소양삼초경과 만나서 눈 밑에 이른다. 아래로 협거혈을 지나 목으로 내리가서 결분에서 앞 맥과 만난 다음, 가슴으로 내려가 횡격막을 지나 간에 연락하고 담에 소속한다. 겨드랑이 속을 따라 사타구니(기충혈)로 나와 거웃을 돌아 옆으로 큰 대퇴돌기(환도혈) 속으로 들어간다. 곧게 가는 경맥은 결분에서 아래로 겨드랑이에 이르러 옆구리를 따라 쭉 내려가 큰 대퇴돌기에서 앞 맥과 만난다. 다시 아래로 넓적다리 바깥쪽을 따라 내려가 무릎 바깥쪽으로 나오고, 종아리뼈 앞에서 내려가 곧바로 절골(현종혈)에 이른 다음, 아래로 바깥 복사뼈 앞으로 나와서 발등을 따라 넷째발가락 바깥쪽 끝(족규음)에 이른다. 또 한 가지는 발등(임읍혈)에서 갈라져나가 엄지발가락과 둘째발가락 사이를 따라 끝(대돈혈)으로 나오고, 되돌아가서 발톱을 뚫고 털난 곳으로 나와 족궐음간경과 만난다. 소속경혈은 좌, 우 각 44개가 있다.

(2)신체

① 목에 가래가 끼며, 통증이 있다.
② 목과 옆구리 부분이 두껍다.
③ 허벅지가 승마 형으로 단단하며 비대하며, 발목이 굵다.
④ 전체적인 비만 혹은 상체형 비만이다.

(3)관찰 및 진단

담경의 진단점은 제7늑간의 안쪽에 있으며 간의 진단점인 기문의 아래에 있다. 근이 약하며 손목, 발목관절이 약하다. 담력이 약해 결단력이 없고 화를 잘 내며 발 무게 중심이 바깥쪽으로 향한다.

■ 족소양담경(足少陽膽經)의 경혈

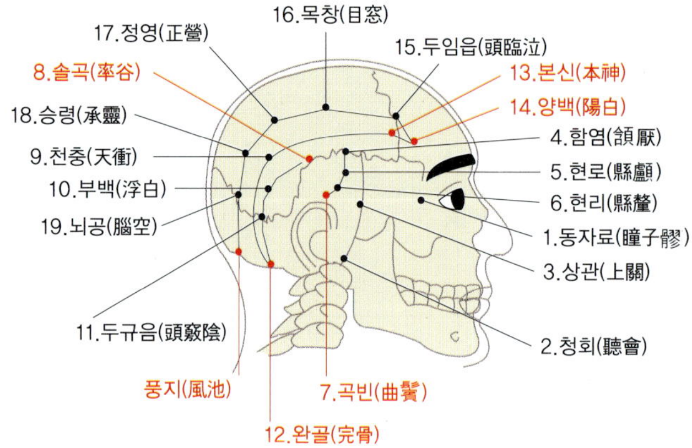

두부(頭部)의 옆면

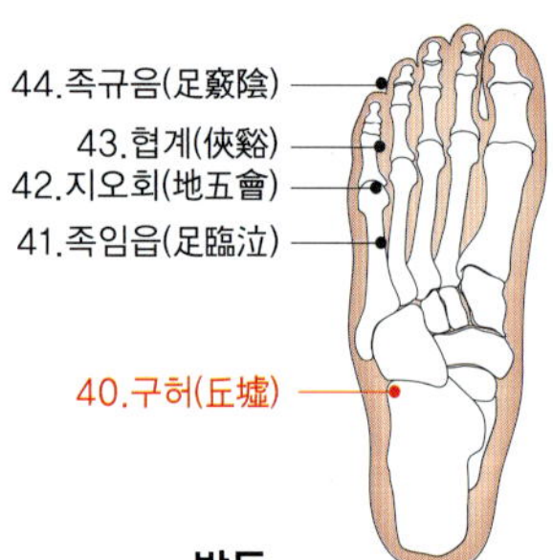

발등

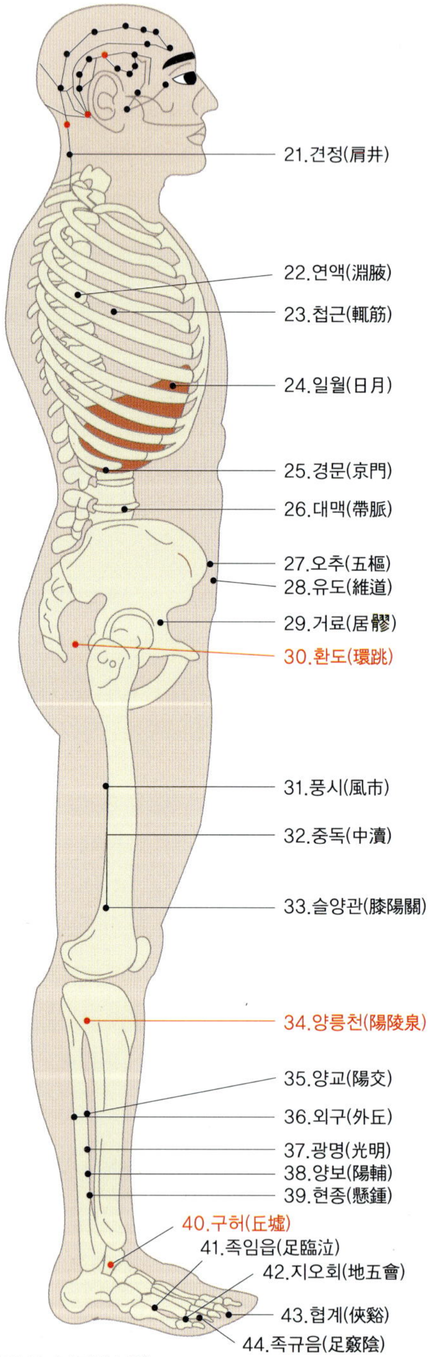

인체의 옆면(남성)

■ **담경(膽經) 하지부, 족부의 혈 상세도**

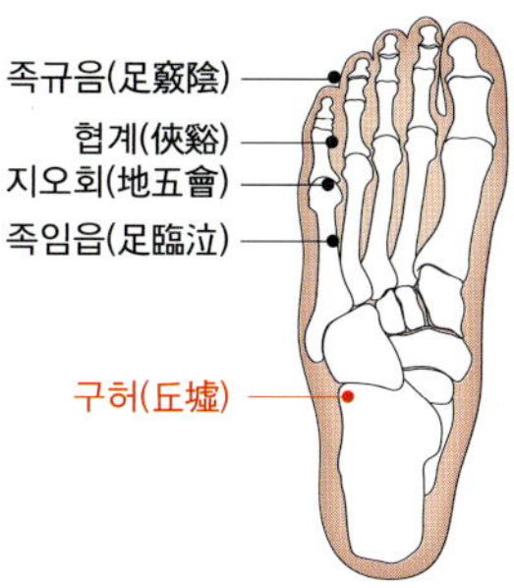

발등면

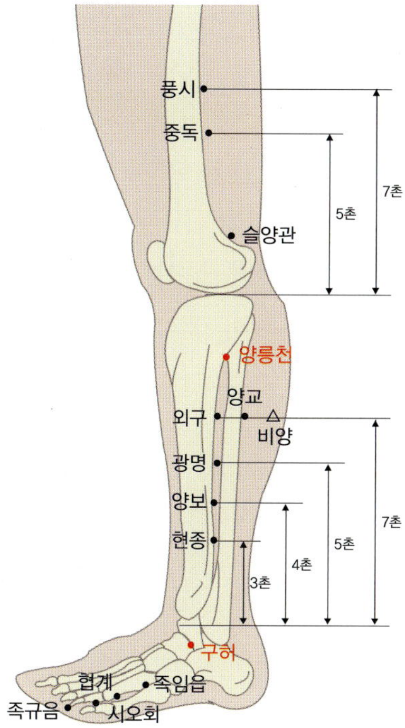

하지의 바깥쪽면

(4)경혈점

①슬양관(膝陽關)

- 위치 : 양능천 상 3촌.
- 병증 : 슬관절염, 슬종통, 하지마비, 반신불수 등
- 미용 : 하복부 무력 및 처짐, 허벅지외측 및 종아리 비대 등

②양릉천(陽陵泉)

- 위치 : 비골두 전하방 함몰지점
- 병증 : 슬관절염, 반신불수, 각기, 좌골신경통 등
- 미용 : 허리 및 종아리 비대

③양교(陽交)

- 위치 : 외측 복사뼈 상 7촌
- 병증 : 하퇴외측통, 좌골신경통, 늑막염 등
- 미용 : 비염증성 여드름, 엉덩이 처짐 등

④외구(外丘)

- 위치 : 양교 전방 1촌
- 병증 : 비골신경통, 비복근 경련, 각기, 두통항강 등
- 미용 : 목 경직, 비만 등

⑤광명(光明)

- 위치 : 외측 복사뼈 상 5촌
- 병증 : 야맹증, 시신경위축, 근시, 결막염 등
- 미용 : 땀 부족

⑥양보(陽輔)

- 위치 : 외측 복사뼈 상 4촌
- 병증 : 요통, 전신동통, 슬관절염, 하지신경통 등
- 미용 : 비만, 종아리경직 등

⑦현종(懸鍾)

- 위치 : 외측 복사뼈 상 3촌
- 병증 : 반신불수, 좌골신경통, 소아마비, 골수염 등
- 미용 : 발목비대, 다리부종 등

⑧구허(丘墟)

- 위치 : 외측 복사뼈 아래 함몰처
- 병증 : 늑간 신경통, 좌골신경통, 담낭염 등
- 미용 : 상복부 비대, 발목비대 등

⑨족임읍(足臨泣)

- 위치 : 4, 5지 하, 후방 1.5촌
- 병증 : 흉막염, 담석증, 결막염, 늑막염, 비골신경통 등
- 미용 : 발에 열이 있을 때

⑩지오회(地五會)

- 위치 : 4, 5 중족골 끝부분
- 병증 : 이명, 각기, 요통 등
- 미용 : 비만, 가슴미용 등

⑪협계(俠谿)

- 위치 : 4, 5 중족골 사이
- 병증 : 흉협지만, 이명, 늑간신경통 등
- 미용 : 종아리비대

⑫족규음(足竅陰)

- 위치 : 4지 발가락 모서리 옆 0.1촌
- 병증 : 두통, 뇌충혈, 늑간 신경통, 늑막염, 신경쇠약 등
- 미용 : 대퇴부외측비대, 기미, 닭살 등

6)족궐음간경(足厥陰肝經)

(1)순행

엄지발가락 끝(대돈혈)에서 시작하여, 위로 발등 안쪽을 따라 올라가 안쪽 복사뼈 앞 1촌 부위(중봉혈)를 지나, 안쪽 복사뼈 위 8촌 부위에서 족태음비경과 교차하여 그 뒤쪽으로 나온 다음, 위로 올라가 오금 안쪽을 지나, 허벅지를 따라 거웃으로 들어가서 성기를 돌아 아랫배에 이른 다음, 위(胃)를 끼고 간에 소속하고 담에 연락한다. 다시 올라가서 횡격막을 지나 옆구리에 이른 다음, 목구멍 뒤를 따라 위로 비인부(鼻咽部:위턱과 코가 서로 통하는 부위)로 들어가서 목계(目系:눈 주위 조직)에 이어지고, 이마로 나와 정수리에서 독맥과 만난다. 그 가지는 목계에서 뺨으로 내려가 입술 안을 돈다. 또 한 가지는 다시 간에서 갈라져나가, 횡격막을 지나 위로 폐에 들어가고 수태음폐경과 만난다. 소속경혈은 좌, 우 각 14개가 있다.

(2)신체

① 가슴 부위가 볼륨이 있으나 임신, 출산을 지난 후 탄력이 급격하게 저하되며 늘어질 수 있다.

② 복부, 특히 상복부에 두루 걸쳐 팽만하다.

③ 감량 후에는 근의 무력감으로 탄력이 급격히 떨어진다.

④ 발목이 굵거나 허벅지 안쪽이 불룩하다.

⑤ 부종에 의한 비대.

(3)관찰 및 진단

간경의 진단점은 담경의 진단점 바로 위에 있는데 명치끝에서 옆으로 이은 선상에 있다. 손톱이 뻣뻣하고 줄이 그어져 있으나 이명이 있고 눈이 나쁘다. 손, 발이 차다. 힘줄이 당긴다. 가슴, 옆구리가 결린다.

(4)경혈점

①대돈(大敦)

- 위치 : 엄지발가락 외측에서, 발톱모서리로부터 후방 0.1촌에 있다.
- 병증 : 구급소생(졸도, 협심통, 전간)자궁탈수, 산통, 붕루, 유뇨, 혼궐 등
- 미용 : 발목부종, 기미, 우늑골 하단비대 등

■ 족궐음간경(足厥陰肝經)의 경혈

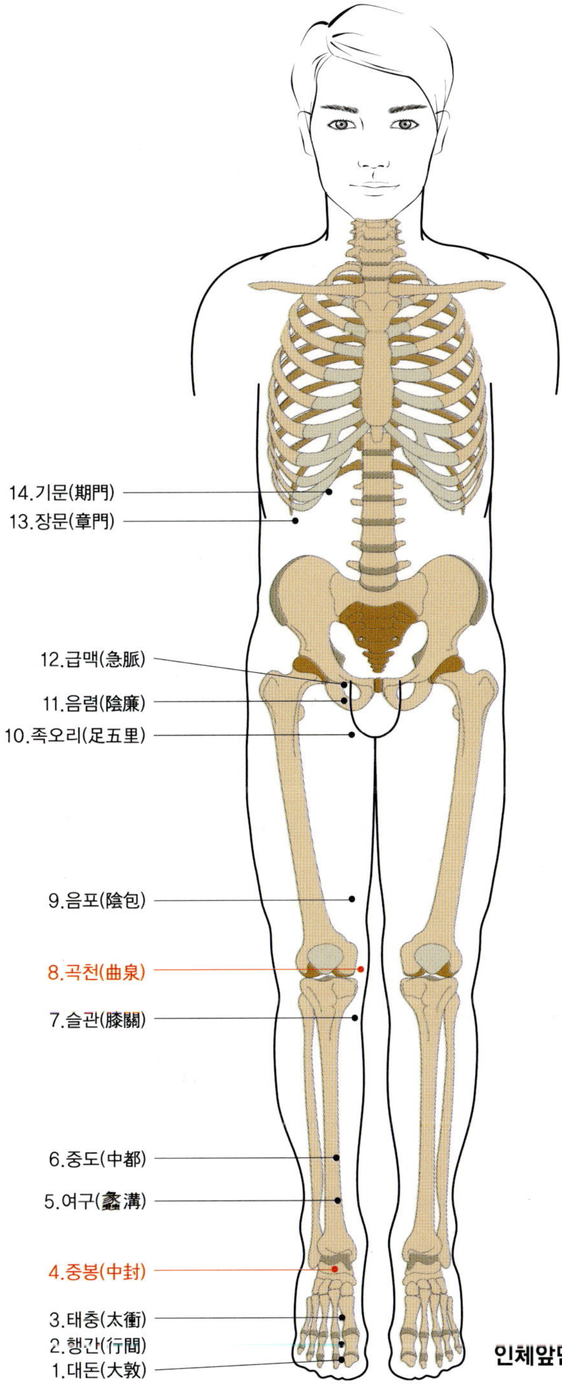

인체앞면(남성)

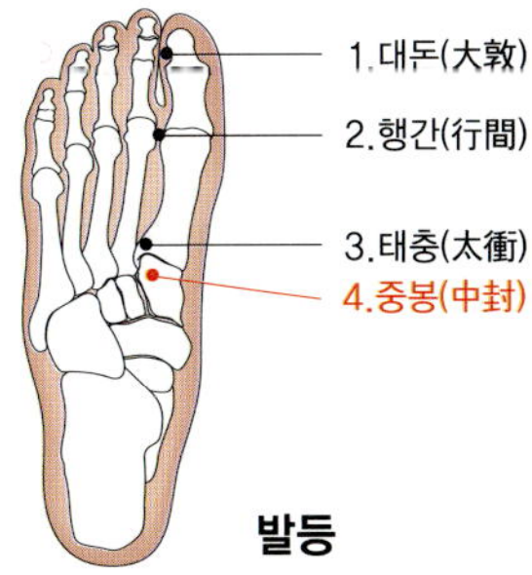

발등

■ 간경(肝經) 족부, 하지부의 혈 상세도

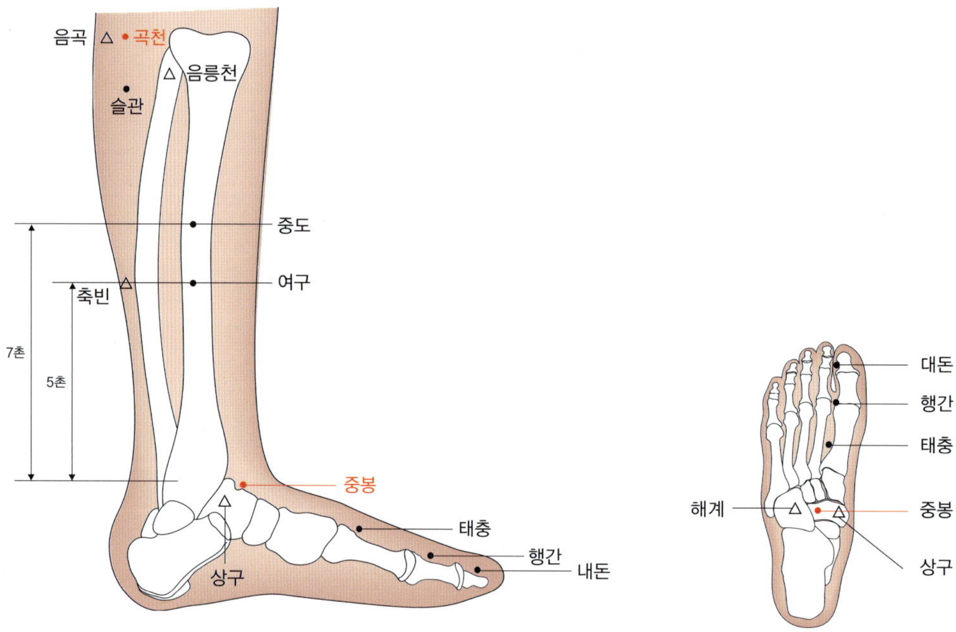

하퇴(안쪽면) **발등**

②행간(行間)

- 위치 : 발등의 제 1기절골밑의 앞 · 바깥쪽에 있다.
- 병증 : 족저통, 안질환, 월경부조, 폐경, 두통, 실면, 정신병, 전간, 소아경풍 등
- 미용 : 독소제거, 발의 부종 등

③태충(太衝)

- 위치 : 발등의 제 1, 2중족골저 앞쪽의 아래에 있다.
- 병증 : 월경통, 두통, 하지통, 현훈, 고혈압, 족저통, 간질환, 붕루, 유선염, 복창 등
- 미용 : 독소제거, 여드름 등

④중봉(中封)

- 위치 : 발등에서 안쪽 복사뼈 아래쪽의 전방 1촌에 있다.
- 병증 : 요통, 족관절통, 위산과다, 신경증, 유정, 소변곤란, 산기, 간병, 과통 등
- 미용 : 비만, 발목부위 부종 등

⑤여구(蠡溝)

- 위치 : 경골내측과 아래쪽 안 복사뼈 정점의 사이에서 하방으로부터 1/3의 상방 1촌 위치.
- 병증 : 요폐, 여성생식기질환(대하 · 자궁출혈)전간, 월경부조, 소변불리, 산통, 통경 등
- 미용 : 피부소양증, 비만 등

⑥중도(中都)

- 위치 : 경골내측과 아래쪽과 안쪽 복사뼈 중심의 사이에서 중앙으로부터 상방 0.1촌의 높이 에서 경골내측면의 중앙에 있다.
- 병증 : 월경불순, 대하, 신경증, 붕루, 산통, 소복통, 하지관절통, 간병 등
- 미용 : 종아리비대

⑦슬관(膝關)

- 위치 : 곡천과 안쪽 복사뼈 사이에 곡천으로부터 1/8에 있다.
- 병증 : 슬관절통, 인후통 등
- 미용 : 하지비대

⑧곡천(曲泉)

- 위치 : 무릎관절을 굽혔을 때 생기는 주름의 안쪽 끝에 있다.
- 병증 : 뇨의빈촉(방광염, 전립선염)하복통, 성욕감퇴, 슬통, 자궁탈수, 음부소양통, 소변불리, 유정, 슬급대퇴내측통 등
- 미용 : 허벅지 및 슬와부 비대

⑨음포(陰包)

- 위치 : 기충과 곡천의 사이에서 곡천으로부터 1/3에 있다.
- 병증 : 폐쇄신경통, 슬관절통, 월경부조, 하복통, 소변불리, 유뇨 등
- 미용 : 허벅지 및 무릎비대

Foot Health Care Therapy

Chapter 7

건강과 발 관리

1. 아로마 테라피
2. 족욕법
3. 테이핑 요법
4. 보행법
5. 증상별 발 건강관리법

1. 아로마테라피

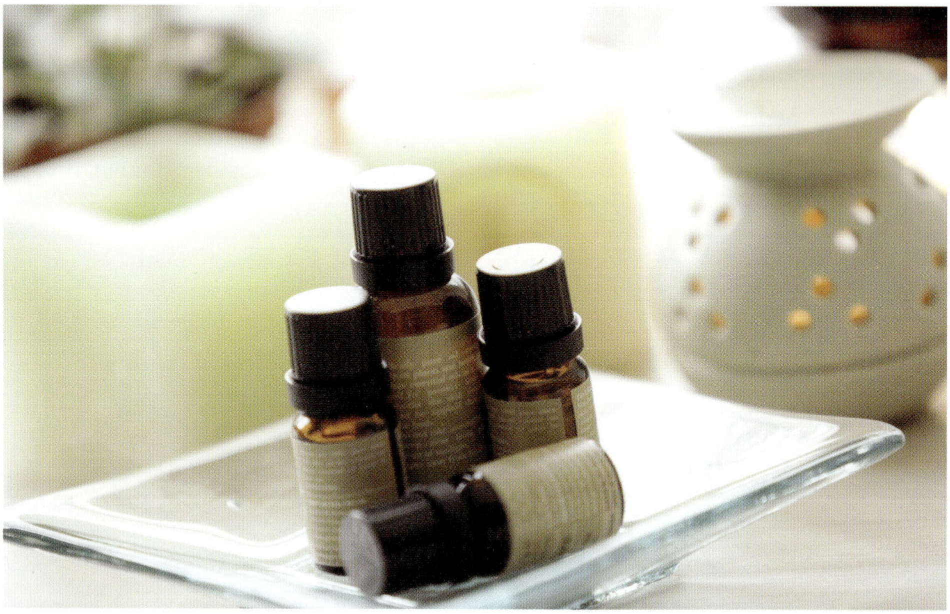

아로마 테라피란? Aroma(향)와 Therapy(치료)의 합성어로 식물에서 추출한 방향성 오일인 정유(Essential oil)를 이용하여 질병을 예방하고 치료하며 스트레스를 해소, 통증완화 등의 목적과 건강과 아름다움의 유지 증진에 도움을 주는 고대로부터 내려오는 자연요법이다. 정유를 사용하여 마사지하는 방법은 역사속의 많은 문명에서 의학적으로 사용되어 왔으며 오늘날에 와서는 가장 자연적이고 효과적인 대체의학의 한 분야로 인정받고 있다. 또한 1980년대에 들어 건강과 안전에 대한 관심이 고조되면서 화장품에도 자연성분의 첨가가 새로운 경향으로 자리잡으면서 정유의 사용이 일반화 되어가고 있다. 정유는 아로마테라피의 가장 핵심적인 부분이다. 다양한 종류의 나무, 식물, 풀, 꽃, 뿌리등에서 추출하는 정유는 그 종류만도 수백 종에 이르며 효능 및 효과는 인체에서 일어나는 거의 모든 증상들과 연결된다. 어떤 것은 신경계질환이나 스트레스 완화에 쓰이고 또 다른 것들은 자극과 원기회복에 그리고 순환을 촉진시키는 오일도 있으며, 이 외에도 각종 다양한 증상들을 치료한다. 아로마테라피는 유동적이고 다양한 요법으로 많은 사업분야에 적용되고 있으며, 특히 대체치료로써의 아로마테라피 분야는 전문시장에서 빠른 성장을 보이고 있다.

1)아로마테라피의 역사

아로마테라피를 신개념으로 받아들이는 경향이 있으나 그 역사는 기원전으로 거슬러 올라간다. BC4500년경에 이집트에서는 이미 많은 종류의 정유를 사용해 왔다는 것이 마라를 통해 알려졌고 상류층의 무덤에서도 시체가 부패하는 것을 막기 위해 아로마 성분을 사용했던 기록이 있다. 1922년에 발견된 기원전 1311~1352년의 통치자 투탄카멘의 무덤에서도 아로마 제품을 사용했던 기록이 있었다. 아로마성분의 효과와 방향성으로 인해 이집트인들은 당시에는 종교적, 의학적, 미용으로 사용이 매우 활발했다. 히포크라테스는 '건강유지의 길은 아로마목욕과 마사지를 매일하는 것이다' 라고 했을 만큼 정기적인 아로마관리는 신체를 릴렉스 시켜주고 밸런스를 유지시켜주며 질병을 사전에 예방할 수 있다. 로마시대에는 세계 각국과의 활발한 교류로 로마인들은 다양한 종류의 아로마 성분이 포함된 에센셜오일을 생산하였으며 줄리어스 시이저, 네로황제등의 통치시대에는 일상생활에서 필수불가결한 품목으로 여겨졌다. 즉 향수, 향수오일, 화장품, 목욕용품, 방향성 제품, 차등 아로마 성분을 현명하게 사용했다. 그후 로마인들과의 교류로 영향을 받았던 아랍인들이 아로마 성분 연구에 박차를 가하여 마침내 다양한 질병의 치료 및 미용등에 효과적으로 사용하기 시작하였으며, 당시 십자군에 의해 서기 11세기경에 다시 유럽에 소개되었다. 15세기에 이탈리아인들은 아로마 성분을 이용하여 향수의 예술을 발달시켰고 당시 이탈리아의 세도가였던 메디치는 이것을 프랑스의 왕 헨리2세에게 전해 주었다. 그리고 영국의 엘리자베스1세 여왕은 의상과 일상생활에서 아로마 성분을 효율적으로 사용함으로써 그녀의 미를 돋보이도록 했으며, 17세기에 프랑스의 루이14세 때부터 전 유럽에 붐을 이루며 아로마 성분이 사용되기 시작했다. 정유의 치료적 특성에 대해 과학적인 연구는 프랑스를 중심으로 1920년대 Rene Maurice Gatefosse에 의해 시작되었다. 자신의 경험을 바탕으로 가테포세는 그의 일생을 정유의 치료효과에 대한 연구로 보냈으며 'AROMATHERAPY' 란 단어를 만든 사람이다. 현대 아로마테라피의 아버지라고 불리는 Dr.Jean Vlanet는 교과서적인 책인 'The Practice of Aromaterapy' 를 펴내기도 하였으며 특히 정유의 치료의학적 특성검증에 대해 많은 연구를 했다. 그의 밑에서 아로마테라피를 공부한 Robert Tisserand는 영국에 아로마테라피를 소개했으며 최초의 영문판책인 'The Art of Aromatherpy' 를 집필했다. 현재 서구 각 국의 여러 연구소들에서 좀더 다양한 분야에서 과학적인 접근이 많이 시도되고 있다.

2)에센셜 오일의 추출방법

(1)증류법(Steam distillation)

1000년 동안 비교적 변하지 않고 가장 많이 이용되는 추출법으로 단시간에 대량의 오일을 추출할 수 있는 일반적이고 경제적인 방법으로 오일 추출법의 80%를 차지한다. 물에 완전히 잠기게 한 후 끓여 주는 물 증류법(Water distillation)과 물과 허브를 넣고 불로 가열한 다음 얻은 수증기를 냉각하여 추출 하는 수증기 증류법(Steam distillation)이 있다. 냉각된 수증기를 그대로 방치하면 물과 아로마 오일로 분리되는데 이 과정에서 얻은 물은 플로럴 워터(Floral water)라고 한다.

(2)용매 추출법(Solvent extraction, infusion)

오일의 수확량을 크게 늘릴 수 있는 방법으로 특히 증기로 증류할 때 추출물의 등급이 떨어지는 식물에 적용한다. 증류법으로 추출한 에센셜 오일과 비교할 때 용매로 추출한 에센셜 오일의 향기가 더 풍부하다는 장점이 있다. 식물의 꽃을 용매(핵산, 에테르 등)에 첨가하여 성분을 우려낸 후 열을 서서히 가하여 반고체 상태의 에센셜 오일 원료인 '콩크리트(concrete)' 가 형성된다. '콩크리트(concrete)' 를 에탄올로 여과, 증류 하면 더욱 농축된 형태인 아로마 오일을 추출하게 되는데 이를 '앱솔루트(absolutes)' 라고 한다. 숙련된 기술과 비용 부담이 있어 로즈, 쟈스민 등 고급 에센셜 오일 추출에 많이 이용된다.

(3)냉침법(Enfleurage)

섬세한 꽃잎으로부터 고품질의 에센셜 오일을 얻고자 할 때 사용되는 방법으로 동물성 지방을 녹여 유리판에 바른 후 그 위에 꽃잎을 펼쳐 놓아 지방에 꽃잎의 오일이 흡수하도록 하여 이 작업을 반복한다. 이 추출물이 '포마드(pomade)' 라 하며, 이것을 알코올에 녹는 오일의 성질과 알코올에 녹지 않는 지방의 성질을 이용하여 지방과 오일을 분리한 후 에센셜 오일을 추출하는 방법으로 로즈, 쟈스민 등에 많이 이용되었으나, 시간이 많이 소비된다는 단점으로 현재는 거의 사용하지 않는이다.

(4)온침법(Maceration)

순수한 에센셜 오일을 얻는 방법은 아니지만 꽤 오래 전부터 사용한 방법이나. 유리병에 꽃과 잎 등을 넣어 식물성 오일을 가득 담아서 햇볕에 쬐어 우리고 향이 빠진 허브를 다시 새 허브로 교체하는 방법을 반복하여 만들어낸다. 대체적으로 마사지 오일로 많이 사용한다.

(5)압착법(Expression, pressing)

과실의 껍질에 일정한 압력을 가하여 추출하는 방법으로 열을 가할 필요가 없다는 장점이 있다. 오렌지, 자몽, 버가못, 레몬, 그레이프 프루트 등 감귤과실(Citrus frults) 오일을 추출하는데 주로 이용되며 과실의 껍질을 프레스 기기로 압착한 후 얻어진 과즙을 그대로 방치하면 과즙과 오일 성분이 분리된다. 이 때 위에 뜨는 오일의 성분이 에센셜 오일이다.

(6)초임계 이산화탄소 추출법(CO_2 Extraction)

초임계란? 액체 또는 기체 상태도 아닌 중간 상태로 온도나 압력의 조건이 달라지면 쉽게 액체나 고체로 물질이 전환할 수 있는 상태이다. 이산화탄소의 초임계 온도는 33?C 로 전 과정이 낮은 온도에서 추출하므로 증류법에서 나타날 수 있는 열에 의한 영향을 받지 않으며 단시간에 이루어지는 효율적인 추출방법이나 값비싼 장비가 필요한 단점이 있다.

▶ 에센셜 오일 일반적인 주의사항

1. Tea tree, Lavender를 제외한 에센셜 오일의 원액 사용은 피한다.
2. 사용 전 패치 테스트를 통하여 이상 반응이 있으면 사용을 삼가한다.
3. 색소침착의 우려가 있는 광독성(광감성)에 주의한다.
4. 순도가 높은 에센셜 오일을 사용한다.
5. 용량을 정확히 사용하도록 하며 베이스 오일에 희석하여 사용한다.
6. 여러가지 오일을 다양하게 블랜딩하여 사용한다.
7. 민감한 피부 또는 점막에 자극이 되지 않도록 주의한다.
8. 원액이 눈에 들어가지 않도록 주의한다.
9. 임산부, 어린이 노약자는 주의하여 사용한다.
10. 암환자, 심장질환자, 천식환자, 중환자등 사용할 때는 의사와 상의하도록 한다.

▶ 에센셜 오일의 보관시 주의사항

1. 산화방지를 위하여 자외선 차단이 가능한 차광병에 담아 보관한다.
2. 블랜딩한 시기와 정확한 농도를 보관용기에 기재하여 보관한다.
3. 반드시 뚜껑을 닫아 보관하여 오일이 휘발되지 않게 한다.
4. 보관기간을 잘 지켜 신선한 에센셜오일을 사용한다.
5. 어린이의 손이 닿지 않도록 보관에 주의한다.

3)증상별 아로마테라피

증 상	Essential oil		
	Top	Middle	Base
무 좀	• 유칼립투스 • 레몬 • 페퍼민트 • 티트리 • 레몬그라스	• 라벤다 • 로즈 • 파인 • 멜리사 • 히숖	• 몰약 • 파출리 • 갈릭 • 시더우드
피곤한 발	• 페퍼민트 • 오렌지 • 시트로넬라	• 로즈마리 • 라벤다	• 몰약 • 파출리
땀에 젖은 발	• 시트로넬라 • 페퍼민트	• 사이프러스	
부종	레몬	로즈마리, 카모마일, 라벤다, 쥬니퍼	일랑일랑
혈액순환	레몬	쥬니퍼, 사이프러스, 로즈마리, 제라늄	
정맥류	레몬	로즈마리, 사이프러스, 제라늄	
당뇨발	레몬	로즈마리, 라벤다, 제라늄, 세이지, 카모마일	일랑일랑
통증이 있는 발	레몬그라스	로즈마리, 라벤다, 카모마일, 쥬니퍼	일랑일랑
종아리 근육통	레몬그라스	로즈마리, 사이프러스, 쥬니퍼 카모마일	일랑일랑

(1)살균 및 소독

살균은 각종 전염이나 감염을 막기 위하여 유해균 및 박테리아등을 사멸시키는 과정으로 공기중이나 특정 오염물질, 상처부위(피부, 골격등)등을 주로 대상으로 하게 된다. 항균, 항생 등의 경우와 마찬가지로 대개의 아로마오일들이 특정 박테리아 또는 광범위한 박테리아에 대한 살균능력을 지니고 있다.

목적	시술방법	아로마 오일	비고
항균, 항생	도포법:상처부위 (피부,골격등)에 수일간 도포	버가못, 유칼립투스, 쥬니퍼, 라벤더, 티트리, 타임	손, 발톱의 위생관리 병행
살균	고농도로 물 등에 희석해 직접 표면들을 세척	페놀	아로마 램프, 스프레이를 이용
항균,	1차: 환경억제	라벤더, 로즈마리,	물질,약품
항박테리아	2차: 인체내	세이지, 타임	

(2)아로마 블렌딩

①발에 통증이 있을 때

에센셜 오일 2~3방울을 물에 떨어뜨린 후 20~30분 정도 각탕을 한다.

• 평상시 : 제라늄 • 여름 : 페퍼민트 • 겨울 : 제라늄

②발 냄새 제거용

사이프러스 2~3방울을 따뜻한 물에 떨어뜨려 1주에 2~3회 각탕을 한다. 라벤더 2~3방울을 따뜻한 물에 떨어뜨려 1주에 2~3회 각탕하면 방취 및 피로회복에 효과적이다. 그 외에 주니퍼, 로즈마리, 페니로얄 등도 효과적이다

③발이 피로할 때

유칼립투스(3) +티트리(6) +라벤더(3)

④피곤하고 아픈 다리

로즈마리(2) + 주니퍼(5) + 조조바 20ml

로즈마리(6) + 라벤더(4) + 조조바 20ml

⑤발의 부종

그레이프프룻(10) + 오렌지(15) + 만다린(10) + 제라늄(15) + 조조바 20ml

⑥관절염

로즈마리(4) + 캄퍼(3) + 유칼립투스(3) + 조조바 20ml

로즈마리(5) + 쥬니퍼(4) + 라벤더(3) + 조조바 20ml

⑦정맥류

사이프러스(10) + 주니퍼(10) +레몬(5) + 로즈마리(3) + 조조바 20ml

주의 : 주정맥 주위를 피하여 마사지 한다.

⑧발톱 무좀 및 갈라지는 발톱

티트리(4) +라벤더(5) + 캐리어 오일 10ml

발톱 무좀 : 라벤더, 알코올, 몰약을 블렌딩하여 매일 바르거나 tea tree 를 면봉에 묻혀 바른다.

2.족욕법

족욕은 따뜻한 세정과 더불어 말초기관인 발의 충분한 수분과 영양공급을 위하여 혈액순환을 촉진해주는 방법이다. 따뜻한 물로 족욕을 30분정도 한 후 건조시켜주면 무좀균의 세균번식을 억제해주고 피로를 풀어 주는 효과가 있다. 족욕 시 물은 36~40℃정도가 적당하며 따뜻한 물은 혈관을 확장시키고, 따뜻해진 혈액은 발끝에 있던 혈류를 촉진시키며, 온몸을 돌아 체내의 냉기를 제거해준다. 몸의 차가움이 사라지고 부기가 빠지면서 소화불량, 어깨결림, 고혈압, 불면증, 감기, 생리통, 피부미용, 다이어트에 효과가 있다.? 대부분의 많은 질병들이 혈액순환의 장애에서 시작되므로 족욕의 효과를 더욱 높일 수 있다.

1)각탕기 사용방법

1. 각탕기(발목욕)를 이용해 발의 피부를 부드럽게 해준다.
2. 각질제거용 스크럽 마사지크림으로 가볍게 마사지한 후 깨끗이 닦아낸다.
3. 각질이 연하게된 후에 각질제거용 칼(크레도)로 피부의 결에 따라 각질을 제거해 준다.
4. 각질제거 후 수분이 마르면 버퍼로 마무리 해준다.
5. 깨끗이 제거된 후에 발 크림을 발라준다.
6. 발 매뉴얼테크닉을 수행한다.

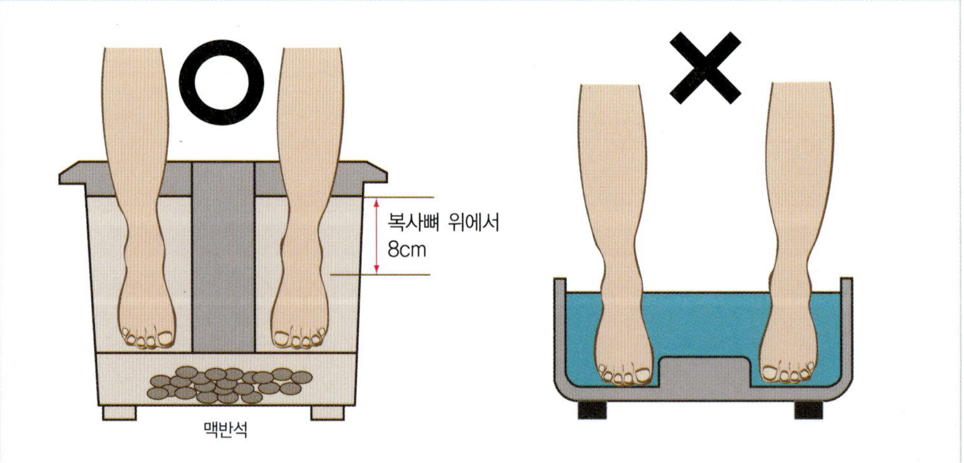

족욕(각탕)기의 올바른 사용방법

※ 주의사항

- 족욕, 반신욕, 다른 목욕법이든 땀을 통해서 수분과 염분이 배출된 다음에는 잊지 말고 수분과 염분을 보충해 주도록 한다. 발한 이후에는 2시간 30분 이내에 생수와 염분(질 좋은 죽염), 그리고 비타민C(감잎차)를 보급해 주도록 한다.단, 감기나 결핵 등으로 염분 과잉인 경우는 염분 공급을 하지 않을 수 있다.
- 반신욕과 마찬가지로 목욕시간을 20~30분 이내로 한다.

2) 족욕의 종류와 효과

(1)소금욕

따뜻한 물에 큰 스푼으로 2개 정도의 소금을 넣고 족욕, 소금은 소염과 살균효과

(2)생강욕

생강 절편 몇개를 넣고(양은 적당히) 생강은 열을 없애고, 습한 기운을 제거하는 작용

(3)레몬욕

레몬 1/4 정도로 썰은 것을 넣으면, 활력과 감기를 예방, 화이트닝 효과

(4)식초욕

큰 스푼(20ml)으로 3개 정도의 식초를(백초) 넣고, 체내의 신경통(압통점)을 중화시켜주고, 피부에 활력

(5)주 욕

쌀로 담은 술(미주)을 1병정도 붓고 족욕(기타 술도 가능 하다).혈액의 순환 원활

(6)아로마오일 족욕

아로마오일3 +꿀 1스푼을 넣으면, 긴장완화와 정신적 안정감

3. 테이핑 요법

테이핑 요법이란? 접착성이 있는 테이프나 붕대 등을 사용하여 신체의 해부학적 특성, 운동기능적 특성, 각 부위의 크기와 형태 등을 고려하여 감아주는 처치 법을 말한다. 최근에는 여러 종류의 테이프 소재와 감는 방법이 개발되어 운동선수와 일반 환자들에게 많이 사용되고 있다. 테이핑은 부상의 예방, 부상부위의 재발방지, 재활치료 또는 훈련 시 고정, 응급 처치 등을 위한 목적으로 사용된다. 상처를 입지 않았지만 부상당할 것으로 예측되는 부위에 미리 테이핑을 함으로써 부상을 미연에 예방하는 것을 목적으로 하고, 부상당한 부위의 근육은 유연성이나 안정감이 저하되어 있기 때문에 부상당하기 이전보다도 부상이 재발되기 쉬우므로 테이핑을 하게 되면 재발이 방지된다. 재활치료 또는 선수의 훈련 시에 부상부위가 정상적인 자세를 유지한 상태에서 치료와 훈련이 이루어지게 함으로써 치료에 도움을 주는 목적이 있으며, 또한 부상을 입은 당시에 의료기관으로 후송하는 동안 부상부위를 고정하고 압박시키기 위한 응급처치의 목적으로도 사용된다. 테이핑은 관절 가동범위를 제한하고, 관절의 고정, 근육의 압박, 인대와 건을 보강해주는 효과를 낸다.

1)시술방법

시술전에 테이핑을 하는 피부의 땀과 오염 물질 등을 깨끗하게 씻어내고 건조시킨다. 테이핑의 목적, 환자의 체형, 외상의 정도, 운동선수의 포지션과 특성 등을 고려해서 테이프의 크기와 탄성의 유무를 결정하여 실시하게 된다. 테이프는 탄력의 유무에 따라서 비탄성 테이프와 탄성 테이프로 나뉜다. 비탄성 테이프는 신축성이 없는 테이프를 말하고, 탄성 테이프는 인체의 근육과 피부의 탄성과 유사한 신축성을 지닌 테이프이다. 테이프를 감는 기본적인 방법에는 앵커, 서포트, 스터럽, 피겨 에잇, 힐록, 호스 슈 등이 있다. 앵커는 테이핑의 처음과 마지막에 사용되고 테이핑의 끝맺음 또는 테이핑의 범위를 결정하는 기준이 된다. 서포트는 인대, 건, 근육 등이 힘을 발휘하는 데 도움을 주고 지지해 주는 테이프이다. 스터럽은 다리관절의 테이핑 시에 다리의 안쪽과 바깥쪽 인대를 지지하고 보강하는 테이프 이다. 피겨 에잇은 관절을 8자 모양으로 감는 테이프이며 관절의 각도가 커질 경우 발생하는 통증의 제한에 도움을 준다. 힐록은 발꿈치를 안정시킬 목적으로 사용된다. 호스 슈는 서포트 테이프에 압박을 증가시켜서 도움을 주는 동시에 발목이 좌우 방향으로 움직이는 것을 방지 역할을 한다.

2)테이핑요법의 효과

무릎 관절에 작용하는 근육인 슬건근과 대퇴사두근에 테이프를 붙임으로써 근육을 강화시키고 잡아주어 무릎 관절을 보호하는 역할을 한다. 무릎 관절에 크게 작용하는 대퇴사두근을 강화시키면 슬관절에 무리가 덜 가해지고 부기가 가라앉고 통증이 완화된다. 주로 노인성 퇴행성으로 무릎이 아픈 경우, 다친적이 없는데도 무릎이 붓거나 극심한 통증이 있고 계단을 오르거나 산을 오르기 힘들고 걸을 때 무릎에서 소리가 나기도하는데 이 경우 보존적 치료법으로는 키네시오 테이핑 요법이 효과가 좋다.

(1)테이프의 형태

신체부위에 따라 여러가지 형태나 길이로 잘라서 사용되고, I자형, Y자형, X자형, 지선형 등이 있으며, 보통 가장 많이 사용되는 형태는 Y자형 이다.

1. 엎드려 누워 Y자형 테이프의 아랫부분을 엉덩이 밑에 고정시 킨다. 테이프의 양 갈래는 무릎 뒤의 오목한 부분을 따라 테이프를 당기지 않고 붙여 준다.(당겨서 붙이면 활동이 불편)

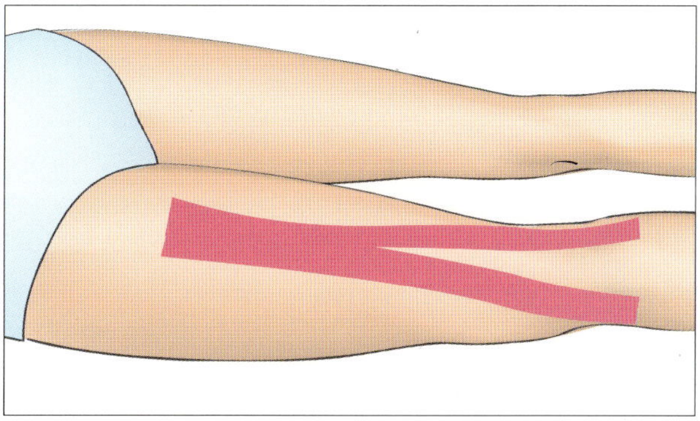

2. 보강 테이핑 - 슬건근 테이프의 양 옆으로 같은 길이의 I자형 테이프를 붙여 보강해준다.

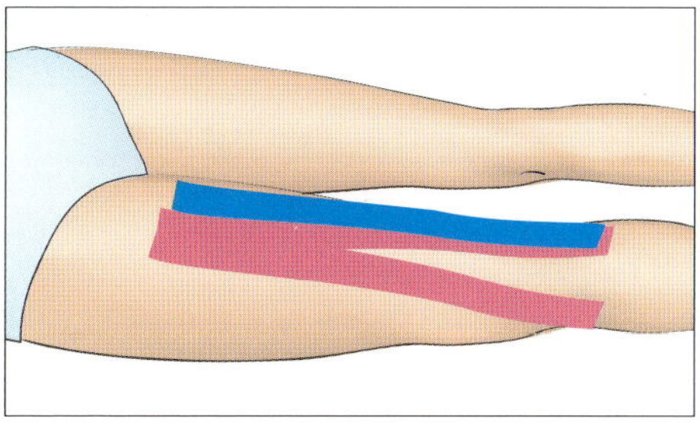

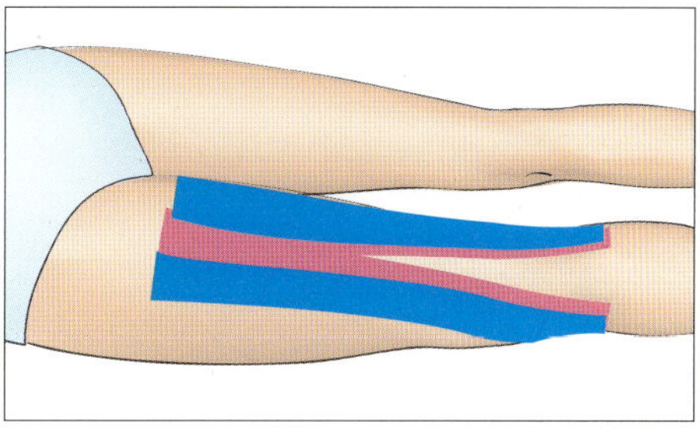

(2)일반적 슬관절 테이핑

테이핑은 아프기 전에 해야 하며, 산행 또는 운동하다 아픈 후에 테이핑하면 큰 효과가 없다. 가능하면 운동이나 산행하기전 집에서 시술하고 나오면 고통 없이 산행을 즐길수 있다.

방법 1

무릎의 하단에서 시작하여 Y자로 무릎 뼈(슬개골)의 측면을 따라 테이핑 한다.

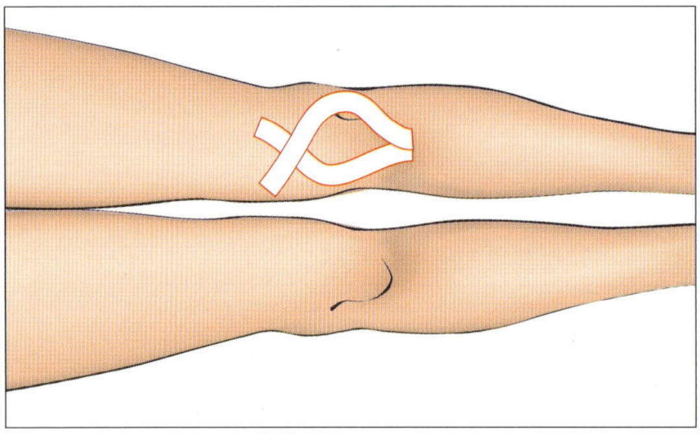

방법 2

무릎상부 중앙을 중심으로 X자 테이핑을 한다.

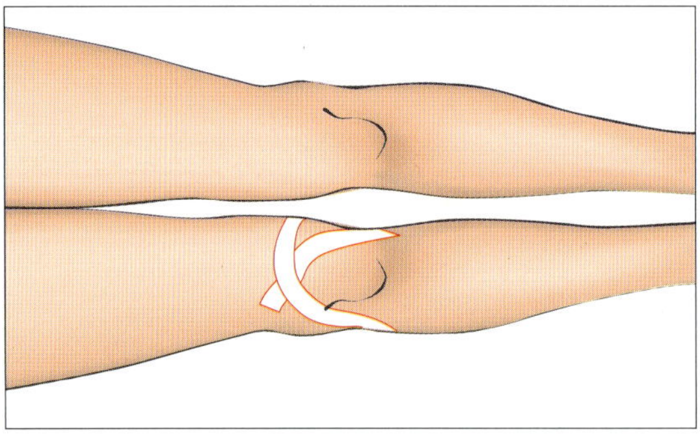

무릎하부 중앙을 중심으로 X자 테이핑을 한다.

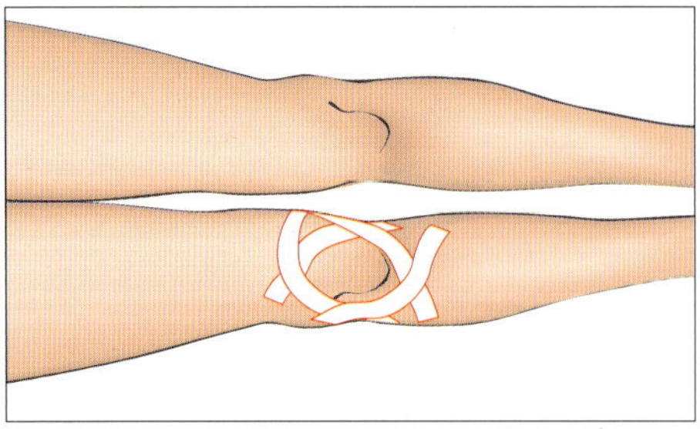

무릎의 뒤 볼록한 곳을 중앙으로X자 테이핑을 한다.

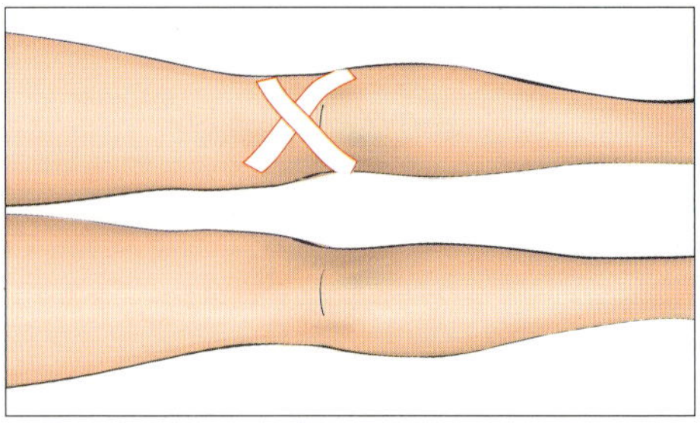

(3)슬개골 테이핑

Y자형 테이프(20cm)의 아랫부분을 슬개골 아래에 고정시킨 후 테이프의 윗부분인 두 갈래는 슬개골을 감싼다.

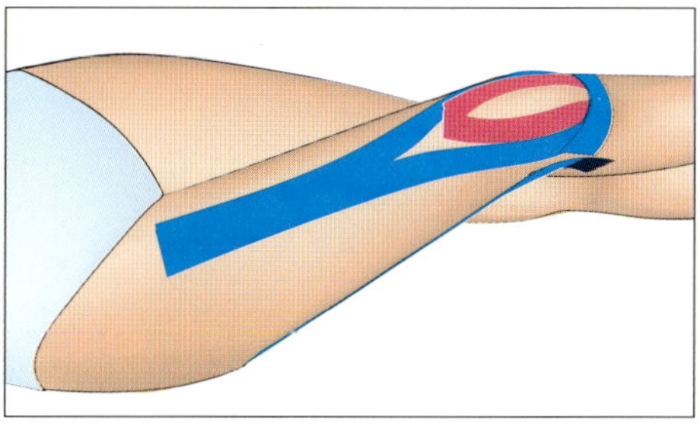

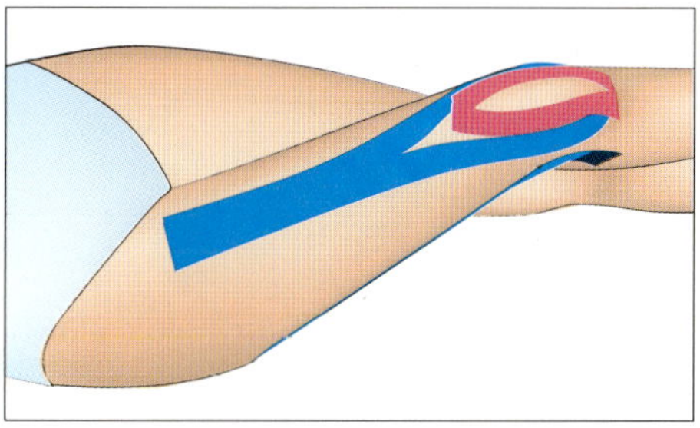

산이나 계단을 오를 때 무릎 위쪽이 아프면 위에 보강 테이핑을 하고, 무릎 아래쪽이 아프면 아래에 보강 테이핑을 한다. 심할 경우 슬개골 위아래 모두 테이핑을 한다.

(4)대퇴 사두근 테이핑

똑바로 돌아누워 무릎을 구부린다. Y자형 테이프(30~40cm)의 아랫부분을 대퇴(허벅다리)중앙에 고정시 킨후 Y자의 두 갈래로 무릎을 감싼다.

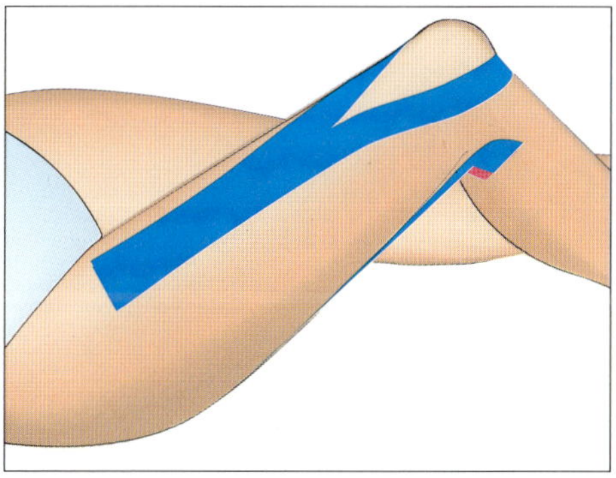

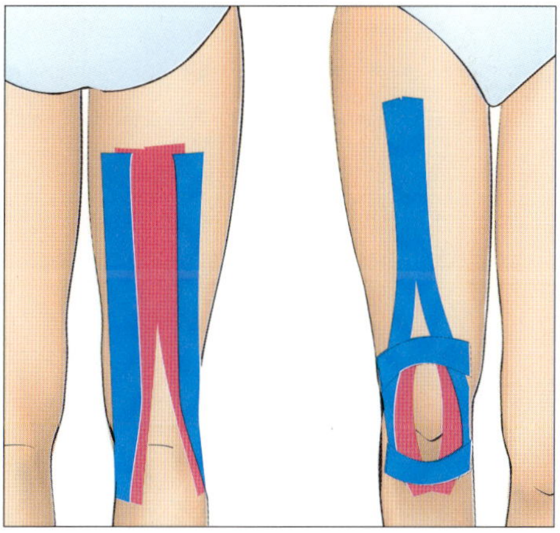

완성형태

테이핑의 효과 걷지 못하던 환자가 테이프를 붙이면 바로 걸을 수 있을 정도로 효과가 뛰어나다. 하지만 완치되지는 않고 대퇴사두근이 강화되는 기간이 3개월 이상 걸리기 때문에 6개월 정도(연령에 따라 다름)붙이게 되면 큰 효과가 있다.

(4)무릎의 내측에 통증이 있을 때의 테이핑

1. 무릎을 편 자세에서 무릎 아래의 가운데에 튀어나온 뼈에서 시작하여 한 줄은 무릎 뼈의 내측을 따라 올라가고 다른 한 줄은 통증 부위를 따라 올라간다.

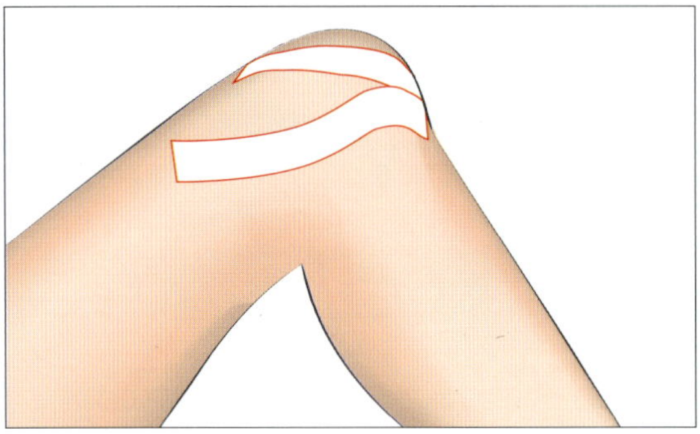

2. 무릎 내측 아래와 장딴지 상단 전면 사이의 경계가 움푹 들어간 곳을 중심으로 테이프를 붙인다. 한 줄은 통증부위를 통과하고 한 줄은 무릎내측 가장 밑에 있는 힘줄(반막양근과 반건양근건)을 따라 붙인다.

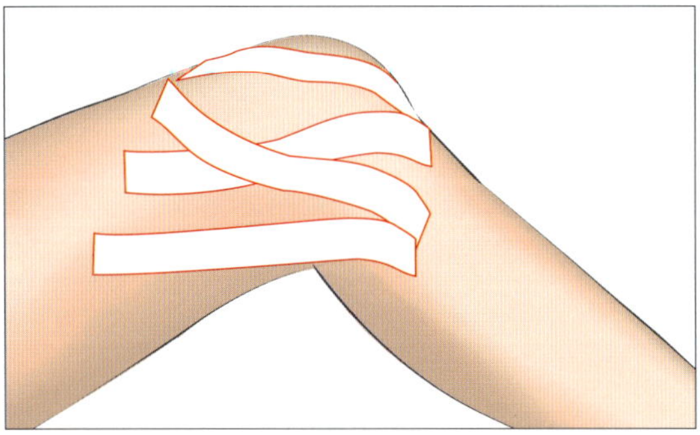

완성도

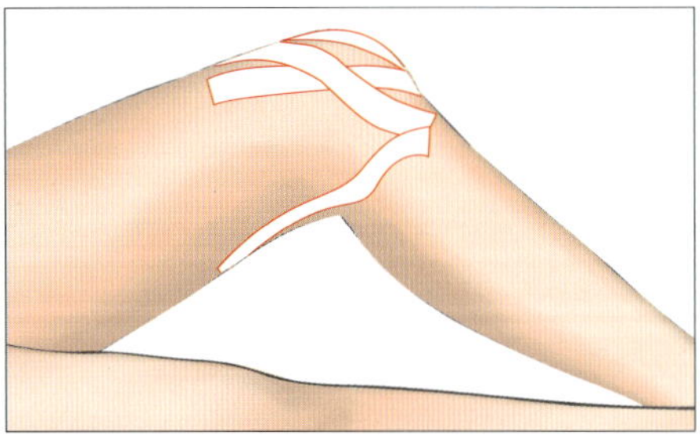

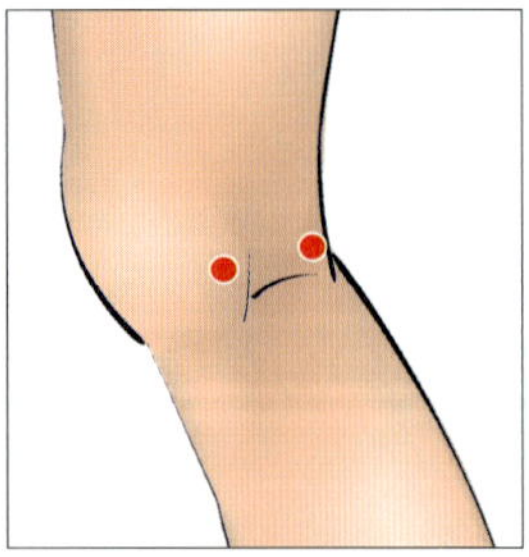

무릎을 구부리면 안쪽에 두꺼운 힘줄이 만져 진다.

(5)무릎의 외측에 통증이 있을 때의 테이핑

1. 무릎을 편 자세에서, 무릎 아래의 가운데에 튀어나온 뼈에서 시작하여 한 줄은 무릎 뼈의 외측을 따라 올라가고 다른 한 줄은 통증 부위를 따라 올라간다.

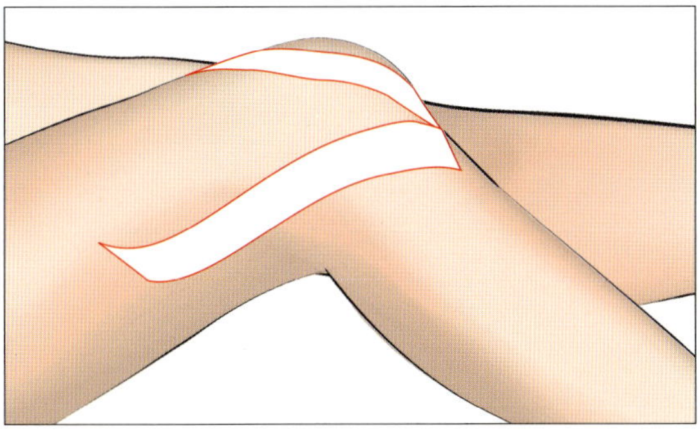

2. 무릎 외측아래에 툭 튀어나온 뼈가 있는데 이곳을 비골두라고 한다. 비골두에서 시작하여 한 줄은 무릎 외측의 통증 부위를 통과하도록 붙이며, 다른 한 줄은 무릎 외측 가장 밑에 있는 힘줄(대퇴이두근 단두)을 따라 붙인다.

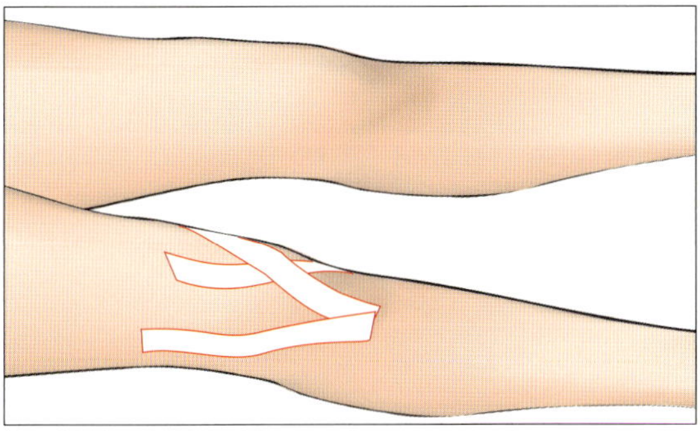

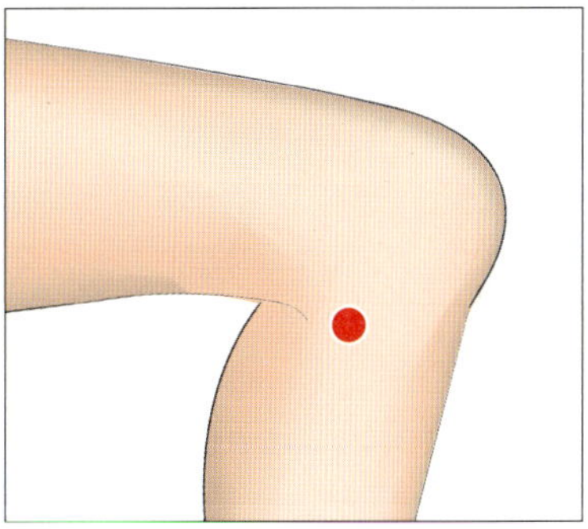

빨간점은 대퇴이두근 단두임-비골두

(6)무릎을 최대한 펼 때 통증이 있는 경우

무릎을 최대한 펼 때 통증이 있는 경우, 서서 무릎을 뒤로 젖힐 때 통증이 있고 오래된 무릎질환의 경우는 다음과 같이 테이핑을 더할 수 있다.

1. 무릎의 내측 중앙을 중심으로 아래위를 눌러 보면 아픈 곳이 있다. 이 압통점을 중심으로 하여 비스듬히 홈을 따라 테이핑을 한다. 무릎 밑에 비스듬히 테이핑을 한다.

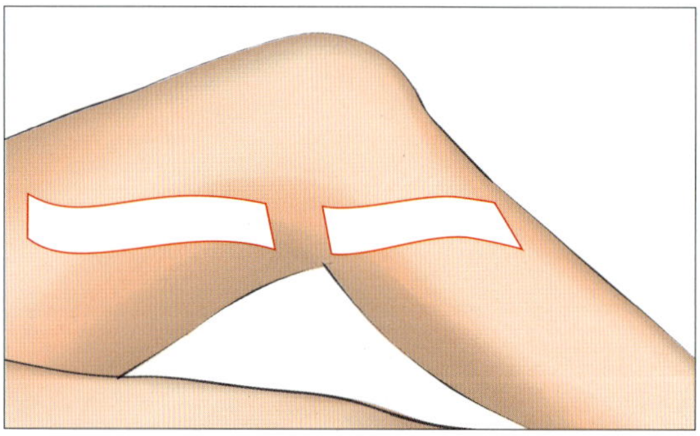

♣ **참고:** 퇴행성 관절염, 부종 등에서 무릎의 내측과 외측 그리고 뒷면을 모두 테이핑 할 수도 있다.

(7)발목 바깥쪽 염좌

①경증(frist degree)

인대는 거의 늘어나지 않고 섬유만 손상을 입은 경우 근육과 건의 손상은 1~7일간 테이핑을 한다. 약간의 통증과 부종을 동반한 경증 인대 손상은 3일 이상 테이핑을 한다.

②중등도(second degree)

섬유가 파열되고 인대가 늘어난 경우에 압통과 심한 통 증이 있다. 치료 초기에는 삔 발목에 힘이 실리지 않도록 하는 것이 좋다. 치료기간 1주에서 2주

③중증(third degree)

완전파열되어 통증이 별로 없고 발목에 힘이 없으며 부종이 심하다. 파열 부위 수술을 한 후 깁스 또는 고정 테이프가 필요하다. 2~4개월간의 고정 테이핑을 한 후 밸런스 테이핑을 한다. 테이핑을 일찍 시작하는 것이 예후가 좋다.

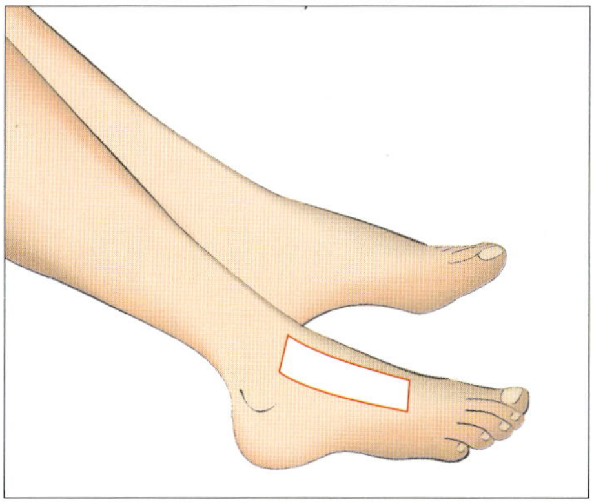

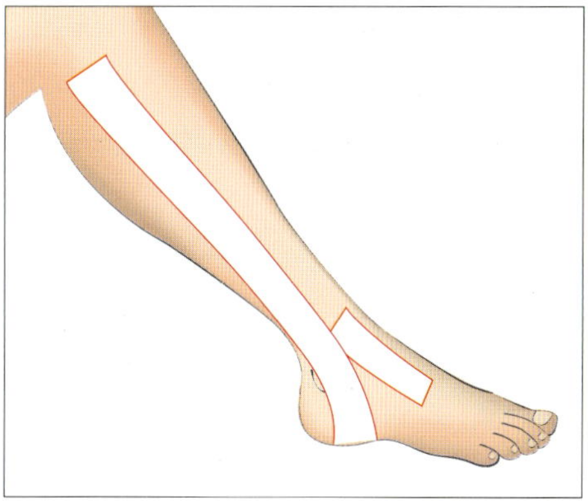

■ **밸런스 테이핑의 기간**

걸을 때 통증이 사라지고 발목의 저항 검사에서도 이상이 없으면 완전히 회복 된 것으로 보고 차츰 가벼운 운동을 시작한다. 만 3일이 되어도 통증이 감소하지 않으면 관절의 이상(아탈구)이 동반되어 있을 가능성이 있으므로 전문의에게 상의한다. 발목염좌가 오래 가거나 재발하면 무의식중에 반대쪽 다리를 사용하고 따라서 골반의 비틀림이 발생하여 요통, 무릎질환, 그리고 기타 여성 생식기 및 내장기 질환이 올 수 있다. 골반이 틀어지면 횡격막도 틀어진다. 결국 횡격막을 통과하는 복대동맥, 정맥, 흉관, 미주신경 등에 악영향을 미치게 되어 여러 질환이 발생될 수 있다.

● 삔 곳(외측 복숭아뼈 전방)으로부터 셋째 또는 넷째 발가락 쪽으로 테이핑 한다. 양쪽 내과와 외과를 감싼다.

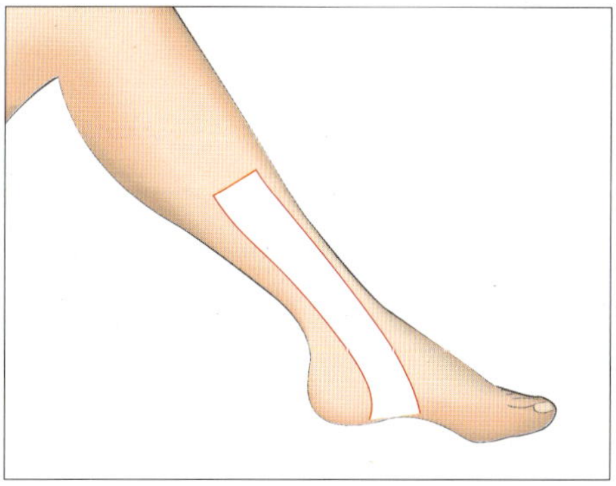

■ **발목의 링 테이프**

발등의 안쪽(엄지 발가락 쪽)에서 시작하여 외측 복숭아뼈 쪽의 아킬레스건을 돌아서 앞쪽 발등에서 만나도록 한다.(리본 테이핑)

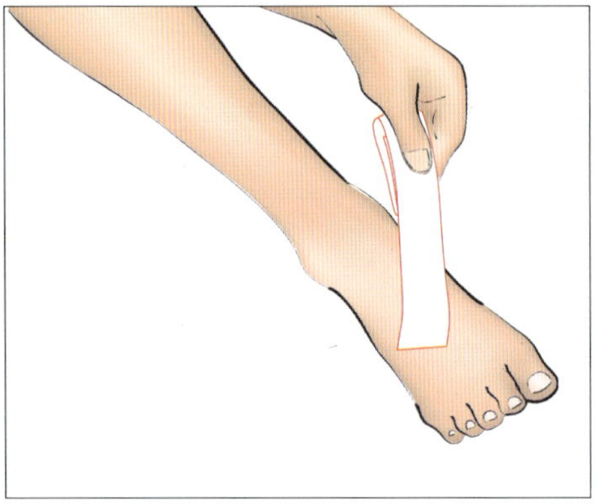

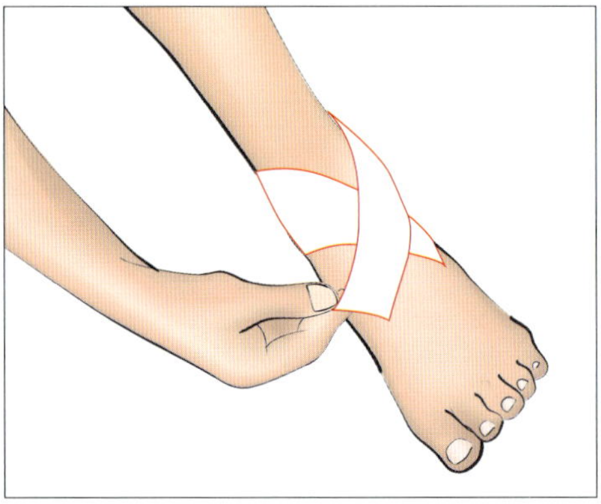

리본 테이핑의 완성도

5.발목의 내측(내과) 염좌

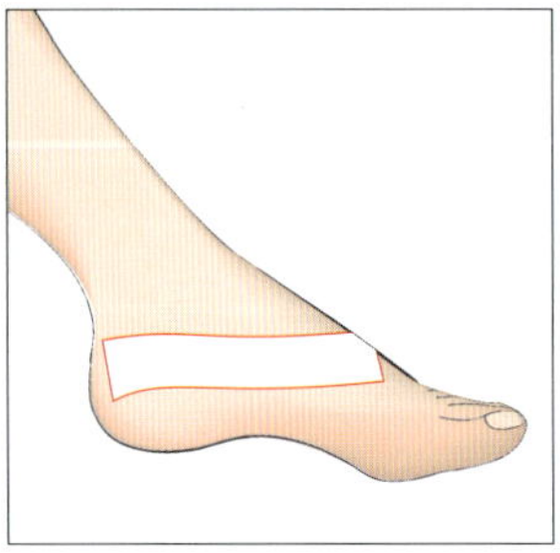

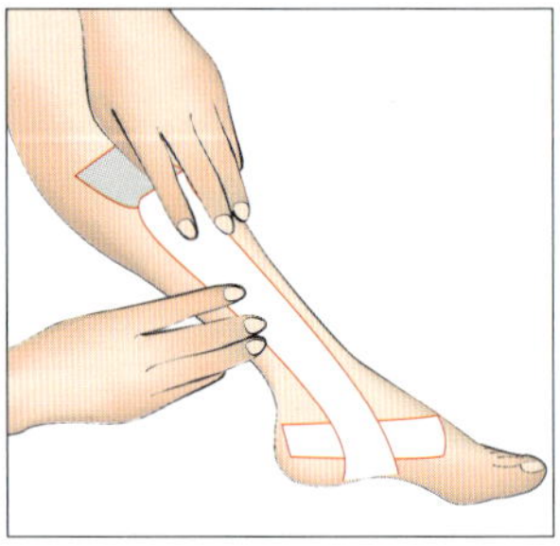

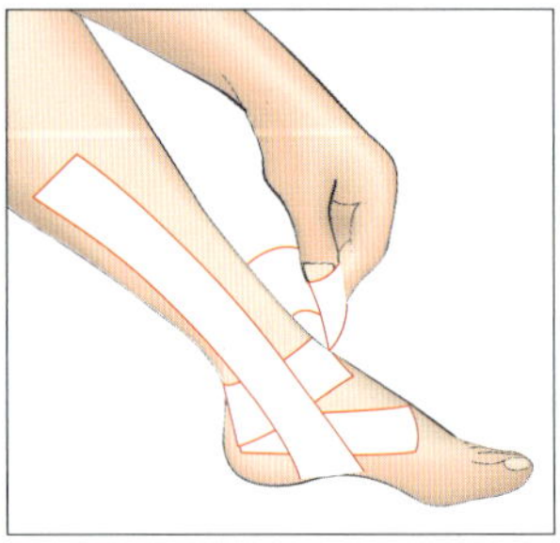

1. 발목 내측 복숭아뼈 밑의 압통점을 중심으로 수평으로 테이핑 한다.
2. 양쪽 내과와 외과를 감싼다.
3. 발등에서 시작하여 아킬레스건을 돌아 다시 발등에서 만나도록 한다. (리본 모양)

4. 보행법(신발+걸름걸이)

보행은 에너지 소모가 적어 몸에 피로를 주지 않는 걸음걸이로 성인의 경우 1분에 70~110보 정도를 걷는 것이 적당하다. 체중1kg당 1m를 걷는데 0.8cal 정도가 소모된다. 올바른 보행법은 걷는 사람의 신발 뒷면을 보면 바깥쪽 발꿈치가 먼저 닳기 시작한다. 체중이 제일 먼저 옮겨지는 곳이며 또한, 바람이 몸을 밀어준다는 기분으로 리드미컬하고 안정감 있는 보행이 중요하다. 올바른 보행은 몸무게의 중심이 자연스럽게 물결치듯 걷는 걸음걸이가 좋다. 발은 인체의 체중을 80%를 받으며 또한 체중이 실리는 정도는 하루의 시간을 비교해 보면 20%정도의 차이가 있다. 이것은 주간의 피로에 의해서 '어혈상태'가 되므로 발이 무거워지기 때문이다. 인간이 발을 사용해서 걷는다는 것은 장소를 이동하는 것과 인체의 혈액순환을 활성화시켜 건강을 유지하는 기능이 있기 때문이다. 발이 무거워지면 전신의 피로도 쌓인다. '걷는다' 는 것은 인간의 대뇌를 자극해 뇌를 활성화시켜준다. 운동이나 등산을 했을 때에 느끼는 상쾌함도 발을 자극하여 얻는 효과중의 하나이다. 이와 같이 발은 제2의 심장이며, 보행은 인간이 건강하고 즐거운 생활을 할 수 있도록 하는 깊은 관련이 있다.

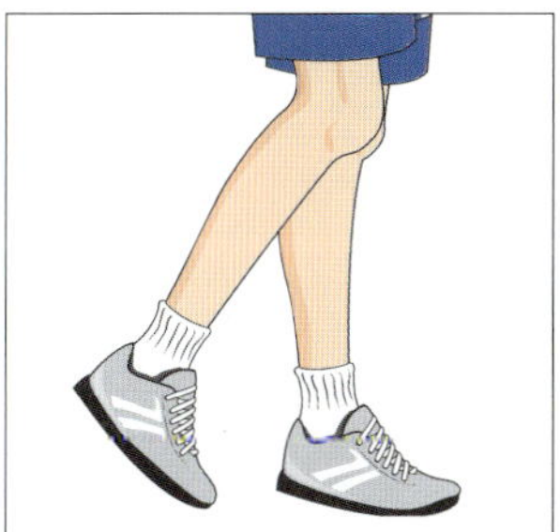

1 왼쪽 다리로 체중을 수직으로 바치고 오른쪽 다리를 들어 올린다.

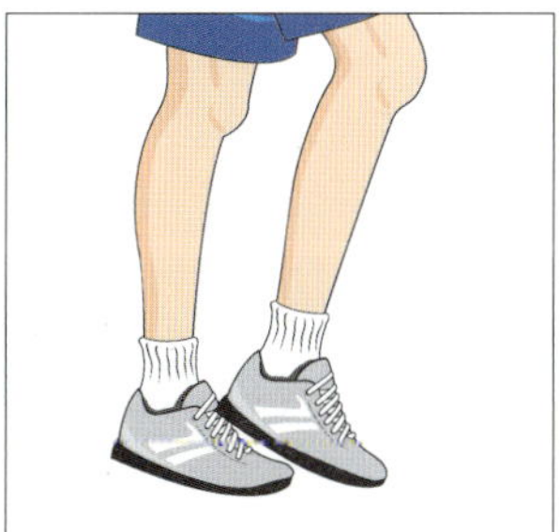

2 왼쪽 다리로 체중을 수직으로 바쳐들어 무릎을 편다.

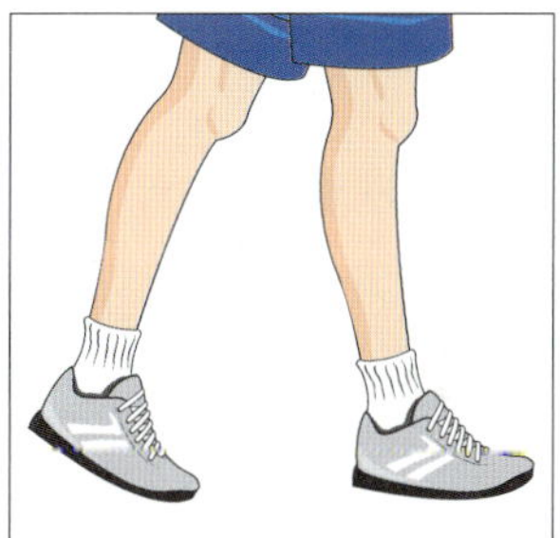

3 오른쪽 다리를 쭉 펴 올리며 체중을 수직으로(근육이 아닌 뼈의 느낌으로)받쳐 올리며 무릎을 편다.

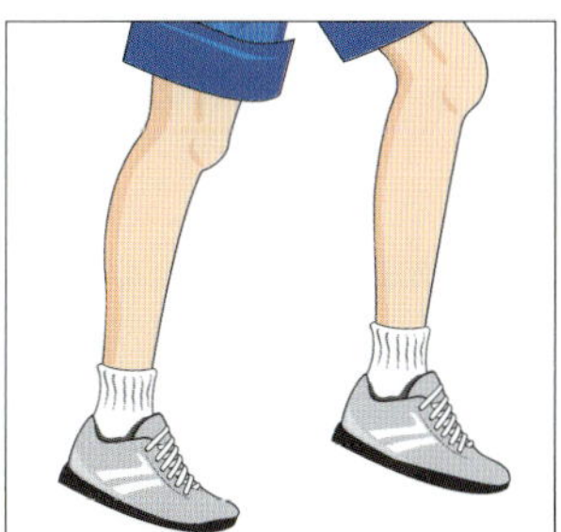

4 오른쪽 다리를 쭉펴 세우고 왼쪽 다리를 들어 올린다(왼쪽으로 체중이동).

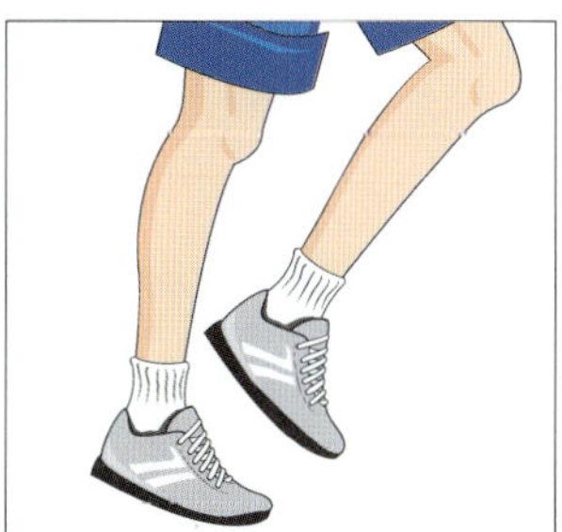

5 왼쪽 다리를 쭉펴 체중을 들어 올리며 오른쪽 다리를 들어 올린다.

바른자세를 취하고 올바른 보행을 하는 것이 바로 건강의 비결이다. 그러나 현대에는 남녀노소 할 것 없이 정상인의 70% 정도가 부자연스럽거나 에너지 소모량이 많은 비정상적인 보행을 하고 있다. 평소에 상체를 많이 구부리고 걷는다거나 좌우로 심하게 움직이며 걷는 걸음걸이는 인체에 나쁜 영향을 주어 척추나 등, 어깨 등의 부위에 이상을 가져오기도 한다. 또한 잘못된 걸음걸이를 바로잡지 않고 계속 둔다면 정상인 발도 평발로 변할 수 있다. 실제로 정상 발이 평발로 진행되는 확률이 최근 들어 더욱 높아져 정상인의 40%가 평발인 것으로 나타났다. 올바른 보행으로 경쾌하고 힘 있는 워킹을 한다면 자신의 건강 뿐 만 아니라 다른 사람들에게 상쾌한 인상을 줄 수 있을 것이다.

1)신발과 발의 관계

발은 체중의 80%를 지탱하고 있고, 항상 딱딱한 지면에 매일 만 번을 접촉하고, 그것과 함께 자기 체중을 만 번 정도 들어 올리는 것으로 하루 약 70만kg, 성인을 기준으로 하면 연간 보행 수는 약 300만보로 엄청난 일을 하고 있다. 그렇지만 대부분의 사람은 그 중요성을 인식하지 못하고 있다. 발의 기능저하 원인으로는 선천적인 발의 이상이나 질병은 약 5%, 후천성 발의 이상이나 질병은 약95%이다. 후천적인 발의 이상에는 신발이 가장 큰 영향을 주고 있으므로 밝혀졌고 따라서 신발이 발의 기능저하의 중요한 원인이 된다.

2)건강에 좋은 신발

서구화되어 가고 있는 우리 현대 생활에서 걷기 시작할 때부터 신발과 밀접한 관계를 갖고 있다. '발은 침대에 있는 시간 이외에는 신발 속에 있다' 는 유럽의 일상에서 보듯이 기존에는 유행이나 아름다움으로 선택되었지만 이제는 건강이라는 관점에서 보아야한다. 세계적으로 건강에 대한 관심이 높아지고 또한 건강신발에 대해서도 사람들의 관심이 집중하게 된 것은 아주 최근의 일이다. 사람의 생리적인 조건에 맞는 소재로 만들어져 압박을 주지 않고 발의 기능에 맞는 신발은 정신이나 심리상태를 안정되게 하며 건강에 도움을 줄 수 있다. 그런데 발을 보호하기 위해 등장한 신발이 기능성보다 패션성이 강해지면서 갈수록 발의 기능을 무시한 형태가 되어 발에 문제가 발생한다.

3)하이힐, 통굽신발은 특히 발 건강에 안 좋다.

특히 발에 나쁜 영향을 끼치는 대표적인 신발이 하이힐과 요즘 유행하는 통굽이다. 높은 굽를 신으면 발끝에 체중이 실리면서 무릎과 척추에 부담을 주게 된다. 또한, 앞이 좁은 구두 모양으로 인해 발끝이 조여지면서 체중을 받기 때문에 엄지발가락이 밖에서 안으로 구부러지면서 심하면 둘째발가락 위로 올라가는 외반무지에 걸리기 쉽다. 하이힐이나 앞이 좁은 구두를 장시간 신으면 발이 구두모양과 같이 변형돼 마침내 외반무지가 될수 있음으로 신고 벗은 뒤 발 운동을 자주 해주도록 한다. 통굽은 걸어 다닐 때 발바닥의 각 부위가 발뒤꿈치에서 발가락으로 순서대로 리드미컬하게 체중을 옮기지 못하도록 하고 적절한 자극을 방해하므로 건강에 좋지 않다.

4)맨발이 건강에 좋은 이유

문명의 발달에 따라 인간은 신발을 신게 되었고, 현재는 그 목적에 맞게 각종 신발이 있다. 그런데, 어느 것이든지 기본적으로는 발의 움직임을 제한하는 구조로 만들어져 있다. 운동화라는 것도 결국 각각의 운동 종류에 따라 구조가 다르게 되어 발의 자유로운 움직임을 제한한다. 발의 건강이라는 점에서 본다면 맨발일 때가 가장 좋은 상태이다.

5)올바른 보행

(1)머리 : 보행이 이뤄지는 동안 상하 5cm 정도가 내려갔다 다시 올라오는 포물선을 그리는 것이 옳다.

(2)팔 : 양팔은 자연스럽게 아래쪽을 향하도록 늘어뜨리고 엄지손가락이 가볍게 허벅지를 스치는 듯한 기분으로 앞뒤 방향으로 흔든다.

(3)배 : 아랫배에 가볍게 긴장감을 줄 정도로 숨을 살짝 들이마신 상태를 취한다.

(4)얼굴 : 얼굴은 정면을 향하고 시선은 정면 30m 정도를 내다본다.

(5)가슴 : 배를 내밀거나 상체를 구부려 무게중심이 어느 한쪽에 쏠리지 않도록 가슴을 쫙 편 상태로 허리를 꼿꼿이 세워준다.

(6)무릎 : 무릎을 스치듯이 걷는 걸음걸이는 하체를 심하게 흔들어야만 가능하다. 올바른 걸음걸이는 무릎은 약간 벌린 상태에서 걷는 것.

(7)골반 : 골반 뼈가 바로 설 수 있도록 엉덩이는 살짝 조여 준다는 기분으로 선다. 보행할 때 좌우의 골반 뼈가 5cm 정도 앞뒤로 이동하는 것이 중요. 또한 엉덩이도 중앙을 중심으로 5cm 가량 바깥쪽으로 '나왔다', '들어왔다' 를 반복하는 정도의 움직임을 유지한다.

(8)발 : 발모양도 '11' 자가 아닌 '八' 자 모양으로 걷는 것이 중요하다. 신발과 신발의 간격이 5~10cm 가량 벌어지도록 유지하며 걷는다.

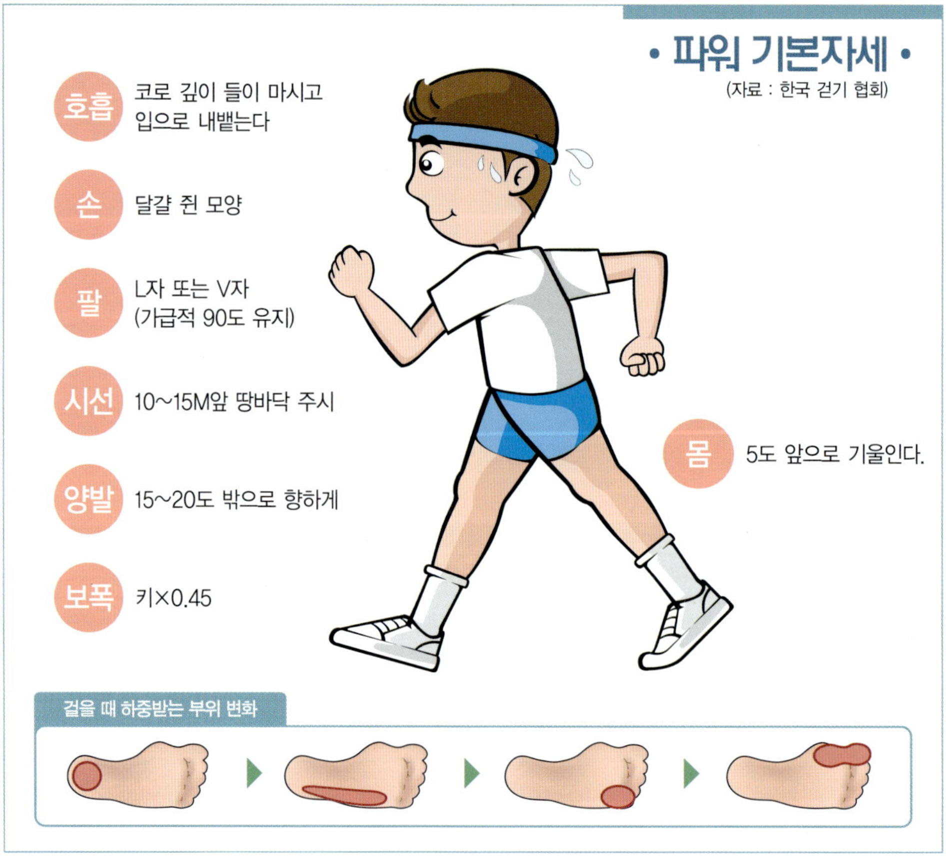

■ **건강 보행법**

'약보(藥補)보다 식보(食補)가 낫고,식보 보다는 행보(行補)가 낫다'. 이 말은 명의 허준이 동의보감에서 밝힌 건강법이라고 하는데....좋은 약을 먹는 것보다 좋은 음식을 먹는게 낫고,좋은 음식을 먹는 것보다 걷는게 더좋다는 뜻이라고 할수있다. 즉 좋은 음식이나 약보다 걷는 것이 건강에 가장 좋다는 것을 선조들도 이미 인정한 것이라고 한다.

6)올바른 신발 선택법

보행시 발의 충격을 흡수, 뒤꿈치에 충격완화를 해줄 수 있어야하며, 신발의 굽은 2~3cm 정도의 굽이 적당하며 3.5cm를 넘지 않는 것이 좋다. 신발은 자신의 발에 꼭 맞는 것을 고르기보다는 5~10mm 정도 여유 있는 것을 선택하는 것이 좋다.

7)건강한 발을 관리하기 위한 조건

(1)발은 씻은 후에는 완전히 물기를 없앤다.

항상 발을 청결히 하고 샤워 후나 발을 씻은 후에는 발가락 사이까지 꼼꼼히 물기를 닦아준다. 최소한 15분 이상은 자연 통풍시킨다.

(2)자주 마사지를 해준다.

피부 면역력을 높이기 위해서는 마사지를 자주 해주는 것이 좋다.

(3)보행법은 3단계인 발뒤꿈치 → 발바닥 → 발끝 순서대로 걷는다.

맨발로 걷는 마사이족의 보행법으로 사람들은 발뒤꿈치가 땅에 닿는 순간이 아주 짧고 발바닥이 땅에 닿는 시간이 긴 평발 보행을 하기 쉽다. 평발 보행은 발에 통증과 피로를 느낄 뿐만 아니라 체중이 발바닥으로 전달돼 발바닥의 움푹 들어간 아치 부분이 주저앉는 평발이 될 수 있다. 정상적인 보행법은 3단계인 발뒤꿈치, 발바닥, 발끝 순서로 걷는 것이다. 발의 피로가 덜 하고 관절에 무리를 주지 않는다.

(4)지나치게 큰 신발도 관절에 무리를 준다.

발에 비해 크기가 작거나 굽이 높은 신발은 관절에 무리를 주는 것은 물론 물집, 티눈, 굳은살 등이 생길 수 있으므로 편안하고 굽이 높지 않은 신발을 신는다.

(5)아침에 일어날 때 효과적인 발 운동

양다리를 가지런하게 쭉 편다. 발끝을 붙이고 발목을 사용해서 좌우로 벌리는 동작을 5~6회 반복한다.

(6)소변을 볼 때는 까치발을 든다.

소변을 볼 때마다 까치발을 드는 요법은 생식기능을 높여준다.

8)바른자세를 위한 간단한 체조법

맨손으로 하는 스트레칭으로 우선 'ㄱ' 자로 각진 모서리에 양팔을 대고 벽면을 밀어 팔굽혀 펴기를 하는데, 어깨, 골반, 무릎, 아킬레스건을 서서히 밀어주면서 한다. 집에서는 옆으로 누운 자세에서 한쪽 다리를 위아래도 '들었다', '놓았다' 를 반복하는 방법도 좋다. 또한 엎드려서 다리를 뒤로 들어 올리는 방법도 올바른 보행을 위한 바른 자세를 갖게 하는 기본운동이다.

5.증상별 발 건강 관리법

1)임산부

(1)기상 시에 발로 알파벳을 쓴다.

매일 하면 혈액순환을 도와주고 체중을 부과하기 전에 인대를 이완시키는 효과가 있다.

(2)얼음 마사지를 한다.

앉아서 발을 얼음위에 올리고 10분 내지 15분가량, 하루에 4번 가량 시행한다.

(3)발의 통증이 심할 때에는 병원에 진료를 받는다.

(4)임산부에게 적절한 신발 및 기능성 깔창을 착용한다.

(5)물을 채운 플라스틱 병(찌그러지지 않도록)을 바닥에 놓고 발바닥을 그 위에서 굴리면서 마사지한다.

임산부의 신발은 증가된 체중을 잘 지지하며, 충격을 흡수할 수 있어야하고, 안정성을 위해 뒷굽이 넓어야 한다. 또한 임신 기간 중 발이 붓기 때문에(보통 임신중 1/2 사이즈-1 사이즈 커짐) 충분히 넓은 신발을 골라야한다.

2)무좀 (tinea pedis)

발백선(Athlete' s foot)이라하며, 표재성 곰팡이증은 진균이 피부의 가장 바깥층인 각질층이나 손발톱, 머리카락에 감염되어 발생하는 질환이다. 원인균에 따라 백선(피부사상균증), 칸디다증, 어루러기로 나눌 수 있다. 이 층에 감염되는 표재성 감염을 통틀어 일

컫는 말로서, 병변 부위에 따라 머리백선, 몸 백선, 샅백선, 발 백선(무좀), 손발톱 백선, 얼굴 백선, 손 백선 등으로 분류된다. 발 백선은 흔히 무좀이라고 불리며 피부사상균이 발 피부에 감염을 일으켜 발생하는 표재성 곰팡이 질환이다.

■무좀예방법

1. 발을 깨끗이 씻고 특히 발가락 사이를 잘 닦아 항상 건조하게 유지한다.
2. 많은 사람이 사용하는 공공시설의 슬리퍼나 발수건 사용을 삼가 한다.
3. 가족 중 무좀에 걸린 사람은 발수건이나 슬리퍼, 욕실 매트를 따로 사용한다.
4. 신발을 두 켤레 이상 준비해 번갈아 신으며, 안 신는 신발은 햇볕에 잘 말린다.
5. 하루 종일 구두를 신고 있는 사람은 구두 안에 신발소독용 스프레이를 뿌린다.
6. 솜을 넣고 하루정도 감싸 두거나 항진균제를 자주 분무해 준다.
7. 꽉 죄는 옷이나 신발은 땀이 차기 쉬우므로 삼가한다.
8. 땀을 잘 흡수하는 면양말을 신는다.

3)당뇨병

당뇨병환자는 가벼운 발의 질병도 화근이 되므로 예방에 주의한다.

(1)신장과 간장이 약해졌을 때 발가락은 누렇게 변한다.

혈액 속의 여러가지 독소가 완전히 분해되지 못하여 누런색을 띠게 되는 것이다.

(2)간 기능이 저하되면 발이 붓는다.

피로하면 누구나 이런 증상이 나타나지만 자고 일어나서도 이런 증상이 지속되면 간 기능 저하를 의심해 볼 수 있다.

(3)혈액순환이 순조롭지 못하면 발이 저린 증상이 나타난다.

비만한 사람에게서 많이 나타나는 현상으로 심장병이나 고혈압의 위험이 따르게 된다.

(4)위장에 이상이 있을 때면 둘째, 셋째 발가락에 변화가 온다.

(5)발이 찬 여성들은 냉증에 걸리기 쉽다.

(6)뒤꿈치나 엄지발가락의 변화

몸속의 당분은 인슐린과 아드레날린의 상호 견제로 균형을 유지한다. 따라서 뒤꿈치에 이상이 생기면 아드레날린의 과잉분비에 의한 당뇨병이고 엄지발가락에 이상이 생기면 인슐린 부족에 의한 당뇨병임을 의심할 수 있다.

4)계절별 발 관리법

(1)겨울철 발 관리

아침저녁으로 온도가 점점 내려가고 일교차가 커지는 겨울철이 되면 우리의 피부는 트러블이 쉽게 일어나고 건조해지기 시작한다. 특히 평소 보습 관리가 소홀하기 쉬운 발의 피부는 환절기부터 시작하여 겨울로 접어들수록 거칠어지고 건조해져 각별한 관리를 필요로 한다. 피부표면 각질들이 벗겨져서 떨어져 나가는 것을 각화현상이라 한다. 이러한 각화현상은 피부가 정상적으로 생성되고 노화하고 탈락해 가는 과정인데 이러한 각화현상이 순조롭게 이루어지지 않고 각질 조각들이 비늘처럼 몸에 붙어 있거나 두꺼워지고 거칠어지는 현상은 피부에 충분한 수분과 영양분이 공급되지 않아서 생기는 현상이다. 각질부위가 계속되는 외부의 자극에 대한 피부의 반응 혹은 드물게는 유전적인 현상으로 심하게 두꺼워지는 현상을 굳은살이라 하는데 굳은살은 각질이 떨어지는 형태와 표면이 매끄럽고 부드러운 두 가지 형태로 나타나는데 걸을 때 피부 내면을 압박하므로 통증을 유발한다. 발바닥에는 땀샘(한선)이 많이 분포되어있고 털이나 피지선은 없으며, 굳은살은 땀샘에서 분비하는 분비물의 증발을 방해하여 여러가지 피부의 손상을 유발하는 원인이 된다. 건조하고 거칠어지는 발을 예방하고, 또 이미 거칠어진 피부나 두꺼워진 굳은살을 개선하기 위한 발 관리를 지속적으로 꾸준히 해준다.

(2)여름철 발관리

여름철은 기온이 높아 발에 땀이 많은 상태로 유지되기 때문에 각종 질병이 전염 될 확률이 높아진다. 땀으로 더러운 노폐물이 배출되면 신체리듬이 활발해져 만성피로와 스트레스가 자연스럽게 해소 된다. 여름철 발 건강 관리는 청결하야하며, 발을 깨끗하게 유지하지 못했을 경우에는 혈액순환이 안되고 발의 각종 질병에 감염 될 요인이 발생한다. 아침저녁으로 발을 씻은 후에는 물기를 완전히 제거해 주는 것이 발의 질병 예방에 도움이 되며 또한 여름철 발 냄새 제거용으로는 생강과 페파민트로 관리를 해주면 발 관리에 더욱 효과적이라 할 수 있다.

Chapter 8

문제성 발과 질환

1. 진단방법
2. 발에 나타나는 증상
3. 발의 질환
4. 발의 기형
5. 계통별 관리부위

1. 진단방법

• 문진

피시술자가 호소하는 증상들을 파악하여 진단하고, 반사구 부위를 세심하게 관찰함으로써 보다 더 정확한 관리를 실시한다.

• 시진

골격의 형태, 조직, 피부표면 등을 파악하여 발모양의 변형, 피부색, 탄력상태 등 전체적인 발 부위를 자세히 관찰함으로 반사구의 이상 유무와 신체에 미치는 영향을 파악하여 관리를 실시한다.

• 촉진

시술자는 적당한 압을 적용하여 촉진한다. 처음엔 경압을 적용하고 차차 중압을 실시하며 강압을 사용해서는 안 된다. 단, 종골 부위는 체중의 80%를 지탱하며 두터운 부위이므로 필요에 따라 중압 또는 강압을 사용할 수 있다. 처음부터 무리한 강압은 피시술자에게 신경이 경직되거나, 저리거나, 마비현상이 나타날 수 있어 정확한 진단을 하기 어려우므로 주의 한다.

2. 발에 나타나는 증상

(1)압박증(굳은살)

지속적이고 반복적인 압박과 마찰에 의하여 피부부위가 각질의 과각화 현상으로 두텁게 쌓여 딱딱하게 뭉쳐있는 상태이다. 신발이나 잘못된 보행습관으로 인하여 발생하는 경향이 많고 심한 운동으로도 생길 수 있으며 핵을 형성하지 않으므로 통증은 유발되지 않는다.

(2)물집

익숙하지 않은 신발, 등산 등 장시간 걷거나 달리기를 심하게 했을 때 부위가 처음에는 붉은색을 띠고 열이 나며 통증을 유발하기도 한다.

(3)발바닥이 건조하며 전체적으로 탄력이 없다.

혈액순환 및 신진대사가 원활하지 못하여 전반적으로 건강 상태가 저하될 때 나타난다.

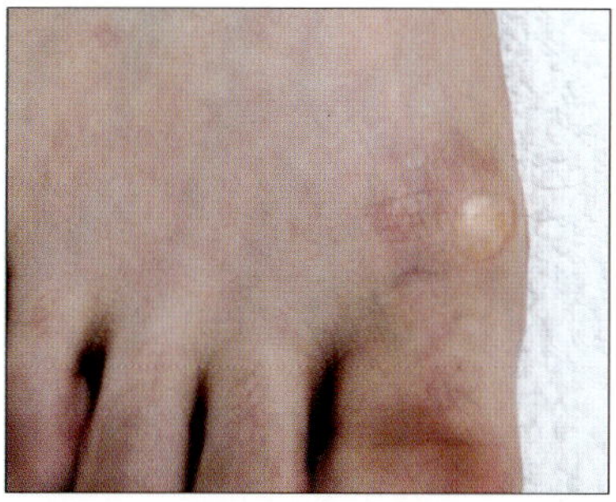

물집

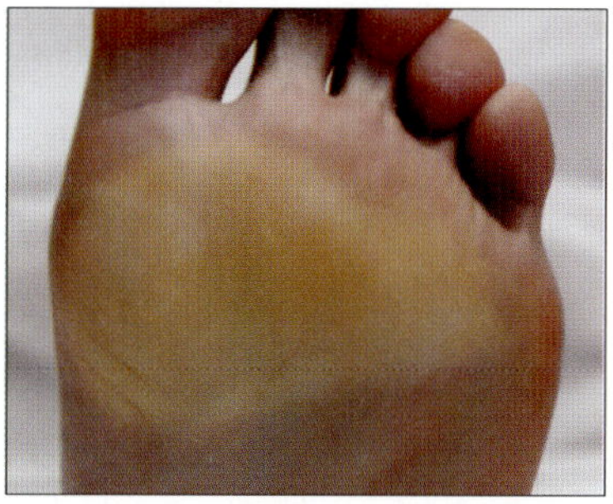

굳은살

(4)발바닥이 누런색으로 변한다.

체내에 독소 배출이 원활하게 되지 않아 축적됨으로써 발바닥의 색깔이 누렇게 변하는 현상으로 신장과 간장의 기능이 나빠졌다는 것을 의미한다.

(5)발이 화끈거리며 열이 난다.

발이 화끈거리며 열이 나는 증상은 몸 상태가 나빠지고 있다는 것을 의미하고 당뇨병, 고혈압에 주의해야 하며 불면증이 나타나기도 한다.

(6)발이 저리고 시리며 차다.

혈액순환 장애로 나타나는 냉증으로 여성에게 많이 나타난다. 장시간 정신집중으로 인하여 두뇌로 혈이 모일 때도 증상이 나타날 수 있다.

(7)발에 땀이 많이 난다.

일상생활의 과로로 인한 피로감과 정신적 불안정 상태의 원인으로 심장에 부담을 주어 나타나는 증상이다. 발에 땀이 많이 나면 세균 번식이 용이하므로 통풍이 잘되는 신발, 여러 켤레를 번갈아가며 신는 것이 좋고, 항상 발을 씻은 후에는 반드시 건조시켜 청결을 유지하도록 한다.

(8)발목이 부어 있다.

림프순환 장애 및 지방대사가 원활하지 못하여 정체되면서 붓는 경우가 많으며 여성에게 많이 발생된다. 뒤에서 보면 복사뼈가 질 구분되지 않고 심하면 복사뼈 부위에 물이고이고, 염증을 일으킨다. 비만이나 고관절의 기능이 좋지 않을 때도 발목이 붓는다.

(9)발바닥에 각질이 쌓여 딱딱하고 발가락 밑과 뒤꿈치가 갈라진다.

신진대사 및 혈액순환 장애로 체질이 변화되면서 나타나는 증상으로 통증을 유발하기도 하며, 잘 맞지 않은 신발, 비만, 발바닥의 소홀한 각질관리, 피부조직의 노화와 변화 등이 원인이다.

(10)발등과 발가락이 붓는다.

발 근육과 관절의 운동부족으로 장시간 서 있거나 오래 앉아 있는 경우 림프순환 및 혈액순환의 기능 저하로 나타나는 증상으로 발의 무거움을 유발하며 전신의 피로감이 빨리 온다.

(11)발가락과 발 부위에 크고 작은 결절이 느껴진다.

혈액내의 요산과 젖산의 노폐물이 빠져나가지 못하고 정체되어 있는 현상으로 주로 육류를 많이 섭취하는 사람에게 나타나는 경향이 많다. 순환장애가 있는 경우도 발생하며 통풍의 원인이 되기도 한다.

(12)발의 색이 검게 변한다.

중금속이 주원인이며 인체에 축적되면서 나타나는 증상이다. 관절부위에 주로 나타나며 통증을 유발하기도 하고, 전신으로 증상을 일으킬 수 있다.

(13)나무발톱(두꺼워진 발톱)

조근(발톱뿌리), 조기질(발톱기질)의 손상으로 많이 나타나며 발톱이 노란색을 띠며 길이로 자라지 않고 두께로 자라면서 변형을 일으키는 증상이다. 무좀과는 차이가 있으며 갱년기 호르몬 장애, 신발의 압박, 영양상태의 불균형, 혈액순환 장애 등의 원인이 있다.

(14)발톱이 약하여 잘 부러진다.

영양상태의 불균형, 무리한 다이어트, 질환, 약물 등 여러 원인이 있으나 네일리무버의 지나친 사용이 원인이 되어 발(손)톱의 탈지 현상으로 나타나기도 한다. 표면적으로 잘 갈라지며 발톱끝이 잘 구부러진다.

(15)발톱이 세로로 줄무늬가 생기고 갈라진다.

혈액순환 장애와 대장에 열이 많아지면 발톱이 갈라지고, 심하면 간 · 담낭에 병이 발생될 수 있다.

(16)발톱의 색깔이 변한다.

발톱이 다양한 색상으로 변하는 증상으로 혈액순환 장애, 심장질환, 약물, 연고등 다양한 원인으로 나타나며 건강의 이상신호로 나타난다.

3. 발의 질환

(1)티눈

외부의 지속적인 압력과 마찰에 의해 발의 피부 일부에 굳은살이 튀어나온 것으로 원뿔모양으로 뾰족한 끝부분이 안쪽으로 향해 있고 신경조직과 연결되어 있어 자극을 주었을 때 통증을 많이 느낄 수 있다. 발가락 윗부분이나 사이, 발바닥 등에 발생하며 중심 부분에 티눈 뿌리가 있어 보행시 통증이 심하여 불편을 느낄 수 있다.

(2)사마귀

사마귀 바이러스가 주원인이며 어느 부위든지 발생할 수 있고 전염이 잘되어 번진다.
초기에는 크기가 작아 간단히 치료되지만, 시간이 경과되면 뿌리가 깊어 지고, 피부에 잠복되어 있는 바이러스가 많아지면서 재발 가능성이 매우 높아진다.

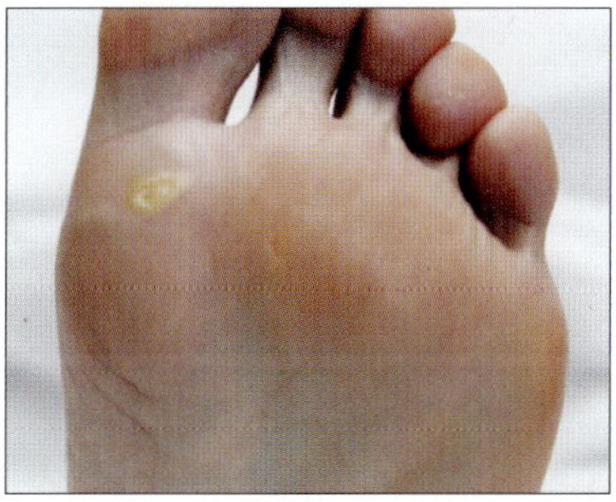

티눈

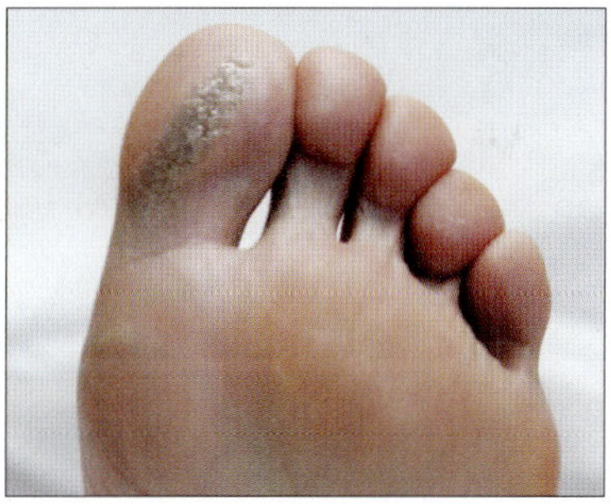

사마귀

(3)무좀

무좀은 곰팡이에 의해 발생되는 피부질환으로 대표적인 피부진균증 이다.
신체 대부분의 부위에서 발병되며 몸통 부위는 체부백선, 머리 부위는 두부백선, 발(손)톱 부위는 조갑백선 이다.

(4)동상

영하 이하의 온도에 장시간 노출되어 피부나 조직이 얼어있는 증상으로 혈액순환이 원활하지 못하여 나타난다. 신경이 마비되거나, 가려움증과 부종을 동반하기도 하며, 심한 경우 괴사가 생길 수 있으므로 병원치료를 요한다.

(5)족저근막염

족저근막(Plantar Fascia)은 종골과 발바닥의 볼까지 연결된 근육으로 발의 아치(Logitudinal Arch)를 지지한다. 마라톤 선수나 비만 등 발에 장기간의 압력과 하중으로 부담이 되어 발바닥에 통증을 유발하며, 알맞은 신발을 착용함으로 증상을 완화시킬 수 있다.

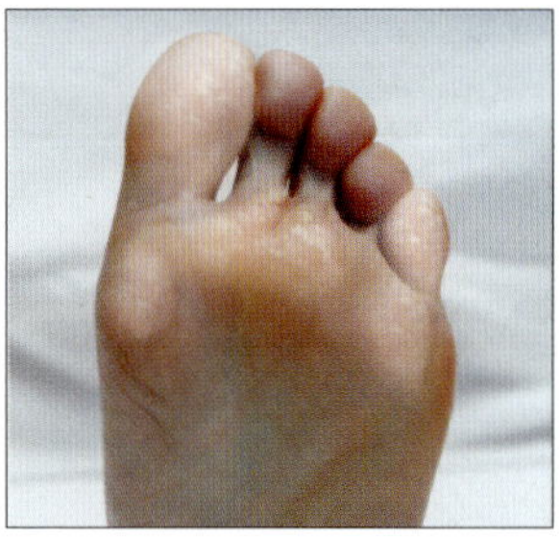

무좀

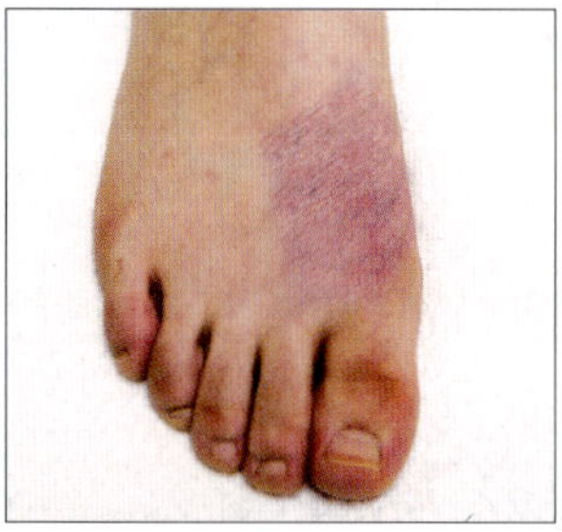

동상

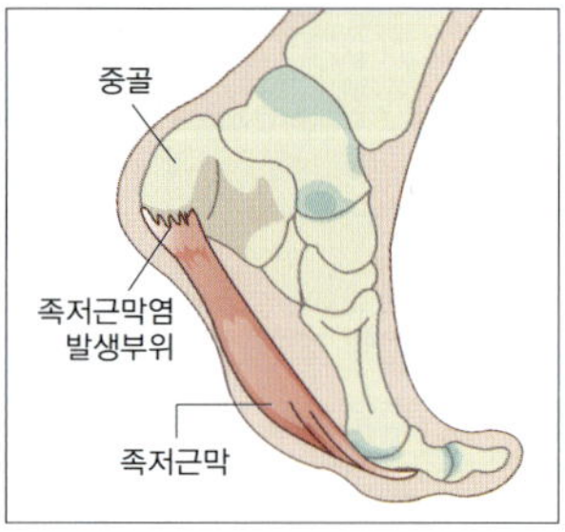

족저근막염

(6)지간신경종

3번째와 4번째 발가락 사이의 족저신경 이상으로 발생되며, 앞쪽 발바닥 부위의 통증을 유발하고, 저리거나 감각이 없는 증상도 나타난다.볼이 좁고 뒷굽이 너무 높은 신발이 주 원인이며, 주로 여성에게 많이 나타난다.

(7)함입조

발톱 가장자리가 발톱홈으로 파고 들어가는 증상으로 주로 엄지발가락에 나타나며 통증과 염증을 일으키고 심하면 발톱이 빠지기도 한다. 신발의 압박으로 주로 나타나며, 발톱을 너무 짧게 자르거나, 과다한 체중 등의 원인이 있다.

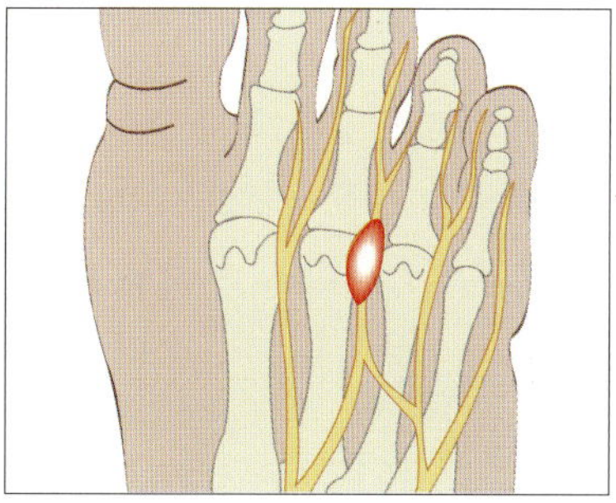

지간신경종

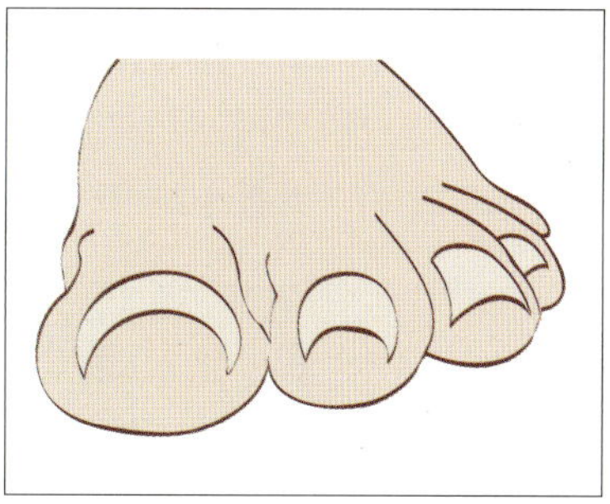

함입조

4. 발의 기형

(1)무지외반증(외반모지, Hallus valgus)

엄지발가락이 둘째 발가락 쪽으로 휘어진 증상으로 유전적인 소견도 있으나, 보행습관, 뾰족한 신발의 장기간 착용으로 많이 발생되며 엄지발가락 안쪽 활액낭에 염증이 생겨 발생하기도 한다. 선상족으로 인하여 발생하기도 하며 변형이 심해지면 발가락이 겹쳐지고 통증유발이 심하게 나타나며, 무릎, 허리 등의 전신에 통증이 나타날 수 있고, 양발에 발생하는 경우가 많다.

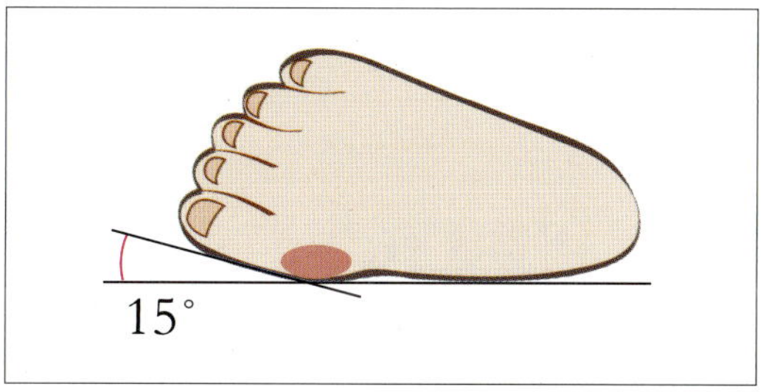

무지외반증

(2)선상족(Spreizfuss, Pes transvrsoplanus)

종족골이 모두 넓게 벌어지고 발가락 뼈 구조의 변형으로 근육 움직임에도 각기 변형이 나타나 심하면 움직일 수 없는 경우도 있으며, 인대나 근육조직들이 약화된 성장이 끝난 중년층에서 많이 발생하며, 비만, 임신, 굽이 높은 신발 등 발바닥 앞면에 과중한 부담이 될 때도 나타난다.

(3)편평족(평발, Plat foot)

정상적인 발모양은 아치(ARCH)가 균형있고 일정하게 이루어 지지만, 평발은 아치가 없으며 발바닥 전체가 지면에 수평으로 닿는 모양을 이룬다. 신발과 걸음걸이와 관련이 많고 오래 걷거나 운동을 하면 발바닥에 통증이 나타나 이로 인한 운동부족으로 체중이 증가되어 비만이 오기 쉽다. 혈액순환 저하로 노폐물이 축적되어 피로감도 빨리 온다.

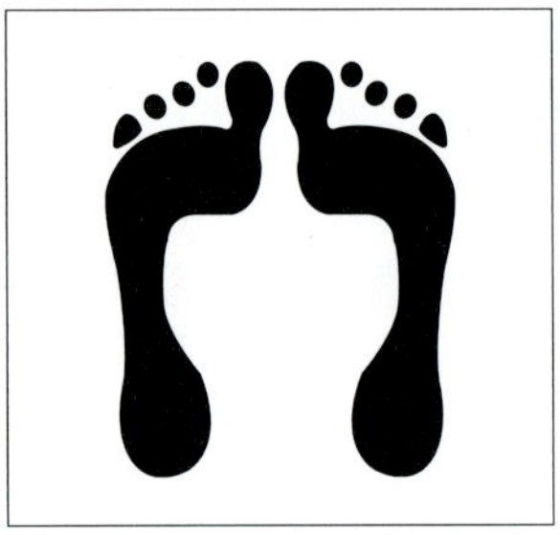

정상족문

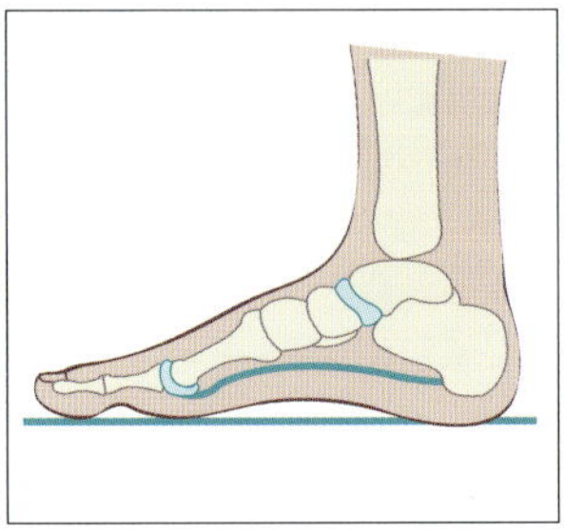

정상족

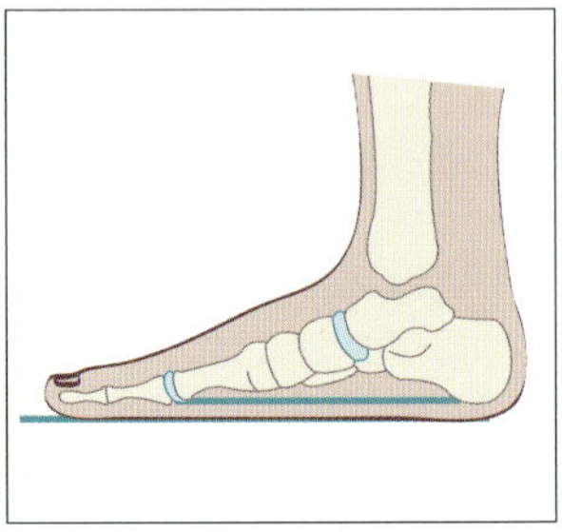

편평족

(4)요족(Holl foot, Pes cavas)

평발과는 반대되는 발로 종족궁의 뼈가 아주 심하게 올라가 아치(arch)가 움푹 패인 모양을 이루고 있으며 충격 흡수 능력이 떨어지고 발 전체가 하중에 대한 부담이 많다. 작은 신발, 굽이 높은 신발, 불균형한 자세로 인한 척추의 변이, 골반의 변형 등이 원인이다. 발목을 잘 삘수 있으며, 발과 발목에 통증이 유발되기도 한다.

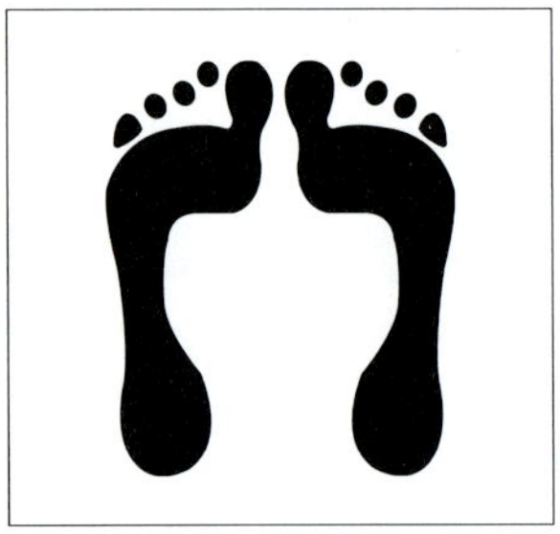

정상족문

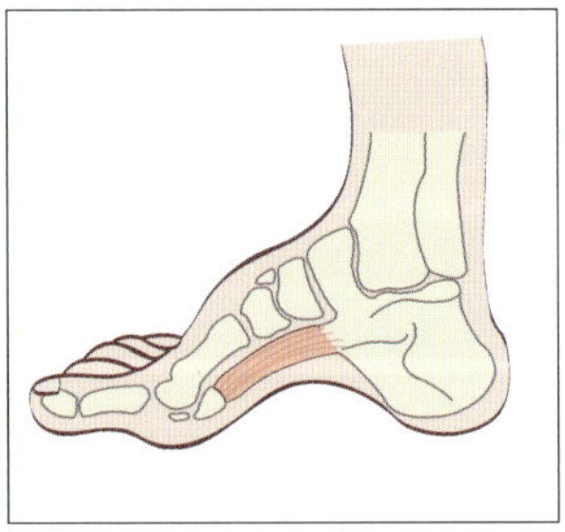

요족

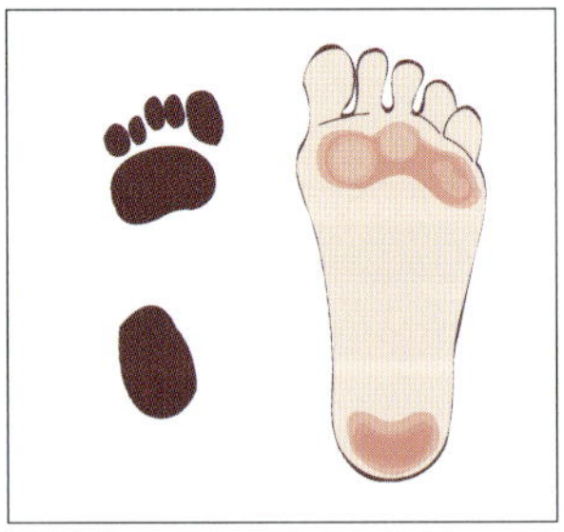

요족

(5)첨족(Spitzfuss, Pes equines)

요족의 상태에서 더 많이 심각하게 변형된 발이며, 여자보다 남자에게 더 많이 발생하고 양발에 나타나는 경향이 많다. 선천적인 경우도 있으나 신경질환, 마비, 족관절 질환 등 후천적으로 더 많이 발생한다.

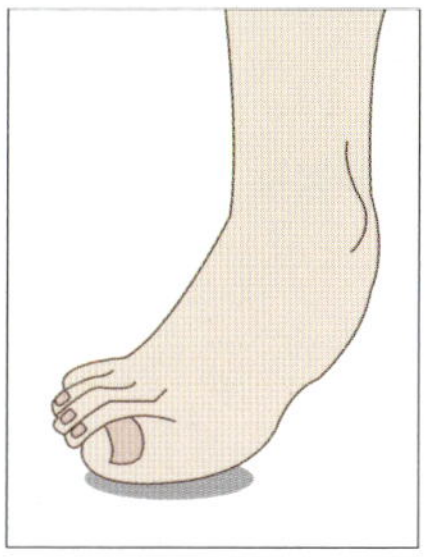
Talipes equinovalgus

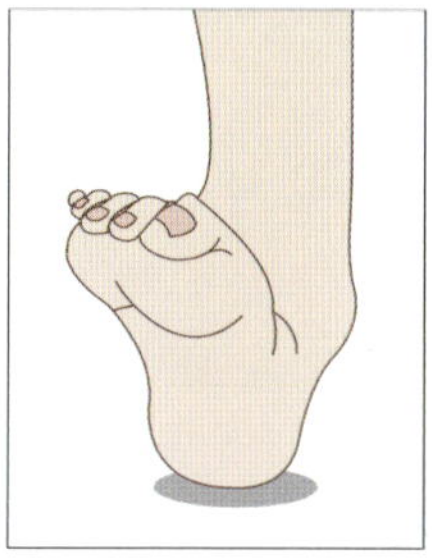
Talipes caneovalgus

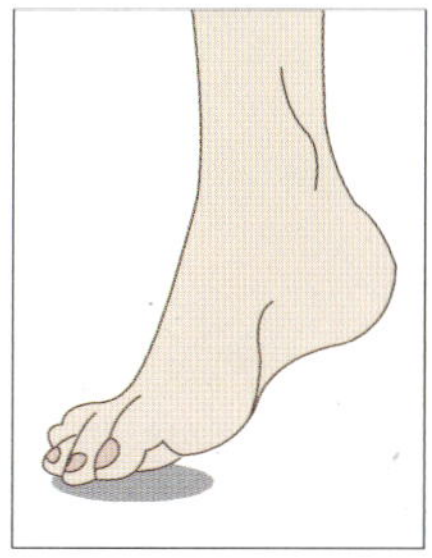
Talipes equinovarus

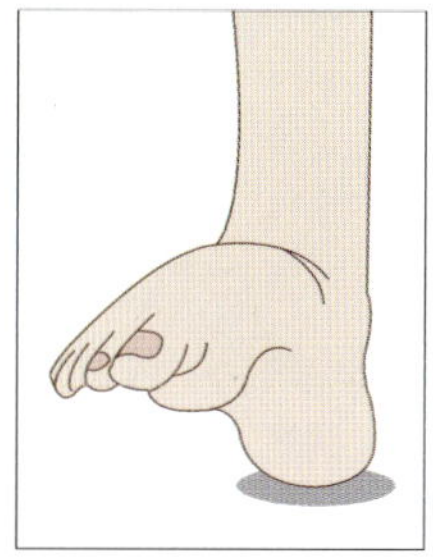
Talipes calcaneocavus

(6)망치 발가락(Hammer toe)

쇠망치의 중앙부처럼 발가락 중족지절관절이 위로 올라가 변형된 가장 흔한 변형 발 중의 하나이다. 유전적 요소나 신발의 압박이 주 원인이며 뇌졸증으로 인한 신경위축으로 나타나기도 한다.

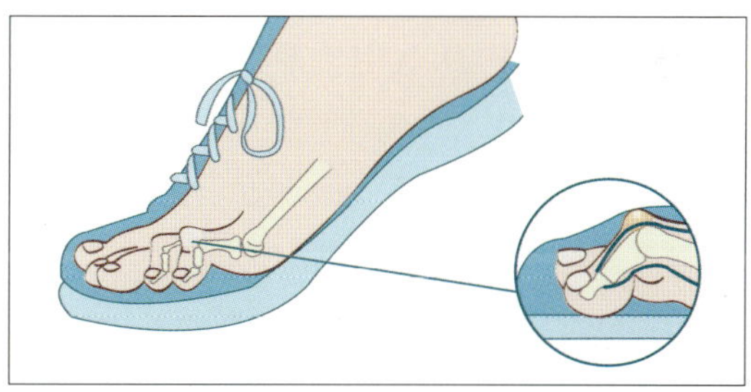
망치 발가락

5. 계통별 관리부위

1)소화기계

(1)소화불량 : 뇌하수체, 간장, 위장, 비장, 소장, 십이지장, 췌장, 대장, 복강신경총, 흉추

(2)위 · 십이지장 궤양 : 뇌하수체, 부갑상선, 위장, 비장, 십이지장, 췌장, 복강신경총, 흉추, 흉선

(3)상복부 팽만 : 뇌하수체, 부갑상선, 심장, 위, 복강신경총, 횡격막

(4)변비 : 두부전체, 간, 부갑상선, 복강신경총, 담낭, 소장, 대장, 직장, 항문, 요추, 천추, 미추, 내미골, 외미골, 임파선

(5)구취 : 간, 담, 위, 십이지장, 상악, 하악

(6)설사 : 두부전체, 갑상선, 부갑상선, 심장, 위장, 비장, 복강신경총, 소장, 대장

(7)당뇨병 : 위, 췌장, 십이지장, 심장, 간, 갑상선, 부갑상선

(8)비만증 : 두부전체, 갑상선, 부갑상선, 심장, 위장, 비장, 소장, 대장, 난소(고환), 자궁(전립선)

(9)만성위염 : 뇌하수체, 대뇌, 부갑상선, 위, 십이지장, 심장, 간, 담낭

(10)급성위염 : 요도, 위장, 십이지장, 비장, 부갑상선, 흉선, 흉추, 복강신경총

(11)식욕부진 : 식도, 위, 췌장, 십이지장, 소장, 대장, 간, 담낭, 갑상선

2)호흡기계

(1)감기 : 뇌하수체, 목, 코, 부갑상선, 편도선, 폐, 기관지, 비장, 임파선

(2)기침 : 뇌하수체, 폐와 기관지, 후두성대, 갑상선, 부갑상선, 흉선

(3)재채기 : 코, 폐, 기관지, 횡격막, 갑상선, 부갑상선, 흉선, 임파선

(4)알레르기성 비염 : 코, 부갑상선, 식도, 간장, 비장, 소장, 임파선

(5)축농증 : 뇌하수체, 전두동, 코, 부갑상선, 폐와 기관지, 비장, 대장, 상악, 하악, 임파선

(6)기관지염 : 뇌하수체, 목, 코, 부갑상선, 폐와 기관지, 횡격막, 임파선

(7)천식 : 부신, 부갑상선, 갑상선, 폐와 기관지, 심장, 흉선, 임파선

3)순환기계

(1)심장병 : 두부전체, 부신, 경추, 흉추, 심장, 소장, 폐, 기관지, 갑상선, 신장, 위장, 십이지장

(2)고혈압 : 뇌하수체, 대뇌, 소뇌, 전두동, 삼차신경, 부신, 눈, 심장, 위장, 췌장, 갑상선, 자궁(전립선), 난소(고환), 내이미로, 목, 척추전체 반사구

(3)빈혈 : 뇌하수체, 소뇌, 부갑상선, 갑상선, 심장, 간장, 비장, 위장, 췌장, 십이지장, 소장, 대장

(4)저혈압 : 뇌하수체, 대뇌, 소뇌, 갑상선, 부갑상선, 귀, 부신, 내이미로, 심장, 위장, 비장, 간장, 소장, 목, 경추, 흉추, 요추, 천골

(5)혈액순환 장애 : 뇌하수체, 심장, 비장, 폐, 간장, 갑상선, 부갑상선

(6)심장질환예방 : 뇌하수체, 부신, 심장, 간장, 폐, 갑상선, 부갑상선, 복강신경총, 위장, 췌장, 횡격막, 흉선

(7)심장이 조이고 답답하며 두근거릴 때 :
두부전체, 부갑상선, 갑상선, 폐와 기관지, 심장, 복강신경총, 흉추, 흉부(가슴, 유방), 횡격막, 늑골

(8)알레르기 : 뇌하수체, 갑상선, 부신, 간장, 폐, 심장, 비장, 흉선

4)비뇨기계

(1)방광염 : 신장, 수뇨관, 방광, 요도, 소뇌, 부갑상선, 자궁(전립선), 천골, 서혜부,임파선

(2)배뇨곤란 : 뇌하수체, 대뇌, 소뇌, 요도, 음경, 임파선

(3)신장염 : 폐, 간장, 담낭, 부신, 신장, 수뇨관, 방광, 자궁, 난소, 비장, 위장, 요추, 미추, 임파선

(4)전립선 : 두부전체, 폐, 간장, 비장, 신장, 수뇨관, 방광, 요도, 요추, 미추, 전립선, 고환, 서혜부, 임파선

(5)요실금 : 대뇌, 간장, 신장, 수뇨관, 방광, 요도, 자궁, 난소, 천골

(6)부종 : 요도, 전립선, 부신, 간장, 심장, 흉선, 서혜부, 임파선

(7)요도염 : 요도, 난소(고환), 자궁(전립선), 서혜부, 임파선

5)신경계

(1)어지러움증 : 뇌하수체, 대뇌, 소뇌, 전두동, 삼차신경, 귀, 내이미로, 목, 경추, 위장, 췌장, 눈, 갑상선

(2)불면증 : 뇌하수체, 전두동, 삼차신경, 갑상선, 부갑상선, 심장, 간장, 비장, 위장, 복강신경총

(3)신경쇠약 : 뇌하수체, 대뇌, 소뇌, 갑상선, 부갑상선, 심장, 간, 위, 횡격막

(4)삼차신경통 : 뇌하수체, 전두동, 삼차신경, 눈, 귀, 내이미로, 부갑상선, 목, 심장, 간 장, 위장, 상악, 하악, 견관절, 견갑골

(5)두통 : 두부전체, 부갑상선, 경추, 눈, 폐와 기관지, 심장, 간, 담낭, 복강신경총, 횡격막

(6)편두통 : 뇌하수체, 소뇌, 전두동, 삼차신경, 부비동, 목, 경추

(7)신경성두통 : 뇌하수체, 대뇌, 소뇌, 전두동, 삼차신경, 경추, 심장, 소장, 비장

(8)신경불안증 : 두부전체, 식도, 기관, 위장, 내이미로

(9)다리에 힘이 없을 때 : 뇌하수체, 흉추, 요추, 천골, 내미골, 외미골, 고관절, 좌골신경, 부갑상선

(10)손에 힘이 없을 때 : 뇌하수체, 목, 경추, 갑상선, 부갑상선, 소화기계 전체

(11)손이 저리거나 손가락의 마비 : 부갑상선, 승모근, 심장, 어깨, 팔꿈치, 목, 경추

(12)중풍 : 두부전체, 갑상선, 부갑상선, 심장, 간장, 위장, 비장, 목, 경추, 흉추, 상악, 하악, 승모근, 견관절, 주관절, 슬관절, 고관절

6)내분비계

(1)비만증 : 두부전체, 부신, 갑상선, 부갑상선, 난소(고환), 소화기계 전체, 복강신경총, 흉선, 임파선

(2)성장발육부진 : 두부전체, 갑상선, 부신, 비장, 위장, 십이지장, 소장, 흉선

(3)면역력강화(흉선기능감소) : 간장, 심장, 비장, 편도선, 흉선, 부신, 위장, 십이지장, 췌장, 임파선

(4)갑상선 질환 : 두부전체, 경부, 갑상선, 부갑상선

(5)갱년기 장애 : 두부전체, 갑상선, 부갑상선, 자궁, 난소, 심장, 간장, 비장, 소장, 복강신경총, 흉선, 서혜부, 임파선

(6)편도선과 림프선장애 : 편도선, 비장, 임파선

7)생식기계

(1)생리통 : 뇌하수체, 부갑상선, 갑상선, 심장, 간장, 비장, 복강신경총, 난소, 자궁, 요추, 천추, 미추, 서혜부, 임파선

(2)월경불순 : 뇌하수체, 갑상선, 간장, 심장, 복강신경총, 비장, 소장, 대장, 난소, 자궁, 요추, 천골, 미골, 서혜부, 임파선

(3)냉증 : 뇌하수체, 갑상선, 부신, 심장, 복강신경총, 난소(고환), 자궁(전립선), 어깨, 팔꿈치, 무릎, 서혜부, 비골근, 흉부, 좌골신경, 부신, 서혜부, 임파선

(4)불감증 : 두부전체, 갑상선, 난소(고환), 자궁 · 전립선, 서혜부, 임파선

(5)불임증 : 뇌하수체, 대뇌, 갑상선, 심장, 간장, 담낭, 난소, 자궁, 척추전체, 비골근, 서혜부, 임파선

(6) 자궁근종 : 두부전체, 갑상선, 부갑상선, 심장, 비장, 복강신경총, 대장, 소장, 자궁, 난소, 요추, 천추, 미추, 서혜부, 비골근, 임파선

(7)자궁종양 : 자궁, 부갑상선, 서혜부, 임파선

(8)입덧 : 두부전체(뇌하수체, 대뇌, 소뇌, 삼차신경), 갑상선, 심장, 비장, 간장, 담낭, 복강신경총, 위장, 십이지장, 소장, 대장

(9)전립선비대 : 부신, 전립선, 갑상선, 부갑상선, 고환, 임파선

(10)정력증강 : 뇌하수체, 갑상선, 부갑상선, 심장, 비장, 난소(고환), 자궁(전립선), 서혜부, 임파선

8)피부계

(1)피부탄력감소 : 갑상선, 위장, 비장, 십이지장, 결장, 직장

(2)무좀 : 심장, 소장, 위장, 부신, 신장, 수뇨관, 방광, 서혜부, 임파선

(3)여드름 : 두부전체, 심장, 비장, 간장, 소장, 대장, 난소(고환), 자궁(전립선), 흉선, 서혜부, 임파선

(4)원형 탈모증 : 두부전체, 심장, 비장, 간장, 위장, 소장, 대장, 난소(고환), 자궁(전립선), 임파선

(5)대상포진 : 뇌하수체, 부신, 갑상선, 부갑상선, 간장, 비장, 흉선, 임파선

(6)습진 : 부갑상선, 심장, 위장, 비장, 간장, 소장, 대장, 임파선

(7)피부소양증 : 폐, 기관지, 심장, 비장, 간장, 담낭, 소장, 대장, 임파선

(8)종기 : 폐와 기관지, 심장, 비장, 위장, 소장, 대장, 임파선

9)시각계

(1)백내장 : 대뇌, 뇌하수체, 간, 눈

(2)근시 : 뇌하수체, 대뇌, 부비동, 간장, 눈

(3)결막염 : 뇌하수체, 전두동, 삼차신경, 눈, 심장, 비장, 간장, 담낭, 흉선, 임파선

(4녹내장 : 대뇌, 간장, 눈, 임파선

(5)망막염 : 눈, 간장, 췌장, 흉선, 임파선

(6)일반 안과 질병 : 부신, 갑상선, 부갑상선, 눈, 부비동, 대뇌, 위장, 췌장, 간장, 흉선, 임파선

(7)눈의 피로 : 두부전체, 눈, 간장, 담낭, 심장, 비장, 췌장

10)이비인후계

(1)이명증 : 삼차신경, 귀, 내이미로, 흉선, 갑상선, 복강신경총, 심장, 소장, 비장

(2)멀미 : 소뇌, 내이미로

(3)비염 : 코, 귀, 부비동, 상악, 하악, 폐와 기관지, 부갑상선, 흉선, 임파선

(4)쉰 목소리 : 대뇌, 폐, 인후 · 성대 · 기관, 갑상선, 부갑상선, 편도선, 흉선, 임파선

(5) 코를 골 때 : 코, 부비동, 심장, 상악

(6)현기증 : 소뇌, 귀, 내이미로

(7)청각장애 : 대뇌, 소뇌, 귀, 내이미로, 삼차신경

(8)중이염 : 전두동, 삼차신경, 귀, 부갑상선, 심장, 비장, 간장, 췌장, 내이미로, 흉선, 임파선

(9)편도선염 : 귀, 코, 갑상선, 부갑상선, 폐와 기관지, 편도선, 흉선, 임파선

(10)알레르기성 비염 : 대뇌, 부갑상선, 코, 상악, 하악, 폐와 기관지, 흉선, 임파선

(11)난청 : 뇌하수체, 전두동, 삼차신경, 귀, 심장, 비장, 간장, 내이미로, 임파선

11)기타 부위

(1)관절염 : 두부, 비장, 부신, 신장, 수뇨관, 방광

(2)어깨 통증 : 목, 경추, 부갑상선, 갑상선, 승모근, 간장, 심장, 비장, 담낭, 어깨, 견관절, 견갑골, 늑골, 고관절

(3)어깨 결림 : 뇌하수체, 대뇌, 소뇌, 목, 경추, 갑상선, 부갑상선, 승모근, 심장, 간장, 담낭, 비장, 어깨, 견갑골, 늑골, 고관절

(4)근육 · 관절 · 뼈의 통증 : 뇌하수체, 부갑상선, 심장, 서혜부, 임파선

(5)만성피로 : 뇌하수체, 대뇌, 소뇌, 갑상선, 부갑상선, 간장, 심장, 임파선

(6)쥐가 날 때 : 부갑상선, 심장, 간장, 담낭, 비골근

Foot Health Care Therapy

INDEX

ㄱ

각탕기 사용방법 180
간경(肝經) 족부, 하지부의 혈 상세도 168
건강에 좋은 신발 192
건강한 발을 관리하기 위한 조건 195
건열 멸균기 28
경락의 구성과 유주 130
경락의 기능 133
경맥(經脈)의 구성 131
경외기혈 135
경혈(經穴) 135
경혈(經穴) 138
경혈(經穴)의 기능 136
경혈의 개요 135
경혈의 작용 136
경혈의 주요혈 136
고압증기 멸균기 28
골도 분촌법의 체표정위의 구분 141
골도분촌법(骨度分寸法) 141
구역치료법 12
구촌법(口寸法) 142
구취 208
급성위염 208
기경팔맥(奇經八脈) 132
기타요혈 138
기혈(奇穴) 135

ㄴ

낙맥(絡脈)의 구성 132
낙혈(絡穴) 136
내분비계 211
내정(內庭) 149
냉침법 176

ㄷ,ㄹ

담경(膽經) 하지부, 족부의 혈 상세도 165
당뇨병 197
대만 12
대퇴 사두근 테이핑 185
독비(犢鼻) 148
독일 14
동상 204
동양 11
레몬욕 181

ㅁ

만성위염 208
망진(望診) 143
망치 발가락(Hammer toe) 207
맨발이 건강에 좋은 이유 193
멸균 26
목촌법(目寸法) 142
무릎을 최대한 펼 때 통증이 있는 경우 188
무릎의 내측에 통증이 있을 때의 테이핑 186
무릎의 외측에 통증이 있을 때의 테이핑 187
무좀 203
무지외반증(외반모지, Hallus valgus) 205
문진 200
문진(問診) 144
문진(聞診) 144
물집 200
미국 12

ㅂ

바른자세를 위한 간단한 체조법 196
발 자극시 손모양 34
발근육과 건(腱) 23

발목 바깥쪽 염좌 188
발목의 내측(내과) 염좌 190
발목의 링 테이프 190
발의 뼈 구조 22
방광경(膀胱經) 하지부의 혈 상세도 156
방부 26
변비 208
병리적 작용 134
보행법 191
부회(腑會) 138
비뇨기계 210
비만증 211

시각계 213
시술방법 182
시진 200
식욕부진 208
식초욕 181
신경(腎經) 족부, 하지부의 혈 상세도 159
신경계 210
신발과 발의 관계 192
십이경맥(十二經脈) 131
십이경맥의 순행 133
십이경맥의 유주순서 133
십이경별(十二經別) 132

ㅅ

사마귀 203
사진법(四診法) 143
살균 및 소독 178
살균 26
상거허(上巨虛) 148
상복부 팽만 208
생강 욕 181
생리적 작용 133
서양 12
선상족(Spreizfuss, Pes transvrsoplanus) 205
설사 208
소금 욕 181
소독 26
소독제의 조건 27
소화불량 208
수지동신촌법(手指同身寸法) 141
수혈(輸穴) 137
순환기계 209
스위스 14
슬개골 테이핑 185

ㅇ

아로마 블렌딩 179
아로마오일 족욕 181
아로마테라피의 역사 175
아시혈(阿是穴) 135
아포 26
알레르기성 비염 209
알코올 소독기 28
알콜을 이용한 발가락 소독 119
압박증(굳은살) 200
압착법 177
에센셜 오일의 추출방법 176
여태(厲兌) 149
영국 14
영혈(滎穴) 137
오수혈(五輸穴) 137
온습포 사용법 127
온침법 176
올바른 보행 193
올바른 신발 선택법 195
요족(Holl foot, Pes cavas) 206

용매 추출법 176
원혈(原穴) 136
웰리엄 피츠제럴드 12
위 · 십이지장 궤양 208
위생 26
인 대 24
인체 정면 16
인체 후면 17
일반적 슬관절 테이핑 184
일본 11

ㅈ

자외선 살균 소독기 28
장회(臟會) 138
切診(절진) 144
정혈(井穴) 137
조구(條口) 148
족궐음간경(足厥陰肝經) 166
족궐음간경(足厥陰肝經)의 경혈 167
족삼리(足三里) 148
족소양담경(足少陽膽經) 163
족소양담경(足少陽膽經)의 경혈 164
족소음신경(足少陰腎經) 157
족소음신경(足少陰腎經)의 경혈 158
족양명위경(足陽明胃經) 145
족양명위경(足陽明胃經) 146
족욕의 종류와 효과 181
족저근막염 204
족태양방광경(足太陽膀胱經) 154
족태양방광경(足太陽膀胱經)의 경혈 155
족태음비경(足太陰脾經) 149
주 욕 181
중국 11
증류법 176
증상별 아로마테라피 178
지간신경종 204
지압봉 잡는법 37
지압봉 36
진단에서의 작용 134

ㅊ

첨족(Spitzfuss,Pesequines) 207
초임계 이산화탄소 추출법 177
촉진 200
충양(衝陽) 149
취혈법 140
치료에서의 작용 134

ㅌ

테이프의 형태 183
테이핑 요법 182
테이핑요법의 효과 183
토너 이용 다리전면 클렌징 119
티눈 203

ㅍ

팔회혈(八會穴) 138
편평족(평발, Plat foot) 206
풍륭(豊隆) 148
피부계 213
피츠제럴드의 반사학설 13

ㅎ

하거허(下巨虛) 148
한국 11

함곡(陷谷) 149
함입조 204
합혈(合穴) 138
해계(解谿) 149
해면 사용법 127
혈 관 24
혈액순환 장애 209
호흡기계 209

A,B,C

A봉 36
Adrenal gland 44
Anus 73
Articulatio humeri 82
Ascending colon 116
B봉 36
Bladder 47
Breast 94
Breast ymph 92
Bronchus 62
C봉 36
Cecum 114
Celiac plexus 66
Cerebellum 51
Cerebrum 54
Cervical vertebrae 56
CO2 Extraction 177
Coccy 78
Coccy 85

D,E

Descending colon 71
Diaphragm 97
Dr. William Fitzgerald 12
Dr. William Fitzgerald 12
Duodenum 65
Ear 60
Elbow 83
Enfleurage 176
Expression, pressing 177
Eye 59

F,G,H

Frontal sinus 49
Gallbladder 113
Heart 67
Hip joing 80
Hip joint 87

I,K,L

Inguinal region 99
Kidney 45
Knee Joint 84
Liver 112
Ileocecal valve 115
Lower lymph 101
Lumbar 76
Lung 62

M,N,O

Maceration 176
Mandible 90
Maxillary 89
Musculus puborectalis 81
Neck 55
Nose 53
Ovary 74
Ovary 86

P,R

Pancreas 64
Parathyroid gland 57
Peroneal muscles 88
Pituitary gland 50
Prostate gland 79
Rectum 72
Ribs 98

S

Sacrum 77
Scapula 96
Sciatic nerve 102
Small intestine 69
Solvent extraction, infusion 176
Spleen 68
Static organ 95
Steam distillation 176
Stomach 63

T

Testis 74
Testis 86
Thoracic vertebrae 75
Throat 93
Thyroid gland 58
Tonsil 91
Transverse colon 117
Transverse colon 70
Trapezius muscle 61
Trigeminal 52
True vocal cord 93

U,Z

Upper lymph 100
Ureter 46
Urethra 48
Uterus 79
Zone Therapy 12

참고문헌

- 발반사 요법과 마사지 / 허맹자 외 / 도서출판 예림(2008)
- 발반사학 / 조수현 / 정담미디어(2009)
- 체질별 발 건강요법 / 유정환 / 밝은얼굴 맑은마음(1997)
- 발관리학 / 이성옥 외 / 정담미디어(2005)
- 발관리학 / 김해남 외 / 고문사(2002)
- 발관리 / 강경호 / 청구문화사(2000)
- 피부미용 경락과 지압 / 김선희 외 / 청구문화사(2005)
- 한방미용경락 / 전현정외 / 정담미디어(2005)
- 경락 경혈학 / 정통침뜸교육원 교재위원회 / 정통침뜸연구소(2005)
- 미용경락학 / 이성옥외 / 정담미디어(2006)
- 경락 & 한방전신미용 / 김문주외 / 군자출판사(2006)
- http://www.koreameridians.com / 대한경락마사지협회
- http://handmeridian.com / 한국경락경혈협회
- 발관리학 / 김광옥 외 / 13인 수문사
- 발반사요법과 마사지 / 허맹자 외 6인 / 도서출판 예림
- 발반사학 테크닉 / 정현모 / 일진사
- 발반사건강요법 / 이명선 외 4인 / 광문각
- 발관리학 / 이성옥 외 6인 / 정담미디어
- 발관리학 / 원윤경 외 7인 / 훈민사
- 발정맥마사지와 족부반사학 / 김수자 외 4인 / 청구문화사
- 건강증진을 위한 발관리학 / 왕명자외 / 현문사(2002)
- 足발반사학 / 조수현, 조경제 / 정담미디어(2003)
- 소독과 전염병학 / 박지영외 / 정담미디어
- 발관리학 / 최영순, 강경호외 / 청구문화사(2001)
- 발 관리학 / 정현모 / 일진사(2008)

발건강관리
Foot Health Care Therapy

2010년 3월 10일 초판인쇄
2010년 3월 15일 초판발행

판권 소유

저 자 권영랑 권혜영 이계영 채수형 최성임
발행인 석종환
발행처 **도서출판 예림**
편 집 주도영

주 소 서울특별시 성북구 안암동4가 28-1 경호빌딩 505호
전 화 02-921-6045~6
팩 스 02-921-4524
E-mail yaelim21c@hanmail.net
http://www.yelimbook.com

등록 2000년 5월 15일
등록번호 제 1-2685
ISBN 978-89-6475-001-8

정가 22,000원